4th
EDITION

原书第4版

Moller's Essentials of

Pediatric Cardiology

Moller
儿童心脏病学精要

原著 [美] Walter H. Johnson, Jr.　　[美] Camden L. Hebson　　主译 邢泉生

中国科学技术出版社
· 北 京 ·

图书在版编目（CIP）数据

Moller 儿童心脏病学精要 : 原书第 4 版 / （美）小沃尔特·H. 约翰逊，（美）卡姆登·L. 赫布森原著；邢泉生主译 . — 北京 : 中国科学技术出版社，2025.1. ISBN 978-7-5236-1021-3

Ⅰ . R725.4

中国国家版本馆 CIP 数据核字第 20244BC039 号

著作权合同登记号：01-2024-2788

策划编辑　郭仕薪　孙　超
责任编辑　张凤娇
装帧设计　佳木水轩
责任印制　徐　飞

出　　版　中国科学技术出版社
发　　行　中国科学技术出版社有限公司
地　　址　北京市海淀区中关村南大街 16 号
邮　　编　100081
发行电话　010-62173865
传　　真　010-62179148
网　　址　http://www.cspbooks.com.cn

开　　本　889mm×1194mm　1/16
字　　数　316 千字
印　　张　12.5
版　　次　2025 年 1 月第 1 版
印　　次　2025 年 1 月第 1 次印刷
印　　刷　北京博海升彩色印刷有限公司
书　　号　ISBN 978-7-5236-1021-3/R·3338
定　　价　168.00 元

版权声明

致　谢

　　本书的出版得到了 2019 年泰山学者工程（NO.ts20190990）、国家临床重点专科能力建设项目：心脏大血管外科（2023 年度国家临床重点专科能力建设项目）、青岛市临床重点专科（攀峰学科）：心脏大血管外科（青岛市 2022—2024 年市级临床重点专科：攀峰学科）的资助。

译者名单

主　译　邢泉生

副主译　陈　瑞　武　钦

译　者　（以姓氏汉语拼音为序）

邝　振　陈　瑞　法鸿鸽　罗　刚

吕　蓓　王本臻　武　钦　邢鹏超

邢泉生　徐啟腾　张　蔼

内容提要

　　本书引进自 WILEY 出版社，是一部重点面向儿童心脏病专业人员、临床一线住院医师和基层儿科医师的临床指导用书。全书共 12 章，先介绍了儿童心血管疾病的诊断方法、相关环境和遗传因素，然后就儿童先天性心脏病的分类和病理生理学，以及常见先天性心脏病和罕见类型先天性心脏病的早期识别和诊疗等进行了详细讲解，并针对新生儿期心血管系统病理生理学特征、儿童获得性心脏病、心律失常和心力衰竭等专题进行了重点介绍。此外，书中还对影响儿童心血管系统的生活方式及如何预防儿童心脏病进行了阐述。本书言简意赅、便于查阅，可为当前儿童心血管疾病相关人员提升疾病早期识别能力和整体诊疗思维提供有益帮助，特别适合一线和基层儿科医生借鉴参考。

译者前言

儿童心血管疾病，不论是先天性畸形，还是获得性病变，均严重危害儿童自身健康和家庭生活质量。目前，随着科学技术的迅猛发展，针对儿童心脏病的诊疗手段和效果越来越好。过去一些极具挑战的疾病，如大动脉转位、主动脉弓中断合并心内畸形等，已经成为外科医生的常规手术。另外，一些以前需要在体外循环辅助下的心内直视手术，现在也可以通过简单的介入方法取得更加优良的治疗效果。与此相伴的是，许多亚专业越来越细化，除传统或经典的治疗技术外，儿童心脏病介入治疗、微创治疗、机械辅助、生物疗法等应用日益广泛，相关的专著也层出不穷。随着信息化和电子资源的不断加持，知识似乎在不断"精细化""碎片化"。但是，儿童心血管疾病的发病机制、病理生理、血流动力学、临床表现等基础知识并没有发生明显变化。对需要了解儿童心血管疾病的医务工作者来说，一本系统的关于心脏病基本理论、病史症状和体检、基本检查手段的参考书，在任何情况下都是非常必要的。

本书是一部具有 50 余年历史的经典儿童心血管疾病诊治专著，由国际知名的权威专家编撰和修订，深受欧美国家儿科心血管疾病医师欢迎。更为重要的是，作者们与时俱进，围绕儿童心血管疾病领域不断涌现的新观念、新技术及时推出新的版本。由 Walter H. Johnson, Jr. 和 Camden L. Hebson 主编的全新第 4 版于 2023 年面世。

2023 年 4 月，我偶然阅读了该书，认为书中内容非常注重疾病早期识别能力和整体诊疗思维训练，密切结合临床实际，具有语言精练、重点突出、实用性强、便于查阅等鲜明特色。所以，产生了要将该书推荐给国内儿童心脏病专业人员，尤其临床一线的住院医生、基层儿科医师的想法，希望为他们提供一本极富实用性和参考价值的临床指导用书。

本书的译校者均为先天性心脏病外科、儿童心血管内科、儿童心脏重症监护、胎儿医学等临床经验丰富的医师，翻译过程中始终遵循"信""达""雅"标准。为了使该书与国内读者尽早见面，翻译团队在完成繁重临床工作之余坚持译校，他们的工作非常值得肯定。但由于中外术语规范及语言表述习惯有所不同，书中如有不妥之处，敬请读者予以批评指正。

本书出版过程中，得到了 WILEY 出版社、中国科学技术出版社及青岛大学附属妇女儿童医院的大力支持，在此表示衷心感谢。

原书前言

本书初版于 50 年前面世，随着儿童心导管检查、超声心动图、CT 及 MRI 等医学诊疗技术的发展，应用传统方法评估心脏病程度越来越少。然而，对大多数从业者来说，目前仍缺乏获取精准技术辅助诊疗或接受相关技术应用培训的机会。因此，接诊医生仍需要综合既有的体格检查、心电图和胸部 X 线片结果等来评估可疑的心脏病患者或直接转诊到心脏专科诊疗中心。

本书为医生、见习医生和医学生提供了一系列指南，用于帮助诊断、评估患儿心脏病情况。对于多数患儿，按照本书给出的指南，综合患儿的病史、体格检查、心电图和 X 线片等对患儿进行评估，可以正确判断血流动力学特征和疾病类型，并对疾病严重程度做出准确评估。

对于最终需要转诊到心脏专科诊疗中心的患儿，医生通过阅读本书也能更好地理解和学习该疾病的专业诊断知识，以及患儿管理或手术方法、时机和临床结果。

全书共 12 章。第 1 章介绍了病史、体格检查、心电图检查和胸部放射影像学检查等内容，并对功能性心脏杂音进行了讨论。此外，本章还概述了超声心动图检查和心导管介入等特殊检查方法。第 2 章介绍了与儿童心脏病相关的常见综合征、遗传异常和母体因素。第 3 章至第 7 章分别介绍了"儿童先天性心脏病的分类和病理生理学""左向右分流儿童先天性心脏病""儿童血流梗阻性心脏病""右向左分流儿童先天性心脏病"和"少见类型儿童先天性心脏病"，重点讨论了特定类型的先天性心脏畸形，其血流动力学知识是理解相应体格检查阳性体征、心电图和胸部 X 线片结果的基础，可有效培养读者根据疾病特点进行鉴别诊断的能力。第 8 章介绍了新生儿期有症状和由胎儿循环至成人循环过渡过程中出现症状的心脏畸形。第 9 章介绍了川崎病、风湿热、心脏病、马方综合征等儿童心脏问题。第 10 章介绍了实用的儿童心律失常诊断和患者管理的相关知识。第 11 章介绍了儿童心力衰竭的病理生理学和患儿管理相关知识，还讨论了内科及外科（包括循环辅助、心脏移植等）治疗等。第 12 章讨论了对于绝大多数拥有健康心脏的儿童，如何预防心脏问题，如吸烟、高血压、血脂异常、运动和其他成年期常见心血管疾病相关风险因素的防治措施。

由于本书无法取代儿童心脏病学领域众多优秀的百科全书，亦不能替代本领域内不断递增的电子资源，因此，作者筛选出对读者有价值的传统和在线资源，以"补充阅读"的形式附在部分章节末及书末，以供读者参考和延伸阅读。

目　录

第 1 章　儿童心脏病诊断方法
Tools to diagnose cardiac conditions in children

法鸿鸽　武　钦　译

本章提供的大部分信息适合于年龄较大的婴儿和儿童。新生儿的诊断更为困难，由于患儿病情严重，需要立即诊断并及时治疗，在这个年龄组，超声心动图通常是最初的诊断方法。本书第 8 章讨论了新生儿治疗面临的独特挑战。

病史和体格检查是诊断心脏病的基石。除病史和体格检查外，还可采用多种其他诊断技术。每一种技术可以从心血管系统的不同方面进行观察，综合所获得的数据，可对患者病情做出准确的评估。

一、病史

（一）心血管病史采集的一般原则

对心血管异常的怀疑最初可能是由特定的症状引起的，但更常见的临床表现是发现心脏杂音。许多心脏异常的患儿没有症状，因为这种畸形多不会导致严重的血流动力学改变。即使有严重的心脏问题，患儿也可能没有症状，因为心肌能够较好地代偿血流动力学改变对人体造成的影响。患有类似疾病的成人可能由于合并冠状动脉疾病或心肌纤维化而出现症状。

在获取疑似心脏病患儿的病史时，需要考虑以下三个方面：可以提示诊断的线索、严重程度的评估和疾病的病因。

1. 诊断线索

诊断线索和一些其他常规因素包括以下两点。

(1) 性别：某些心脏畸形具有明显的性别倾向。房间隔缺损（atrial septal defect，ASD）和动脉导管未闭（patent ductus arteriosus，PDA）在女性儿童中的发病率是男性儿童的 2～3 倍。主动脉缩窄、主动脉瓣狭窄和大动脉转位在男性儿童中更常见。

(2) 年龄：出现心脏杂音或症状的年龄可能会提供诊断线索。先天性主动脉瓣狭窄和肺动脉瓣狭窄的杂音通常在出生后的首次体检时听到。室间隔缺损（ventricular septal defect，VSD）通常在 2 周龄时因症状和杂音而被首次发现。ASD 的杂音可能要到学前检查时才能发现。至少有一半的学龄期儿童出现生理性（无害的）杂音。

2. 严重程度

应寻求表明病情严重程度的信息（如呼吸困难或疲劳）。

3. 疾病病因

检查者应寻求提示心脏病病因的信息（如母亲患有红斑狼疮）。

（二）主诉和（或）临床表现

某些主诉和临床表现在特定的心脏病中更为常见，这些有助于医务人员整合数据以进行鉴别诊断。对于接下来讨论的许多症状和体征，往往更可能是非心源性的，如 4 个月大的健康婴儿出现急性呼吸困难但不伴有杂音，更可能是毛细支气管炎，而不是充血性心力衰竭（congestive heart failure，CHF）。因此，完整的病史必须与体格检查，以及其他诊断方法相结合，才能得出正确的心脏诊断。

门诊最常见的症状或体征包括杂音、胸痛、心悸和近乎晕厥（昏厥）等。

1. 杂音

杂音是最常见的表现，因为几乎所有心脏正

常的儿童和成人在一生中的某个时候都会有无害的（正常）杂音。某些特征与无害杂音有关，儿童无症状且在婴儿期后出现的杂音往往是无害的。ASD 的杂音则是一个主要的例外。

2. 胸痛

胸痛对于年龄较大的儿童和青少年而言，是常见的良性症状，大约 70% 的学龄期儿童会在某个时候出现胸痛。大约每 200 名儿科急诊患儿中就有 1 名是因为胸痛来诊。

儿童时期的心血管疾病很少发生胸痛。心肌缺血综合征（如川崎病伴冠状动脉瘤；肥厚型心肌病）可能导致真正的心绞痛。结缔组织疾病（如马方综合征）患者可能因主动脉夹层而出现胸部（或背部）疼痛。尽管心包炎可能会引起胸痛，但它几乎总是伴有发热和其他炎症症状。胸痛偶尔可伴随室上性心动过速。大多数先天性心脏畸形儿童，包括手术后完全康复的儿童，均无胸痛。而大多数以胸痛为主诉的儿童和青少年并没有心脏畸形或心脏疾病。

大多数胸痛是良性的。它通常是短暂的，突然出现，持续 30s 至 5min，位置局限于胸骨旁区域。它与心绞痛的区别在于没有发汗、恶心、呕吐和尺骨侧的异常感觉。良性胸痛通常是局部的、尖锐的（不像心绞痛那样"压榨性"），持续时间短（几秒到几分钟），常因某些姿势或动作而加重，偶尔也会因该区域的触诊而引起。良性胸痛也可由胸壁压迫引起。这些特征有力地证明疼痛不是由心脏引起的。一些非心脏疾病（如哮喘）可能与儿童胸痛有关。良性疼痛通常被描述为"功能性"，因为找不到器质性的原因。

3. 心悸

心悸，即心跳不规则或"漏掉一拍"的感觉，或者更常见为心跳加速，常出现于学龄期儿童和青少年。它们经常发生在有其他症状的患者身上，如胸痛，但通常不会与其他症状同时发生。当在心悸症状出现时监测心电图，通常显示为正常窦性心律。期前收缩患者通常不会出现心悸。突然发作的心悸（大约是一次心脏搏动的时间跨度）和突然终止提示快速性心律失常。

4. 晕厥和直立不耐受

晕厥是一种突然、短暂的意识丧失，伴有肌张力丧失，可自行恢复。这是心脏病诊疗中的常见症状，高达 15% 的儿童出现这种症状，尤其是在青少年时期。危及生命的病因是罕见的，但也存在这种可能，且通常是心源性的。令人担忧的病史特征包括缺乏任何前驱症状，运动中发生或先前出现过的、需要进行更全面检查的强烈心悸。晕厥的心源性原因包括电传导性（长 Q-T 间期综合征、Brugada 综合征）和结构性（肥厚型心肌病、冠状动脉异常、主动脉瓣狭窄、肺动脉高压）。关于这些诊断的进一步线索可能来自家族史，应进一步了解猝死、晕厥、癫痫、婴儿猝死综合征（sudden infant death syndrome，SIDS）、游泳死亡和单人机动车意外死亡的家族史。

尽管人们经常担心晕厥发作，但良性病因往往是罪魁祸首，血管迷走神经性晕厥在儿科诊断中最为常见（>80% 的儿童晕厥）。当自主神经系统对触发因素（如脱水、疼痛或情绪不安）反应过度时，就会发生血管迷走神经性晕厥，其结果是心动过缓和（或）血管舒张，从而造成严重的脑灌注不足，导致意识和肌张力丧失。随着患者摔倒在地，重力不再阻碍大脑灌注，患者很快就会苏醒过来。从此类患者身上获得的进一步病史通常包括液体和盐摄入不足、先前的姿势变化或长时间的直立姿势，更重要的是，晕厥前的前驱性头晕。无晕厥的体位性头晕也很常见。当患者感到持续且强烈的不适时，则被称为直立不耐受。直立不耐受在青少年中很常见，因为青少年时期代谢需求较高，一旦缺乏足够的液体和盐来满足代谢需求，以及由于症状而产生的焦虑倾向，就容易导致直立不耐受。除了头晕，直立不耐受患者还主诉头痛、心悸、疲劳和注意力难以集中。患者及家庭教育对改善这些症状至关重要，因为需要制订充分且持续的计划，来改善患者液体和盐的摄入，并处理不安的情绪。维生素 D 和铁的缺乏在那些有持续症状的人群中很常见，可以在出现症状时给予补充。随着时间的推移，大多数患者都会有相当大的改善。

5. 呼吸困难

呼吸困难（呼吸费力）与呼吸急促（呼吸速率快）是不同的，它是左心衰竭、其他原因造成肺静脉压升高或明显缺氧引起的肺充血，导致患者出现的症状。呼吸困难在新生儿和婴儿中表现为快速、"咕噜咕噜"的呼吸声，并伴有呼吸肌的收缩。年龄较大的孩子则主诉呼吸急促。儿童最常见的病因是哮喘和支气管炎，而在出生的第 1 年，这通常与肺部感染或肺不张有关。

6. 疲劳

运动疲劳和呼吸困难必须区别开来，因为它们有不同的生理基础。在新生儿和婴儿中，运动疲劳表现为进食困难。喂养时吮吸的行为需要能量，这被视为一种"运动"。因此运动疲劳常表现为婴儿在哺乳期间经常停下来休息，喂养可能需要 1h 或更长时间。

运动疲劳或运动不耐受是一种很难解释的症状，因为其他因素，如训练动机或训练量可以影响个人的运动量。为了评估运动不耐受性，常将孩子对体育活动的反应与同龄人、兄弟姐妹或他们以前的活动水平进行比较。

其余症状更常见于新生儿和婴儿。

心源性运动不耐受表现为该状态下心脏向组织输送的氧气无法满足代谢需求的增加。这可能发生于以下三种情况。
- 发绀型先天性心脏病（动脉血氧饱和度降低）。
- 充血性心力衰竭（心肌功能不足）。
- 严重的流出道阻塞性疾病或导致心脏充盈障碍（心输出量不足）的疾病。

7. 生长发育迟缓

生长发育迟缓在许多 1 岁以内出现其他心脏症状的儿童中很常见。

(1) 患有心力衰竭或发绀的婴儿：这些婴儿表现出生长迟缓，如果两者都存在，则更为明显。

通常情况下，体重增加的速度比身高增加的速度迟缓得多。生长发育迟缓的原因尚不清楚，但可能与进食时呼吸困难和疲劳而导致的热量摄入不足，以及充血性心力衰竭的能量需求过高有关。

(2) 生长发育：患有与 21- 三体综合征等相关的心脏异常的儿童也可能会生长发育迟缓，因为 21- 三体综合征本身就会导致生长迟缓。

(3) 发育关键点：需要肌肉力量的发育关键点可能会延迟，但通常智力发育是正常的。为了评估孩子成长和发育的关键点，获取关于兄弟姐妹、父母和祖父母的生长发育信息将会有所帮助。

8. 充血性心力衰竭

充血性心力衰竭是婴幼儿心脏病最常见的症状。在婴儿和儿童中，80% 的心力衰竭发生在出生后的第 1 年，这些通常与心脏畸形有关。剩下的 20% 发生在儿童时期，更多的是与获得性疾病有关。患有心力衰竭的婴儿被描述为进食缓慢，进食时感到疲劳，这种症状表明用力时呼吸困难（吮吸瓶子的行为）。婴儿出汗过多，可能是儿茶酚胺释放增加所致。呼吸急促，尤其是当婴儿睡觉时，这是在没有肺部疾病的情况下心力衰竭的重要线索。心力衰竭的最终诊断取决于病史、体检和实验室检查（如胸部 X 线检查和超声心动图）的综合信息。充血性心力衰竭的治疗将在第 11 章讨论。

9. 呼吸道感染

呼吸道感染，特别是肺炎和呼吸道合胞病毒（respiratory syncy-tial virus，RSV）感染，常见于婴儿，而在患有心脏病的大龄儿童中则不常见，尤其是那些与肺血流量增加（左向右分流）或心脏过大相关的儿童。导致肺炎发病率增加的因素在很大程度上是未知的，但可能与肺动脉扩张、左心房扩大或肺淋巴管扩张对主支气管的压迫有关。

肺不张也可能会出现，特别好发于肺血流量大幅增加患儿的右上肺叶或中叶，或者心肌病伴左心房、左心室大幅扩张患儿的左下肺叶。

10. 发绀

发绀是由于毛细血管中的还原血红蛋白含量

达到 5g/dl 所导致的皮肤呈现蓝紫色现象。未完全氧合的血液外观呈现蓝色，尤其是在毛细血管网络丰富的区域，如嘴唇或口腔黏膜。发绀的程度反映了血液不饱和的程度。动脉中可能存在少量的不饱和血，但不会出现发绀。通常，如果全身动脉血氧饱和度低于 88%，则会出现可识别的发绀——这也取决于皮肤色素沉着、光线充足程度和观察者的经验。轻微发绀可能表现为面色斑驳、嘴唇发黑或指尖肿胀。随着发绀程度的加重，则会出现杵状指。发绀可分为周围性和中央性。

(1) 周围性发绀：其也称为肢端发绀，心肺功能表现正常。该类发绀与通过毛细血管的血液流动缓慢有关，持续的氧气摄取最终导致毛细血管中不饱和血浓度的增加。通常累及四肢，而非躯干和黏膜。暴露于寒冷的环境是导致肢端发绀的最常见原因，可造成新生儿手脚发青，年龄较大的儿童出现口周发绀。周围性发绀在体温回暖时消失。新生儿期正常的红细胞增多也可能导致肢端发绀。

(2) 中央性发绀：中央性发绀与肺部、心脏或血红蛋白的异常有关，这些异常干扰了氧气输送至全身毛细血管。除四肢外，该类发绀还累及躯干和黏膜。各种肺部疾病，如肺不张、气胸和呼吸窘迫综合征，都可引起发绀。肺部的某些区域虽不通气，但有血液灌注，流经该部分的血液仍为不饱和的。因此，不饱和血液返回左心房，并与来自肺部通气部分的氧和血混合。极少数情况下，功能失调的血红蛋白紊乱，如高铁血红蛋白水平过高，会导致发绀，因为血红蛋白无法结合正常量的氧气。

心脏病可通过以下两种机制诱发中央性发绀。

• 心脏结构异常：将部分体静脉回流（不饱和血）从肺部分流的心脏结构异常分为以下两种类型：①肺血流受阻和心内间隔缺损（如法洛四联症）；②体静脉和肺静脉回流在被心脏泵出之前混合于一个共同心腔（如单心室）。

• 心源性肺水肿：二尖瓣狭窄及其类似情况会导致肺毛细血管压力升高。当毛细血管压力超过肺间质液体压力时，血内液体透过毛细血管壁进入肺泡。液体积聚会干扰氧气从肺泡到毛细血管的输送，从而使肺静脉端毛细血管内血红蛋白保持不饱和的状态。

由肺水肿引起的发绀可以通过吸氧显著改善，但吸氧治疗对伴有心血管结构异常的发绀几乎没有改善。

11. 蹲踞症状

蹲踞症状是一种相对特殊的症状，几乎只发生在法洛四联症患者身上。除在法洛四联症儿童无法接受手术的国家外，它几乎已经消失。当出现急性发绀或缺氧发作时，患儿会采取膝盖贴近胸部的姿势，而年龄较大的儿童则会蹲下休息。在这种姿势下，全身动脉阻力上升，右向左分流减少，患者的不饱和血比例降低。

12. 神经系统症状

心脏病儿童可能出现神经系统症状，尤其是发绀的患儿，但极少表现出明显症状。在严重发绀儿童中，脑脓肿可能伴随着心内膜炎出现。脑卒中可见于发绀患儿和罕见的非发绀患儿，并通过 ASD 产生"反常"的栓塞。脑卒中也可能发生在术中或术后，或者由于循环支持装置和心肌病，并偶发于心律失常的儿童中。在无其他明显症状的儿童中，源于心律失常［如长 Q-T 间期综合征（long QT syndrome，LQTS）中的室性心动过速］的癫痫可能是唯一的症状。

13. 母孕史

母孕史也可能提示心脏畸形的病因，如果能提供诸如孕母风疹感染、药物摄入、其他致畸因子的接触史或心脏畸形家族史等信息。在这些情况下，通常会进行胎儿超声心动图检查，以确定心脏或其他系统器官可能存在的异常。

14. 家族病史

检查者应获得完整的家族史和谱系信息，以揭示先天性心脏畸形、综合征或其他疾病的存在，如肥厚型心肌病（与年轻人猝死相关）或 LQTS（与癫痫、晕厥和猝死家族史相关）。

从病史中获得的其他可能具有诊断意义的具体情况，将在本书中与特定心脏畸形有关的章节中进行讨论。

二、体格检查

在检查疑似心脏异常的儿童时，检查人员可能过于专注于听诊结果，而忽视了儿童的一般身体特征。在一些患者中，这些发现与心血管发现具有同等的诊断价值。

心脏异常通常是全身性疾病和综合征的一个组成部分：对综合征的识别通常可以为临床医生提供相关心脏病性质的答案或线索。这些综合征将在第 2 章中讨论。

（一）生命体征

1. 血压

对于所有怀疑患有心脏病的患者，检查人员应准确记录双上肢和一侧下肢的血压。这样做有助于诊断出导致主动脉梗阻的疾病，如主动脉缩窄，识别"主动脉径流"情况特征，例如 PDA 脉压增大，以及识别心输出量的减少。

在获取血压记录时可能会出现许多误差。患者应处于静息状态，测量血压的肢体应与心脏处于同一水平。必须使用尺寸合适的血压袖带，因为袖带尺寸过小会导致血压读数偏高。稍微过大的袖带通常不对读数产生显著影响。因此，应准备各种尺寸的血压袖带。表 1-1 给出了每个年龄组合适的袖带尺寸参考。通常，袖带内充气橡皮袋的宽度应至少为肢体周长的 40%，橡皮袋长度应包含测量点肢体周长的 80%～100%。对于婴儿来说，将袖带绕在前臂和腿上比放在手臂和大腿上更容易。

尽管市面上可用的最小尺寸为 2.5cm 宽的袖带，但一般不应使用。因为除极小的早产儿外，最小尺寸的袖带均会导致血压读数偏高。5cm 宽的袖带几乎适用于所有婴儿。

如果两次测量之间没有间歇，就没有足够的

时间让充气过程中滞留的静脉血回流，这可能导致下一次测量数值虚高。

（1）方法：婴儿和儿童可以使用四种方法测量血压，即三种手动方法（再灌注法、触诊法和听诊法）和一种自动方法（示波法）。

对于手动方法，应将袖带紧贴手臂，并迅速向袖带内充气使血压计的指示柱迅速上升。然后应以 0.13～0.40kPa/s（1～3mmHg/s）的速率缓慢放气，并使其降至零。短暂的暂停后，袖带可以再次充气。血压的测量应至少重复一次。

① 再灌注法：将血压袖带套在肢体上，并紧紧挤压手或脚。向袖带内迅速充气使其膨胀，然后松开婴儿的手或脚。随着袖带慢慢放气，变白的手或脚恢复潮红的数值反映了平均动脉压。通过将两个血压袖带连接到一个压力计上，并将一个袖带放置于手臂处，另一个袖带放置于腿上，可以同时测得血压。

表 1-1　血压袖带橡皮袋的推荐尺寸

年　龄	宽度（cm）	长度（cm）	最大臂围（cm）[a]
新生儿	4	8	10
婴儿	6	12	15
儿童	9	18	22
身材较小的成人	10	24	26
正常身材的成人	13	30	34
身材较大的成人	16	38	44
大腿	20	42	52

a. 计算结果为该袖带尺寸下，使其能满足围绕手臂至少 80% 时可允许的最大臂围

这是美国政府的一项研究成果，由美国儿科学会公开发布，可在线访问 http://pediatrics.aappublications.org/content/114/supplement_2/555 和 http://www.nhlbi.nih.gov/health/prof/heart/hbp/hbp_ped.htm.

改编自 National High Blood Pressure Education Program Working Group on High Blood Pressure in Children and Adolescents. The Fourth Report on the Diagnosis, Evaluation, and Treatment of High Blood Pressure in Children and Adolescents. *Pediatrics*, 2004, 114 (2 Suppl. 4th Report), 555–576.

② 触诊法：触诊也可以用于婴儿。从袖带释放压力的过程中，在袖带远端出现脉搏的压力读数为收缩压。一种更精确但类似的方法是使用超声波多普勒探头来记录动脉脉搏，以此来代替触诊。

③ 听诊法：对于年龄较大的儿童，可以通过听诊方法获得血压，即通过在肘前区域听肱动脉或在腿部听腘动脉，听到第 1 个 Korotkoff 音（K_1）的压力代表收缩压。随着袖带压力释放，记录声音变钝时的压力（K_4）和声音消失时的压力（K_5）。舒张压介于这两个值之间。

④ 自动方法：自动方法在很大程度上取代了手动方法。它们被广泛用于诊所、医院和重症监护室。该方法使用的机器可以自动对袖带充气和放气，同时监测袖带内与脉搏相关的压力波动。放气是以逐步的方式进行的，每一步机器暂停 2s 或更短时间，同时记录袖带压力振荡。当袖带压力降至收缩压水平时，这些脉动振荡的振幅开始增加，振幅在袖带压力等于平均压时达到最大，当袖带压力跌至舒张压水平时振幅减弱。因该方法依赖于微弱的脉动压力振荡，因此不规则的心律（如心房颤动）、脉搏压力规律性交替变化（如心力衰竭时的交替脉搏或机械通气机引起的变化），以及患者测量时发生移动等，都可能导致读数不准确或缺失。

(2) 正常值：图 1-1、表 1-2 和表 1-3 给出了不同年龄组的正常血压值。腿部的血压应该与手臂的血压相同。测量腿部血压时也应使用合适尺寸的袖带，通常比测量同一患者手臂血压时使用的袖带大。由于两个部位经常使用相同尺寸的袖带，因此在腿部测量的血压值可能高于在手臂。当腿部的收缩压比手臂的收缩压低 2.7kPa（20mmHg）时，则怀疑主动脉缩窄。

此外，必须正确记录血压，在患者病历中详细记录收缩压和舒张压值、血压测量方法、测量的上肢或下肢，以及是否为同时测量或依次测量。当使用自动方法且分别测量血压时，记录每次血压测量时的心率也会有所帮助。因为较大的心率

差异可能提示患者不同的焦虑程度，这有助于对不同的血压值进行解释。

(3) 脉压：脉压（收缩压和舒张压之间的差值）通常应为收缩压的 1/3 左右。脉压过小与心排量低或严重的主动脉狭窄有关。心排量升高或舒张期主动脉血流异常时，脉压变大。前者常见于贫血和焦虑等情况，而后者常见于动脉导管未闭（PDA）或主动脉瓣反流等患者。

2. 脉搏

触诊儿童脉搏时，不仅要注意脉搏的速率和节律，还要注意脉搏质量，因为后者反映脉压。脉搏强有力反映脉压变宽，而脉搏微弱则表明心排量减少和（或）脉压变窄。例如，可以通过比较股动脉和上肢动脉的脉搏来考虑主动脉缩窄。然而，在解读股动脉脉搏的时候容易出现错误。单纯的触诊不足以诊断或排除主动脉缩窄。必须测量双侧上肢和单一下肢的血压。

3. 呼吸频率及用力程度

应注意观察患者的呼吸频率和呼吸的用力程度。呼吸频率的正常值见表 1-4。尽管婴儿的正常呼吸频率上限通常为每分钟 40 次，但在正常婴儿中观察到的呼吸频率可能高达每分钟 60 次，此类婴儿的呼吸是不费力的。呼吸困难表现为肋间或胸骨上窝凹陷或鼻翼扇动。早产儿或新生儿可能会出现周期性呼吸，因此应计算整整 1min 的呼吸频率。

（二）心脏检查

1. 望诊

心脏检查从检查胸腔开始。心脏肥大儿童的左侧胸骨边界可发现心前区隆起。较大的左向右分流伴肺动脉高压或肺静脉压升高的儿童，胸骨上段可能呈隆起状。

2. 触诊

几种情况可以通过触诊发现。其中最重要的是心尖的位置，这是心脏大小的一个指标。显然，如果心尖位于右半胸，则存在右位心。

(1) 心尖搏动：在婴儿或 4 岁以下儿童中，心尖搏动应位于第 4 肋间锁骨中线处，这是可以触

摸到的心脏搏动最外侧的位置。在年龄较大的儿童中，它位于第 5 肋间锁骨中线处。位置侧移或下移表示心脏增大。

(2) 震颤：通过用掌指关节和近端指间关节的掌面触诊心前区是最好的鉴别方法。震颤是伴随着杂音出现的较粗低频振动，与杂音的最大强度位于同一区域。对于任何怀疑患有先天性心脏病的患者，也应该用指尖触诊胸骨上切迹。该部位的震颤表明杂音源自心脏底部，最常见于主动脉狭窄，不太常见于肺动脉狭窄。在 PDA 或主动脉瓣关闭不全的患者中，胸骨上切迹搏动明显。

(3) 隆起：心前区有力的向外运动（隆起）表明心室肥大。右心室隆起位于右胸骨边界，而左心室隆起位于心尖。

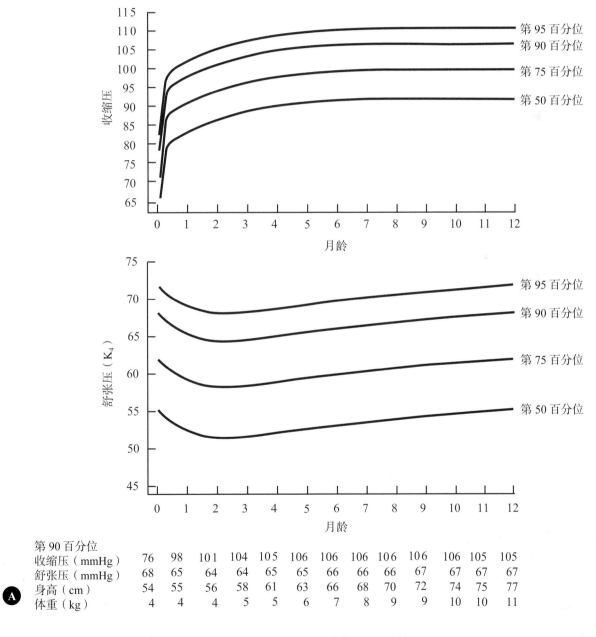

第 90 百分位													
收缩压（mmHg）	76	98	101	104	105	106	106	106	106	106	106	105	105
舒张压（mmHg）	68	65	64	64	65	65	66	66	66	67	67	67	67
身高（cm）	54	55	56	58	61	63	66	68	70	72	74	75	77
体重（kg）	4	4	4	5	5	6	7	8	9	9	10	10	11

▲ 图 1-1　女孩（A）和男孩（B）从出生到 1 周岁的血压上限

这是美国政府在公共领域的研究成果（经 American Academy of Pediatrics 许可转载，引自 Report of the Second Task Force on Blood Pressure Control in Children. *Pediatrics*, 1987, 79, 1–25.）

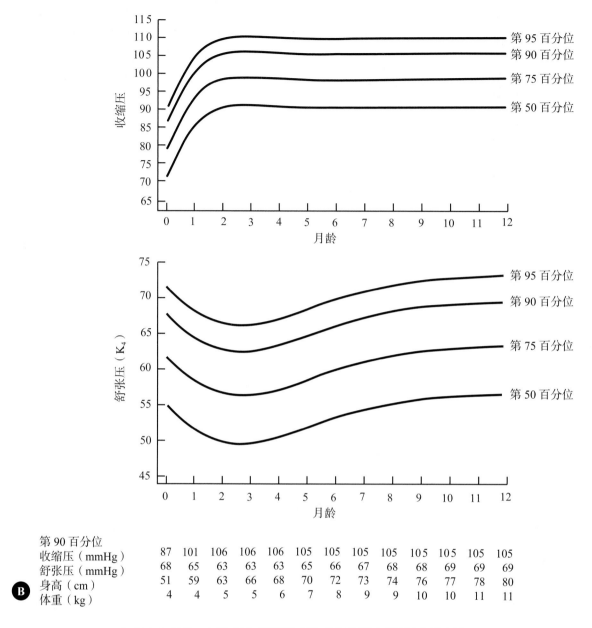

第 90 百分位												
收缩压（mmHg）	87	101	106	106	106	105	105	105	105	105	105	105	105
舒张压（mmHg）	68	65	63	63	63	65	66	67	68	68	69	69	69
身高（cm）	51	59	63	66	68	70	72	73	74	76	77	78	80
体重（kg）	4	4	5	5	6	7	8	9	9	10	10	11	11

▲ 图 1-1（续） 女孩（A）和男孩（B）从出生到 1 周岁的血压上限
这是美国政府在公共领域的研究成果（经 American Academy of Pediatrics 许可转载，引自 Report of the Second Task Force on Blood Pressure Control in Children. *Pediatrics*, 1987, 79, 1–25.）

3. 叩诊

除了通过检查和触诊获得的结果外，心脏的叩诊也是用于证实心脏大小的评估。

4. 听诊

心脏听诊可能提供了最有用的诊断信息，应该以系统的方式进行，以获得最佳信息。

(1) 仪器：使用灵敏且精准的听诊器，需具备短而厚的导音管、贴合度高的耳塞、钟形听筒及膜形面。听取低音和心脏杂音最好用钟形筒一侧，而高音最好用膜形面一侧。对于大多数儿童来说，通常适合使用直径 2cm 的钟形筒和 2.5cm 的膜形面，如果能与胸壁充分接触，成人大小的钟形筒和膜形面将更可取。直径 2.5cm 的膜形面可以用于所有年龄段的儿童，因为只有部分膜形面需要与胸壁接触即可传输声音。较小尺寸的膜形面的声音传输效果较差。

表 1-2　按年龄（1—17岁）和身高百分位数划分的男孩血压水平

年龄（岁）	血压的百分位数	收缩压（mmHg）身高的百分位数							舒张压（mmHg）身高的百分位数						
		第5百分位	第10百分位	第25百分位	第50百分位	第75百分位	第90百分位	第95百分位	第5百分位	第10百分位	第25百分位	第50百分位	第75百分位	第90百分位	第95百分位
1	第50百分位	80	81	83	85	87	88	89	34	35	36	37	38	39	39
	第90百分位	94	95	97	99	100	102	103	49	50	51	52	53	53	54
	第95百分位	98	99	101	103	104	106	106	54	54	55	56	57	58	58
	第99百分位	105	106	108	110	112	113	114	61	62	63	64	65	66	66
2	第50百分位	84	85	87	88	90	92	92	39	40	41	42	43	44	44
	第90百分位	97	99	100	102	104	105	106	54	55	56	57	58	58	59
	第95百分位	101	102	104	106	108	109	110	59	59	60	61	62	63	63
	第99百分位	109	110	111	113	115	117	117	66	67	68	69	70	71	71
3	第50百分位	86	87	89	91	93	94	95	44	44	45	46	47	48	48
	第90百分位	100	101	103	105	107	108	109	59	59	60	61	62	63	63
	第95百分位	104	105	107	109	110	112	113	63	63	64	65	66	67	67
	第99百分位	111	112	114	116	118	119	120	71	71	72	73	74	75	75
4	第50百分位	88	89	91	93	95	96	97	47	48	49	50	51	51	52
	第90百分位	102	103	105	107	109	110	111	62	63	64	65	66	66	67
	第95百分位	106	107	109	111	112	114	115	66	67	68	69	70	71	71
	第99百分位	113	114	116	118	120	121	122	74	75	76	77	78	79	79
5	第50百分位	90	91	93	95	96	98	98	50	51	52	53	54	55	55
	第90百分位	104	105	106	108	110	111	112	65	66	67	68	69	69	70
	第95百分位	108	109	110	112	114	115	116	69	70	71	72	73	74	74
	第99百分位	115	116	118	120	121	123	123	77	78	79	80	81	81	82

（续表）

年龄（岁）	血压的百分位数	收缩压（mmHg） 身高的百分位数							舒张压（mmHg） 身高的百分位数						
		第5百分位	第10百分位	第25百分位	第50百分位	第75百分位	第90百分位	第95百分位	第5百分位	第10百分位	第25百分位	第50百分位	第75百分位	第90百分位	第95百分位
6	第50百分位	91	92	94	96	98	99	100	53	53	54	55	56	57	57
	第90百分位	105	106	108	110	111	113	113	68	68	69	70	71	72	72
	第95百分位	109	110	112	114	115	117	117	72	72	73	74	75	76	76
	第99百分位	116	117	119	121	123	124	125	80	80	81	82	83	84	84
7	第50百分位	92	94	95	97	99	100	101	55	55	56	57	58	59	59
	第90百分位	106	107	109	111	113	114	115	70	70	71	72	73	74	74
	第95百分位	110	111	113	115	117	118	119	74	74	75	76	77	78	78
	第99百分位	117	118	120	122	124	125	126	82	82	83	84	85	86	86
8	第50百分位	94	95	97	99	100	102	102	56	57	58	59	60	60	61
	第90百分位	107	109	110	112	114	115	116	71	72	72	73	74	75	76
	第95百分位	111	112	114	116	118	119	120	75	76	77	78	79	79	80
	第99百分位	119	120	122	123	125	127	127	83	84	85	86	87	87	88
9	第50百分位	95	96	98	100	102	103	104	57	58	59	60	61	61	62
	第90百分位	109	110	112	114	115	117	118	72	73	74	75	76	76	77
	第95百分位	113	114	116	118	119	121	121	76	77	78	79	80	81	81
	第99百分位	120	121	123	125	127	128	129	84	85	86	87	88	88	89
10	第50百分位	97	98	100	102	103	105	106	58	59	60	61	61	62	63
	第90百分位	111	112	114	115	117	119	119	73	73	74	75	76	77	78
	第95百分位	115	116	117	119	121	122	123	77	78	79	80	81	81	82
	第99百分位	122	123	125	127	128	130	130	85	86	86	88	88	89	90

（续表）

年龄（岁）	血压的百分位数	收缩压（mmHg）身高的百分位数							舒张压（mmHg）身高的百分位数						
		第5百分位	第10百分位	第25百分位	第50百分位	第75百分位	第90百分位	第95百分位	第5百分位	第10百分位	第25百分位	第50百分位	第75百分位	第90百分位	第95百分位
11	第50百分位	99	100	102	104	105	107	107	59	59	60	61	62	63	63
	第90百分位	113	114	115	117	119	120	121	74	74	75	76	77	78	78
	第95百分位	117	118	119	121	123	124	125	78	78	79	80	81	82	82
	第99百分位	124	125	127	129	130	132	132	86	86	87	88	89	90	90
12	第50百分位	101	102	104	106	108	109	110	59	60	61	62	63	63	64
	第90百分位	115	116	118	120	121	123	123	74	75	75	76	77	78	79
	第95百分位	119	120	122	123	125	127	127	78	79	80	81	82	82	83
	第99百分位	126	127	129	131	133	134	135	86	87	88	89	90	90	91
13	第50百分位	104	105	106	108	110	111	112	60	60	61	62	63	64	64
	第90百分位	117	118	120	122	124	125	126	75	75	76	77	78	79	79
	第95百分位	121	122	124	126	128	129	130	79	79	80	81	82	83	83
	第99百分位	128	130	131	133	135	136	137	87	87	88	89	90	91	91
14	第50百分位	106	107	109	111	113	114	115	60	61	62	63	64	65	65
	第90百分位	119	120	121	122	124	125	125	77	77	77	78	79	80	80
	第95百分位	123	123	125	126	127	129	129	81	81	81	82	83	84	84
	第99百分位	130	131	132	133	135	136	136	88	88	89	90	91	91	92
15	第50百分位	107	108	109	110	111	113	113	64	64	64	65	66	67	67
	第90百分位	120	121	122	123	125	126	127	78	78	78	79	80	81	81
	第95百分位	124	125	126	127	129	130	131	82	82	82	83	84	85	85
	第99百分位	131	132	133	134	136	137	138	89	89	90	91	91	92	93

（续表）

年龄（岁）	血压的百分位数	收缩压（mmHg）身高的百分位数							舒张压（mmHg）身高的百分位数						
		第5百分位	第10百分位	第25百分位	第50百分位	第75百分位	第90百分位	第95百分位	第5百分位	第10百分位	第25百分位	第50百分位	第75百分位	第90百分位	第95百分位
16	第50百分位	108	108	110	111	112	114	114	64	64	65	66	66	67	68
	第90百分位	121	122	123	124	126	127	128	78	78	79	80	81	81	82
	第95百分位	125	126	127	128	130	131	132	82	82	83	84	85	85	86
	第99百分位	132	133	134	135	137	138	139	90	90	90	91	92	93	93
17	第50百分位	108	109	110	111	113	114	115	64	65	65	66	67	67	68
	第90百分位	122	122	123	125	126	127	128	78	79	79	80	81	81	82
	第95百分位	125	126	127	129	130	131	132	82	83	83	84	85	85	86
	第99百分位	133	133	134	136	137	138	139	90	90	91	91	92	93	93

身高的百分位数基于在线数据，网址为 http://www.cdc.gov/growthcharts.

改编自 National High Blood Pressure Education Program Working Group on High Blood Pressure in Children and Adolescents. The Fourth Report on the Diagnosis, Evaluation, and Treatment of High Blood Pressure in Children and Adolescents. *Pediatrics*, 2004, 114 (2 Suppl. 4th Report), 555–576. 这是美国政府在公共领域的研究成果，由 American Academy of Pediatrics 完成，可线上获取，网址为 http://pediatrics.aappublications.org/content/114/supplement_2/555 和 http://www.nhlbi.nih.gov/health/prof/heart/hbp/hbp_ped.htm.

对数据进行了筛选，排除了 BMI 第 85 百分位数的儿童，以便更好地反映正常体重儿童的正常值。引自 Flynn JT, Kaelber DC, Baker-Smith CM, et al. Clinical Practice Guideline for Screening and Management of High Blood Pressure in Children and Adolescents [published correction appears in *Pediatrics*. 2018 Sep; 142(3): 1] . *Pediatrics*. 2017; 140(3): e20171904.doi: 10.1542/peds.2017-1904.

表 1-3　按年龄（1—17 岁）和身高百分位数划分的女孩血压水平

年龄（岁）	血压的百分位数	收缩压（mmHg）身高的百分位数							舒张压（mmHg）身高的百分位数						
		第5百分位	第10百分位	第25百分位	第50百分位	第75百分位	第90百分位	第95百分位	第5百分位	第10百分位	第25百分位	第50百分位	第75百分位	第90百分位	第95百分位
1	第50百分位	83	84	85	86	88	89	90	38	39	39	40	41	41	42
	第90百分位	97	97	98	100	101	102	103	52	53	53	54	55	55	56
	第99百分位	108	108	109	111	112	113	114	64	64	65	65	66	67	67
2	第50百分位	85	85	87	88	89	91	91	43	44	44	45	46	46	47
	第90百分位	98	99	100	101	103	104	105	57	58	58	59	60	61	61
	第95百分位	102	103	104	105	107	108	109	61	62	62	63	64	65	65
	第99百分位	109	110	111	112	114	115	116	69	69	70	70	71	72	72
3	第50百分位	86	87	88	89	91	92	93	47	48	48	49	50	50	51
	第90百分位	100	100	102	103	104	106	106	61	62	62	63	64	64	65
	第95百分位	104	104	105	107	108	109	110	65	66	66	67	68	68	69
	第99百分位	111	111	113	114	115	116	117	73	73	74	74	75	76	76
4	第50百分位	88	88	90	91	92	94	94	50	50	51	52	52	53	54
	第90百分位	101	102	103	104	106	107	108	64	64	65	66	67	67	68
	第95百分位	105	106	107	108	110	111	112	68	68	69	70	71	71	72
	第99百分位	112	113	114	115	117	118	119	76	76	76	77	78	79	79
5	第50百分位	89	90	91	93	94	95	96	52	53	53	54	55	55	56
	第90百分位	103	103	105	106	107	109	109	66	67	67	68	69	69	70
	第95百分位	107	107	108	110	111	112	113	70	71	71	72	73	73	74
	第99百分位	114	114	116	117	118	120	120	78	78	79	79	80	81	81

（续表）

年龄（岁）	血压的百分位数	收缩压（mmHg）身高的百分位数							舒张压（mmHg）身高的百分位数						
		第5百分位	第10百分位	第25百分位	第50百分位	第75百分位	第90百分位	第95百分位	第5百分位	第10百分位	第25百分位	第50百分位	第75百分位	第90百分位	第95百分位
6	第50百分位	91	92	93	94	96	97	98	54	54	55	56	56	57	58
	第90百分位	104	105	106	108	109	110	111	68	68	69	70	70	71	72
	第95百分位	108	109	110	111	113	114	115	72	72	73	74	74	75	76
	第99百分位	115	116	117	119	120	121	122	80	80	80	81	82	83	83
7	第50百分位	93	93	95	96	97	99	99	55	56	56	57	58	58	59
	第90百分位	106	107	108	109	111	112	113	69	70	70	71	72	72	73
	第95百分位	110	111	112	113	115	116	116	73	74	74	75	76	76	77
	第99百分位	117	118	119	120	122	123	124	81	81	82	82	83	84	84
8	第50百分位	95	95	96	98	99	100	101	57	57	57	58	59	60	60
	第90百分位	108	109	110	111	113	114	114	71	71	71	72	73	74	74
	第95百分位	112	112	114	115	116	118	118	75	75	75	76	77	78	78
	第99百分位	119	120	121	122	123	125	125	82	82	83	83	84	85	86
9	第50百分位	96	97	98	100	101	102	103	58	58	58	59	60	61	61
	第90百分位	110	110	112	113	114	116	116	72	72	72	73	74	75	75
	第95百分位	114	114	115	117	118	119	120	76	76	76	77	78	79	79
	第99百分位	121	121	123	124	125	127	127	83	83	84	84	85	86	87
10	第50百分位	98	99	100	102	103	104	105	59	59	59	60	61	62	62
	第90百分位	112	112	114	115	116	118	118	73	73	73	74	75	76	76
	第95百分位	116	116	117	119	120	121	122	77	77	77	78	79	80	80
	第99百分位	123	123	125	126	127	129	129	84	84	85	86	86	87	88

（续表）

年龄（岁）	血压的百分位数	收缩压（mmHg）身高的百分位数							舒张压（mmHg）身高的百分位数						
		第5百分位	第10百分位	第25百分位	第50百分位	第75百分位	第90百分位	第95百分位	第5百分位	第10百分位	第25百分位	第50百分位	第75百分位	第90百分位	第95百分位
11	第50百分位	100	101	102	103	105	106	107	60	60	60	61	62	63	63
	第90百分位	114	114	116	117	118	119	120	74	74	74	75	76	77	77
	第95百分位	118	118	119	121	122	123	124	78	78	78	79	80	81	81
	第99百分位	125	125	126	128	129	130	131	85	85	86	87	88	88	89
12	第50百分位	102	103	104	105	107	108	109	61	61	61	62	63	64	64
	第90百分位	116	116	117	119	120	121	122	75	75	75	76	77	78	78
	第95百分位	119	120	121	123	124	125	126	79	79	79	80	81	82	82
	第99百分位	127	127	128	130	131	132	133	86	87	87	88	88	89	90
13	第50百分位	104	105	106	107	109	110	110	62	62	62	63	64	65	65
	第90百分位	117	118	119	121	122	123	124	76	76	76	77	78	79	79
	第95百分位	121	122	123	124	126	127	128	80	80	80	81	82	83	83
	第99百分位	128	129	130	132	133	134	135	87	87	88	89	89	90	91
14	第50百分位	106	106	107	109	110	111	112	63	63	63	64	65	66	66
	第90百分位	119	120	121	122	124	125	125	77	77	77	78	79	80	80
	第95百分位	123	123	125	126	127	129	129	81	81	81	82	83	84	84
	第99百分位	130	131	132	133	135	136	136	88	88	89	90	91	92	92
15	第50百分位	107	108	109	110	111	113	113	64	64	64	65	66	67	67
	第90百分位	120	121	122	123	125	126	127	78	78	78	79	80	81	81
	第95百分位	124	125	126	127	129	130	131	82	82	82	83	84	85	85
	第99百分位	131	132	133	134	136	137	138	89	89	90	91	92	92	93

（续表）

年龄（岁）	血压的百分位数	收缩压（mmHg）身高的百分位数							舒张压（mmHg）身高的百分位数						
		第5百分位	第10百分位	第25百分位	第50百分位	第75百分位	第90百分位	第95百分位	第5百分位	第10百分位	第25百分位	第50百分位	第75百分位	第90百分位	第95百分位
16	第50百分位	108	108	110	111	112	114	114	64	64	65	66	66	67	68
	第90百分位	121	122	123	124	126	127	128	78	78	79	80	81	81	82
	第95百分位	125	126	127	128	130	131	132	82	82	83	84	85	85	86
	第99百分位	132	133	134	135	137	138	139	90	90	90	91	92	93	93
17	第50百分位	108	109	110	111	113	114	115	64	65	65	66	67	67	68
	第90百分位	122	122	123	125	126	127	128	78	79	79	80	81	81	82
	第95百分位	125	126	127	129	130	131	132	82	83	83	84	85	85	86
	第99百分位	133	133	134	136	137	138	139	90	90	91	91	92	93	93

改编自 National High Blood Pressure Education Program Working Group on High Blood Pressure in Children and Adolescents. The Fourth Report on the Diagnosis, Evaluation, and Treatment of High Blood Pressure in Children and Adolescents.Pediatrics, 2004, 114 (2 Suppl. 4th Report), 555–576.

这是美国政府在公共卫生领域的研究成果，由 American Academy of Pediatrics 完成，可线上获取，网址为 http://pediatrics.aappublications.org/content/114/supplement_2/555 和 http://www.nhlbi.nih.gov/health/prof/heart/hbp/hbp_ped.htm.

对数据进行了筛选，排除了 BMI 第 85 百分位数的儿童，以便更好地反映正常体重儿童的正常值。引自 Flynn JT, Kaelber DC, Baker-Smith CM, et al. Clinical Practice Guideline for Screening and Management of High Blood Pressure in Children and Adolescents [published correction appears in Pediatrics. 2018 Sep; 142(3): 1] . Pediatrics. 2017; 140(3): e20171904. doi: 10.1542/peds.2017–1904.

表 1-4　不同年龄段的正常呼吸频率 [a]	
年　龄	呼吸频率（次 / 分）
新生儿	30～60（35）
1 岁以内	30～60（30）
2 岁	25～50（20）
青少年	15～30（15）

a. 呼吸频率（次 / 分）随着精神状态和身体活动的变化而变化。睡眠时频率较慢，如括号中显示。患者呼吸的深度和用力程度与呼吸频率本身同等重要，甚至更重要

(2) 位置和方式：在婴儿中，最初是隔着衣服听诊，尽管常常被警告为一种错误的方式，听诊永远不该以这种方式进行。有时脱掉衣服会让孩子感到不安，引起烦躁情绪，无法进行充分的听诊。在最初的听诊后，可以脱掉衣服继续听。确保听诊器接触患儿胸部的部分是温暖的。

对于 1—3 岁的婴幼儿来说，如果他们坐在父母的腿上，听诊会更容易进行，因为这个年龄的孩子常常害怕陌生人。对于年龄较大的儿童，他们可以坐在检查台上，检查可以像对待成人患者一样进行。坐在孩子旁侧听诊也是比较容易的。这个姿势既不会让听诊者感到疲劳，也不会让孩子感到害怕。

心脏听诊应按照一定的顺序逐步进行。在患者处于直立体位时，应对胸前区和后区进行听诊。然后在患者向后倚靠的体位下再次检查心前区。对 5 个主要区域（主动脉瓣、肺动脉瓣、三尖瓣、二尖瓣和背部）均需进行仔细检查。在对每个部位进行听诊时，应同时使用钟形筒和膜形面两侧。使用膜形面可以更好地听到高音调的杂音及第一和第二心音；低沉的杂音和第三心音使用钟形筒听最为明显。使用膜形面时，应施加一定的压力；钟形筒只能施加适度的压力以实现均匀的接触，而避免施压过大将接触面的皮肤拉伸成"膜"，这将影响对低频音的敏感性。当对心脏进行听诊时，不仅要注意心脏杂音，还要注意心音的音质和特征。

(3) 听诊的生理基础：了解心动周期各过程的活动对听诊的判断有所帮助。图 1-2 显示了心脏压力、心音和心电图之间的关系。在研究这个图表时，要纵向和横向联系起来。

收缩期

心室收缩始于心室去极化之后，在心电图上由 QRS 波群表示。当心室开始收缩时，乳头肌关闭二尖瓣和三尖瓣。心室中的压力很快超过心房压力，并继续上升，直到达到大血管的舒张压，此时半月瓣打开。房室（AV）瓣关闭和半月瓣打开之间的时间段代表等容收缩期。在此期间，血液既不进入也不离开心室。在下一个时期，即射血期，血液离开心室，心室压力略高于相应大动脉的压力。随着血流量的减少，心室压力最终降至低于大血管的压力，半月瓣关闭，这一点代表收缩期的结束。心室压力持续下降，直至达到相应心房的压力，此时 AV 瓣打开。半月瓣膜关闭和 AV 瓣打开之间的时间段称为等容舒张期，因为血液既不进入也不离开心室。

舒张期

舒张期分为三个连续的阶段。

• 早期：舒张早期被定义为心室舒张期的一部分，包括等容舒张期，即心室压力下降但由于所有心脏瓣膜关闭而导致容积不变。

• 中期：舒张中期始于房室瓣打开；80% 的心排量在舒张中期通过房室瓣。它有两个不同的阶段：快速充盈和缓慢充盈阶段。快速充盈阶段约为舒张期的前 20%，在此期间，大约 60% 的血液流入心室。当第三心音（S_3）出现时，它发生在快速和缓慢充盈之间的过渡阶段（图 1-2）。

• 末期：舒张末期始于心房收缩，剩余 20% 的心室充盈发生于此阶段。

5. 心音和心脏杂音的解读

通过考虑心音和杂音在心动周期和相应的心脏活动，可以很容易地理解心音和心脏杂音的时间和含义。尽管心音的起源仍然存在争议，但我们将其视为起源于瓣膜来进行讨论。

（1）心音：第一心音（S_1）表示二尖瓣和三尖瓣关闭（图1-2），发生在收缩期开始时心室压力超过心房压力。在儿童中，二尖瓣和三尖瓣的各个组成部分通常难以区分，因此第一心音听起来是单一的。偶尔会听到这种声音的两个部分。第一心音的分裂可能是正常现象。

如果从心房到心室的神经传导延长，则第一心音减弱。这种延迟使瓣膜在心房收缩后关闭不全。如果存在心肌疾病，第一心音也可能减弱。

第一心音在通过房室瓣的血流量增加（如左向右分流）或心排量高的情况加重。第二心音（S_2）具有重要的诊断意义，尤其是在患有心脏畸形的儿童中。正常第二心音有两个组成部分，它们代表主动脉瓣和肺动脉瓣的非同步闭合。这些

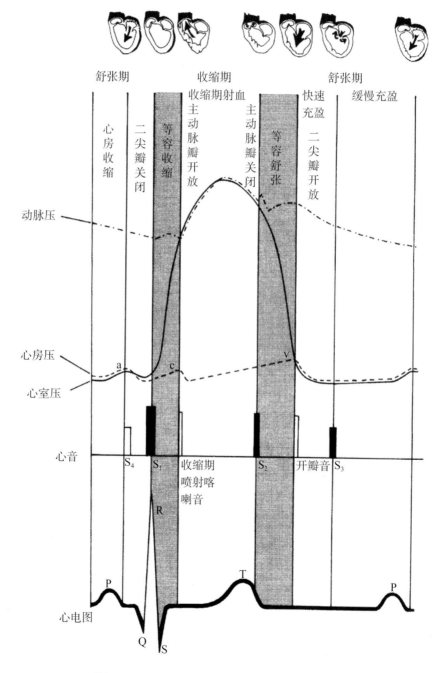

▲ 图 1-2　心压、心电图、心音和心动周期间的关系
S_1. 第一心音；S_2. 第二心音；S_3. 第三心音；S_4. 第四心音

声音是心室射血完成的信号。由于右心室射血时间较长，主动脉瓣通常先于肺动脉瓣关闭。主动脉（A₂）和肺动脉（P₂）这两部分的存在被称为第二心音分裂（图1-3）。

第二心音的分裂程度随呼吸变化。通常情况下，吸气时分裂程度增加，因为返回心脏右侧的血流较多。由于排出这些增多的血量需要更长的时间，第二心音在吸气时会呈现宽分裂。呼气时，分裂程度缩短。

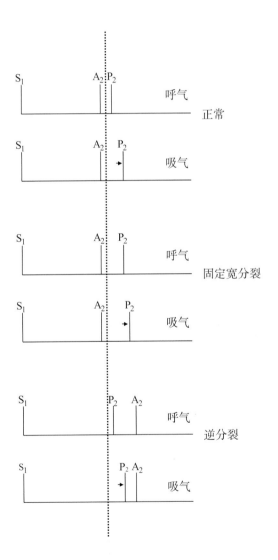

▲ 图1-3　第二心音分裂时的呼吸变化
正常个体中，吸气时P₂（第二心音的肺动脉组分）延迟。宽分裂发生在右心室射血延长的情况下。逆分裂发生在A₂（第二心音的主动脉组分）延迟的情况下。P₂随呼气而正常变化。因此，P₂和A₂之间的间隔在吸气时变窄，呼气时变宽

第二心音的异常分裂
宽分裂
右心室射血时间延长导致第二心音宽分裂，因为P₂比正常情况更加延迟。这种现象存在于以下三种血流动力学状态中。

- 右心室心排量增多的情况（如ASD、VSD）。
- 右心室流出道梗阻（如肺动脉瓣狭窄）。
- 右心室去极化延迟（如完全性右束支传导阻滞）。

逆分裂
第二心音的逆分裂可能在理解心音生理学方面比在儿童心脏诊断方面更重要。在左心室射血延长的情况下，可能会延迟主动脉瓣关闭，使其发生于肺动脉瓣之后（图1-3）。因此，由于P₂随呼吸正常变化，呼气时分裂程度逆向增大，吸气时分裂程度则会缩小。在左心室向主动脉射血量增加的情况下（如PDA）、左心室流出道梗阻（例如主动脉狭窄）和左心室去极化延迟（完全左束支传导阻滞）的情况下，左心室射血时间延长。

因此，第二心音的宽分裂和逆分裂是由类似的心脏异常引起的，但发生在心脏的相反两侧。逆分裂与严重的左侧障碍有关。

在评估患有心脏异常的儿童时，还应特别注意第二心音的肺动脉组分（P₂）的强度。每当肺动脉压升高时，无论这种升高与肺血管疾病有关还是与肺动脉血流量增加有关，第二心音的肺动脉组分都会增强。一般来说，随着肺动脉压升高，第二心音的肺动脉组分增强更多，更接近主动脉组分。

单一的第二心音通常表明其中一个半月瓣闭锁或严重狭窄，因为受累的瓣膜没有构成第二心音。永存动脉干（总动脉干）患者的第二心音也是单一的，由于只有一个半月瓣，或者每当肺动脉压力等于循环水平时，主动脉和肺动脉压的曲线叠加。

第三心音（S₃）可能存在于无心脏异常的儿童，但在病理状态下可能加重。这种声音出现在舒张

早期，代表了从快速充盈期到缓慢充盈期的过渡。在二尖瓣（如二尖瓣反流）或三尖瓣（如 ASD）血流增加的情况下，第三心音可能会加重。在充血性心力衰竭中发现的奔马律通常代表在心动过速存在时较响的第三心音。

第四心音（S_4）的存在是异常的。它们位于心动周期中的舒张晚期，发生于心电图的 P 波之后，并与心房的 "a" 波同步存在。它们存在于当因纤维化或明显肥大的心房有力收缩而心室顺应性降低时，或从心房到心室的血流量大幅增加的情况下。第四心音可能是一种收缩期前的奔马律，特别是在心动过速的情况下。

收缩期喷射喀喇音是异常的，发生在半月瓣打开时。因此，它们标志着从等容收缩期到心室射血开始的过渡。通常情况下，这一阶段没有心音，但在特定的状况下，心动周期的这一点上可能会出现声音（喷射喀喇音），但其可能会与分裂的第一心音混淆。

收缩期喷射喀喇音表明存在大血管扩张，最常见的是狭窄后扩张。这些尖锐、高音调的声音有一种咔嗒咔嗒的音质。当患者处于仰卧位时，主动脉起源的喷射喀喇音在心尖或左下胸上方听得最清楚；它们随呼吸变化不大。主动脉喷射喀喇音在主动脉瓣狭窄或二尖瓣主动脉瓣合并狭窄后扩张的患者中很常见。喷射喀喇音也可源于扩张的肺动脉，如肺动脉瓣狭窄或严重的肺动脉高压。当患者坐位时，肺部最容易听到肺动脉喷射喀喇音，且强度随呼吸而变化。半月瓣狭窄患者的喷射喀喇音多见于轻度或中度病例；而在严重狭窄的患者中，它们可能不存在。

喀喇音与瓣膜下狭窄无关，因为这种情况下没有狭窄后扩张。

开瓣音也是异常的，发生于房室瓣打开时。此时，心室压力降至心房压力以下，等容舒张期结束，心室充盈开始。通常，此时听不到声音，但如果房室瓣增厚或纤维化，打开时可能会听到低音调的噪音。开瓣音在儿童中很罕见，几乎总是与风湿性二尖瓣狭窄有关。

（2）心脏杂音：心脏杂音是由通过心脏的正常层流中的湍流产生的。湍流是由于血液流动路径变窄、通信异常或血流增加引起的。

　　心脏杂音在以下方面提供了湍流的潜在原因：心动周期中的位置（即时间）、在胸腔体表的位置、杂音的传导、响度、音调和特征。

杂音可根据其在心动周期内的位置进行分类（图 1-4）。只有在心动周期中出现血流紊乱的部分才能听到杂音。

存在两种类型的收缩期杂音：全收缩期杂音和喷射性杂音。全收缩期杂音（又称收缩期反流性杂音）始于第一心音，一直持续到收缩期，通常延伸至第二心音。因此，杂音涉及等容收缩期。

　　只有两个条件允许血液在等容收缩期流动。
- VSD。
- 房室瓣反流（二尖瓣、三尖瓣或房室间隔缺损的 "共同" 瓣膜）。

在 VSD 中，从收缩期开始，左心室和右心室之间就有血流，而在房室瓣反流中，从第一心音起，高压心室就与低压心房相通。

因为全收缩期杂音开始时离第一个心音很近，

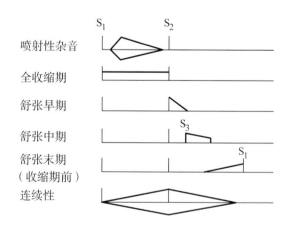

▲ 图 1-4　杂音的分类，显示在心动周期中的位置和常见形态
S_1. 第一心音；S_2. 第二心音；S_3. 第三心音

所以在杂音强度最大的地方，声音可能会被掩盖。这种掩蔽可能是全收缩期杂音的线索，尤其是在心率过快的患者中。

收缩期喷射性杂音（systolic ejection murmur，SEM）是由穿过半月瓣（主动脉瓣、肺瓣或永存动脉干共同瓣膜）、大血管或心室流出道的前向血流发生湍流引起的。由于这些位置的湍流在半月瓣打开之前无法开始，因此在第一心音和杂音发作之间存在一个间隔（等容收缩期）。虽然通常呈菱形（渐强 / 渐弱），但 SEM 的特征是在等容收缩期之后才出现杂音。

在 ASD、主动脉狭窄和肺动脉狭窄等情况下可发现喷射性杂音。与全收缩期杂音不同，第一心音在收缩期喷射性杂音最易听到的部位可清晰听到。

舒张性杂音也可以根据其在心动周期中的时间进行分类。舒张早期杂音紧跟第二心音之后出现，包括等容舒张期。在此期间，血液只能从高压大血管流入低压心室。

舒张早期杂音表示半月瓣反流（主动脉瓣、肺瓣或永存动脉干共同瓣反流）。

音调通常是降低的，它们的音高取决于大血管内的舒张压水平：主动脉瓣或永存动脉干共同瓣反流时呈高音，肺动脉反流时呈低音（除非存在肺动脉高压）。

舒张中期杂音（有时称为流入性杂音）发生于被动心室充盈程度最大时，通常是由正常房室瓣正向血流增加引起的。在儿童中，它们最常见于肺血流量增加的情况，因此，进入心室的血流量增加（如 ASD 或 VSD）。这些低沉的隆隆声通常只能用听诊器的钟形筒才能听到，而经验不足的检查人员很容易忽视。

舒张晚期杂音代表房室瓣的器质性阻塞。这些杂音呈现低沉的音调，然后逐渐增强。风湿性二尖瓣狭窄就是一个典型的例子。

持续性杂音表示从收缩期开始并延伸到舒张期的湍流。它可能会持续整个心动周期。这种情况通常发生当主动脉和肺动脉 / 心脏或体静脉侧的其他部分之间存在连通时。PDA 就是典型的例子，但其他类型的动静脉瘘也能听到持续的杂音。

无论是在收缩期还是舒张期，反流性杂音与正向血流引起的杂音之间的异同见表 1-5。

反流性杂音始于第一或第二心音，包括等容期，而与正向血流异常有关的杂音始于等容期之后，可能与异常心音（收缩期喷射喀喇音或开瓣音）有关。一个值得注意的例外是与二尖瓣脱垂相关的杂音。根据时间对杂音的鉴别诊断如表 1-6 所示。

胸部杂音最大强度的位置（图 1-5）提供了有关杂音解剖起源的信息。

① 主动脉瓣听诊区：从胸骨左中边界到右锁骨下方。

② 肺动脉瓣听诊区：胸骨左上缘和左锁骨下方。

表 1-5　杂音的特征		
心动周期的位置	**杂音的类型**	
	反　流	正向血流
收缩期	全收缩期	射血期
	以 S_1 开头，包括等容收缩期	继 S_1 之后，发生在等容收缩期之后
舒张期	舒张早期	舒张中期或末期
	从 S_2 开始，包括等容舒张期	继 S_2 之后，发生在等容舒张期之后
连续	收缩期和舒张期，持续到 S_2	

S_1. 第一心音；S_2. 第二心音

心动周期位置	时 间	生理活动	可能诊断
收缩期	全收缩期	血流，心室到心室	VSD
		反流，心室到心房	房室瓣反流（MR、TR、共同房室瓣反流）
	射血期	血流，心室到动脉	半月瓣，流出道或肺动脉分支血流（正常）
			肺动脉瓣流量增加（如 ASD，AVM- 异常）
		狭窄，心室到动脉	半月瓣狭窄（如 AS、PS、永存动脉干共同瓣膜狭窄）、瓣膜下狭窄或瓣膜上狭窄
舒张期	舒张中期至末期	反流，心室到心房，仅房室瓣脱垂	二尖瓣脱垂伴反流
	舒张早期	反流，动脉到心室	半月瓣反流（AI、PI、永存动脉干共同瓣反流）
	舒张中期或末期	血流，心房到心室	经房室瓣血流增加（如 VSD、PDA 或严重 MR 的二尖瓣舒张中期杂音；ASD、AVM 患者的三尖瓣舒张中期杂音）
	收缩性增强	狭窄，心房到心室	房室瓣狭窄（如 MS、TS）
连续性		血流，动脉到动脉	PDA，体动脉到肺动脉分流
		血流，动脉到静脉	AVM
	呼吸增强	血流，动脉内	动脉杂音
		血流，静脉内	静脉嗡嗡杂音

表 1-6　心动周期位置（时间）对杂音的鉴别诊断

AI. 主动脉关闭不全（反流）；AS. 主动脉狭窄；ASD. 房间隔缺损；AVM. 动静脉畸形；MR. 二尖瓣反流；MS. 二尖瓣狭窄；PDA. 动脉导管未闭；PI. 肺功能不全（或反流）；PS. 肺动脉狭窄；TR. 三尖瓣反流；TS. 三尖瓣狭窄；VSD，室间隔缺损

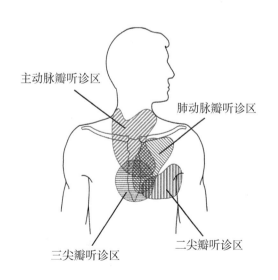

▲ 图 1-5　听诊的主要区域

经 Elsevier 许可转载，Pelech, A.N. The cardiac murmur: when to refer? *Pediatr. Clin. North Am.*, 45, 107–122.

③ 三尖瓣听诊区：沿胸骨左下和右下边界。

④ 二尖瓣听诊区：心尖。

在这些区域，分别可以发现主动脉瓣狭窄、肺动脉瓣狭窄、三尖瓣关闭不全和二尖瓣关闭不全的杂音。对于婴儿和儿童来说，背部两侧的听诊是必不可少的。例如，主动脉缩窄的杂音在左椎旁区域最容易听到，就在主动脉狭窄解剖部位的正上方。周围肺动脉狭窄的杂音可在背部和腋下两侧听到。

传导，即杂音的传播方向，也可提供有效信息，因为它反映了湍流的方向，通常沿着主要血管。源自主动脉流出道（如主动脉瓣狭窄）的杂音向颈部辐射并进入颈动脉。源自肺动脉流出道的杂音则传到左上背部。二尖瓣杂音向心

尖和左腋下传导；偶尔在中背部可听到二尖瓣反流。

心脏杂音的响度按等级进行分级，其中 6 级代表最大的杂音。通常，响度由分数表示，其中分子表示患者杂音的响度，分母表示可能的最大级别。虽然有点武断，但分类是基于声音强度和胸壁振动（震颤）。

- 1/6 声音轻柔，仔细才能听到。
- 2/6 声音不大，但容易被听到。
- 3/6 声音较大，但不能触及震颤。
- 4/6 声音较大，并伴随着震颤。
- 5/6 声音响亮。
- 6/6 声音响亮，即使听诊器未紧贴胸壁也能听到。

音调可以用高、中、低来描述。当湍流中存在较大的压差时，如主动脉瓣或二尖瓣关闭不全时，会出现高调杂音（用膜形面听到）。当压差很小时，就会出现低调杂音（用钟形筒听到），如伴随 VSD 的舒张中期二尖瓣流入杂音。

杂音的特征有助于区分某些病因。柔和的杂音往往来自层流，通常为正常杂音。刺耳的杂音是严重流出道狭窄的典型表现，如存在大压差时的主动脉瓣狭窄。这种杂音与湍流和多谱段频率有关，通常是异常的。

正常杂音：在一些儿童中，很难区分正常或功能性（无害的）杂音和异常（器质性）杂音。尽管本文描述了常见功能性杂音的特征，但只有通过经验和仔细的听诊，才能熟练区分功能性杂音和显著器质性杂音。

功能性杂音有四个特征，有助于将其与显著器质性杂音区分开：正常的心音；正常的心脏大小；缺乏显著的心脏体征和症状；响度为 3/6 级或以下。

一些轻微的心脏异常可能具有这些特征。因此，能将杂音区分为特定类型的功能性杂音将对诊断有所帮助。

以下是 6 种正常或功能性杂音。

- 弹弦样杂音：又称 Still 杂音，这种轻柔的（1/6～3/6 级）低音振动 SEM 通常被称为"音乐音"或"弹弦音"，在左胸骨下缘和胸骨尖之间可以听到。由于这个位置在胸部，它可能被误解为 VSD。它始于第一心音之后，而不是与第一心音同时（如 VSD），并且没有 VSD 的刺耳杂音，因此易于区分。

- 肺动脉血流杂音：这种轻柔的（1/6～3/6 级）低音振动 SEM 在肺动脉瓣听诊区可见。杂音本身可能与 ASD 难以区分。然而，在这种功能性杂音下，第二心音的特征保持正常，而在 ASD 中，第二心音的成分显示出宽而固定的分裂。

- 正常新生儿肺动脉分支血流杂音。这种轻柔的 SEM 在许多早产儿中都能听到，通常是在他们的生理性贫血达到最低点时，在许多足月儿中也能听到。其特征是在腋窝和背部听到微弱的收缩期血流杂音，而在心前区几乎听不到。为了避免与真正的肺动脉病理混淆，不应使用同义词"外周性肺动脉狭窄"。

- 静脉嗡嗡杂音。这种杂音可能与 PDA 混淆，因为它是连续的，在右锁骨下区域听得最清楚。静脉嗡嗡杂音源于颈静脉系统中的湍流。它与 PDA 不同的几个特征是：舒张期声音较大，且随呼吸变化；患者坐着时的听诊效果最好；当患者向后倚靠时，声音会减弱或消失。其强度随着头部的活动或颈静脉的压力而变化。

- 颈部杂音。在儿童中，颈动脉上可能会听到柔和的收缩期动脉杂音。它们被认为起源于颈动脉的分叉处。这种杂音不应与心脏杂音向颈部的传播混淆，如主动脉狭窄。主动脉狭窄伴有胸骨上切迹震颤。

- 心肺杂音。这种声音（多沿着左胸骨中部边界而不是右侧边界）源于心脏和胸前壁之间的肺部压迫。这种杂音发生在收缩期，在吸气中期和呼气中期声音变大，声音容易被听到。

对于大多数患有功能性心脏杂音的儿童来说，胸部 X 线片、心电图或超声心动图是非必要的，因为仅通过身体检查就可以确定诊断。在少数患者中，这些检查可用于区分病理性的杂音和功能性杂音。如果是正常的（无害的）杂音，父母和患者应该针对其良性的性质，消除顾虑。这些儿童不需要特别护理，可以按照常规儿科护理规定的时间间隔对儿童进行监测。许多（但并非所有）功能性杂音在青春期消失，在心排量增加时，如发热和贫血时，杂音可能会加重。

（三）腹部检查

腹部检查应仔细检查肝脏和脾脏的位置和大小。检查者应警惕内脏转位的存在。应触诊肝脏的边缘，并测量其肋缘以下的距离。如果边缘低于正常水平，则应叩诊肝脏上缘，以确定肝脏的跨度。膈肌凹陷的患者（如哮喘患者），肝脏的边缘也向下凹陷；在这种情况下，肝脏的上部也会下降。肝脏边缘在 4 岁之前通常是可触及的。在严重的三尖瓣反流中，可在肝脏上触诊到搏动，或者在没有房室瓣反流的情况下，从通过软组织将运动幅度增大的心脏搏动传导下来。

脾脏通常不能触及。慢性充血性心力衰竭或感染性心内膜炎的患者，脾脏可能增大。

三、辅助检查

（一）心电图检查

心电图检查在评估儿童心脏病病情方面发挥着不可或缺的作用。结合患儿其他资料，其对做出疾病诊断最为有用。心电图检查可以通过反映心脏畸形相关血流动力学异常所导致的心腔解剖变化，来评估许多心脏病的严重程度。

例如，主动脉瓣狭窄可导致患者左心室肥大（left ventricular hypertrophy，LVH）。心电图不仅可以反映其相应的解剖学改变，而且，心电图改变的程度也大致与左心室肥大的程度相一致，进而反映左心室流出道梗阻的严重程度。但是，我们并不能根据左心室肥大的心电图表现做出主动脉瓣狭窄的诊断，因为系统性高血压或主动脉弓缩窄亦可引起解剖性左心室肥大及其相应的心电图改变。少数情况下，根据特异性的心电图表现足以做出相应心脏畸形的诊断，例如左冠状动脉异常、三尖瓣闭锁或房室间隔缺损等。

心电图用来评估心律失常（见第 10 章）和电解质异常，动态心电图（24h 心电图或 Holter 监测）用于亚临床心律失常的监测，以了解心率的波动范围和变异性，并对症状发作期间的心律进行记录。心血管事件监测仪主要用于当心律失常所致症状的发生频率预计低于每日 1 次时，记录症状发作期间的短暂（1～2min）心电图，并可用手机进行相关数据的传输。

1. 随年龄发展变化情况

正常情况下，儿童心电图随年龄发生变化，且 1 岁之内变化最大，这反映该年龄段儿童血液循环的发展情况。胎儿期，由于右心室承担通过动脉导管向主动脉供应血液的功能，其每搏输出量超过左心室，因此新生儿右心室质量较左心室更大一些。随着年龄的增长，儿童体动脉血压逐渐升高，其左心室壁也随之缓慢增厚。与此同时，随着肺动脉压的下降，右心室壁也随之逐渐变薄。这些解剖学变化主要体现在心电图中反映心室去极化（QRS 波群）和复极（T 波）的部分。

因此，婴儿期右心室增厚表现为 QRS 波群电轴右偏、V_1 导联 R 波高尖和 V_6 导联的深 S 波。随着年龄的增长，QRS 波群电轴逐渐向左偏转，V_1 和 V_6 导联波形亦逐渐趋于与成人相似（图 1-6）。

解读儿童心电图时，必须考虑到其随年龄增长发生的特征性变化。表 1-7 显示了不同年龄段儿童心电图 QRS 波群电轴和 V_1 及 V_6 导联的 R 波与 S 波电压的正常值范围。

2. 技术因素

分析心电图应按顺序进行，以使所获信息最大化。另外，还需要注意记录的速度和灵敏度，与 25mm/s、10mm/mV 这些"标准"速度和振幅相比较，速度与振幅不同，心电图整体波形也会发生变化。

(1) 速率和节律：首先应该识别是否有心律失常或主要的传导异常。通常情况下，可以通过回答下面三个问题来进行。

- 有 P 波吗？
- 是否每个 P 波后都有 QRS 波群？
- 是否每个 QRS 波群之前都有一个 P 波？

如果这些问题中的任何一个的答案是否定的，则应按照本书第 10 章所述进一步寻找节律异常的相应类型。

(2) 心电图的组成部分：接下来需要分析心电图描记的每个组成部分。与阅读报纸需要从左到右浏览不一样，分析心电图需要自上而下进行阅读分析。在每个导联中，首先评估 P 波，其次是 QRS 波群，最后是 T 波。

对于每种波形，都需要从 4 个方面进行分析：电轴、振幅、持续时间和任何特征性的波形（如 Wolff-Parkinson-White 综合征特有的 δ 波）。根据多个导联分析电轴：肢体导联用于确定额面电轴，胸导联确定水平面电轴。

有时，读者会混淆"电轴"这个词。通常情况下，我们所说的"电轴"指标准导联中 QRS 波群综合向量的总和。但是，正如 QRS 波群可以用于描述电轴一样，P 波和 T 波也可以，其原理也都是一样的。

①P 波：P 波是心房去极化过程中形成的。去极化是从位于上腔静脉和右心房交界处的窦房结开始的，它通常向下并向左朝着位于心房心室交界处、右心房下部，以及冠状静脉窦附近的房室结传导行进。心房去极化的方向也稍微向前推进。由于心房去极化开始于右心房，P 波的初始部分主要由右心房去极化形成，而终端部分则主要由左心房去极化构成。

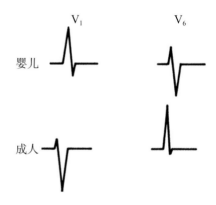

▲ 图 1-6 婴儿与成人 V₁ 和 V₆ 导联 QRS 波群的波形比较

表 1-7 儿童心电图重要参数正常值范围					
年 龄	QRS 波群（°）	V₁ 导联 R 波（mm）	V₁ 导联 S 波（mm）	V₆ 导联 R 波（mm）	V₆ 导联 S 波（mm）
0—24 小时	137（70～205）	16（6～27）	10（0～25）	4（0～8）	4（0～12）
1—7 日龄	125（75～185）	17（4～30）	10（0～20）	6（0～16）	3（0～12）
8—30 日龄	108（30～190）	13（3～24）	7（0～18）	8（0～20）	2（0～9）
1—3 月龄	75（25～125）	10（2～20）	7（0～18）	9（2～16）	2（0～6）
3—6 月龄	65（30～96）	10（2～20）	7（2～12）	10（2～16）	1（0～5）
6—12 月龄	65（10～115）	10（2～20）	8（2～15）	12（3～20）	1（0～3）
1—3 岁	55（6～108）	9（2～18）	10（2～20）	12（3～21）	1（0～3）
3—5 岁	62（20～105）	7（1～16）	13（2～25）	13（4～21）	1（0～3）
5—8 岁	65（16～112）	7（1～16）	14（2～25）	14（6～24）	1（0～3）
8—12 岁	62（15～112）	6（1～16）	14（2～25）	14（8～21）	1（0～3）
12—16 岁	65（20～116）	5（0～16）	15（2～25）	13（8～20）	1（0～3）

● P 波电轴：P 波电轴表示心房去极化向量（图 1-7）。正常情况下，额面 P 波电轴为 +60°（+15°～+75°），反映了从窦房结到房室结的心房去极化向量。

因此，最大的 P 波通常位于 II 导；I 、II 和 aVF 导联的 P 波通常是正向的，aVR 导联 P 波是负向的，而 III 、aVL 导联 P 波是正向、负向或双向的。

水平面中，P 波电轴指向左侧（似 V₅ 导联）。因此，V₁ 导联的 P 波可能是正向、负向或双向的。

当心房去极化启动的位置异常时，P 波电轴将发生变化。镜像右位心就是一个典型的例子，其解剖右心房和窦房结均位于左侧，因此心房去极化是从左到右发生，这致使 P 波电轴为 +120°，最大的 P 波出现在 III 导联。另外，心房去极化启动于房室结并向右上传导的交界性节律也是一个很好的例子。

● P 波振幅：P 波高度不应超过 3mm。由于大部分右心房在左心房之前去极化，因此，右心房扩大时，P 波的前半部分波幅会增高。

P 波超过 3mm 提示右心房扩大，表现为 P 波高、尖，通常出现在右侧胸导联或 II 、III 、aVF 肢体导联。

● P 波持续时间。P 波的持续时间应小于 100ms。当时间较长时，提示左心房扩大或心房内传导阻滞（较为罕见）。

左心房扩大时，心电图显示 P 波增宽甚至出现双峰，主要出现在 I 导联、aVL 导联和（或）V₅ 导联、V₆ 导联；由于 P 波的后半部分主要代表左心房去极化，左心房扩大时，V₁ 导联的 P 波也表现为出现宽大的负向波。此外，由于左心房面向左侧胸导联，因此代表左心房去极化的 P 波尾端尤为明显。

② P-R 间期：P-R 间期是从 P 波开始到 QRS 波群开始的时间，代表从窦房结通过心房，然后通过房室结和浦肯野纤维系统的心电传输。

I 、II 或 III 导联中测量的 P-R 间期正常值如下。

● 婴儿期 100～120ms。
● 儿童期 120～150ms。
● 成年期 140～220ms。

但是，P-R 间期除在不同年龄段不同以外，也随心率变化而变化，心率越快，时间越短。

P-R 间期延长提示房室结传导延长，如由急性发热性疾病或地高辛引起的传导延长。如果存在心房异位起搏点（如房性心律），或者心室内存在预激性质的异常传导通路（如 Wolff-Parkinson-White 综合征），P-R 间期也可能短于正常值。

③ QRS 波群：QRS 波群代表心室去极化。心室去极化从室间隔左侧靠近基底开始，自左向右穿过室间隔，随后双侧心室的游离壁去极化，左心室的后基底部和右心室的漏斗部心肌最后去极化。分析 QRS 波群时应注意以下特征。

● QRS 电轴：QRS 电轴代表心室去极化向量的总和。儿童中，由于随着年龄的增长而发生的血流动力学和解剖学变化，电轴也会发生变化。不同年龄段的额面电轴正常值如表 1-7 所示。

当 QRS 电轴大于正常值的上限，年龄较大的儿童＞+120° 时，提示心室电轴右偏，这几乎总是与右心室肥大（right ventricular hypertrophy，RVH）或右心室扩大（right ventricular enlargement，RVE）有关。

当 QRS 电轴小于正常范围的下限时，提示心室电轴左偏，这多与心肌疾病或心室传导异常有关，例如房室间隔缺损患者心电图表现，但在孤立性 LVH 中并不常见。

新生儿 QRS 电轴正常值范围为 +70°～ +215°，但随着年龄的增长，将变为 0°～+120°。这种变化，大多数发生在 3 月龄时（图 1–7）。

当 QRS 电轴位于 –90° 和 –150°（+210° 和 +270°）之间时，很难确定是右偏还是左偏，这部分患儿，应根据心脏异常的具体情况来解释电轴的位置。

水平面 QRS 波群向量计算比较困难，但还是可以被描述为向前、向后、向左或向右。水平面 QRS 电轴结合 QRS 波群波幅可以用来确定心室肥大的情况。

• QRS 波群振幅：婴儿和儿童中，能从 6 个标准导联的 QRS 波群振幅中获得的诊断信息很

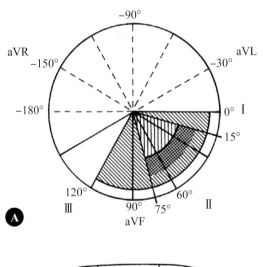

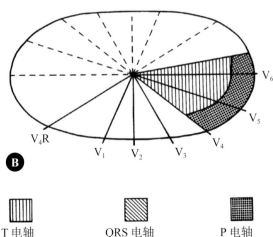

▲ 图 1–7　正常心电图电轴

额面（A）肢体导联与水平面（B）胸导联的关系。该图显示额面 P 波、QRS 波群和 T 波电轴的正常值范围和水平面 P 波电轴和 T 波电轴的正常值范围

少，除非这些导联中存在低电压。正常情况下，Ⅰ 导联、Ⅱ 导联和Ⅲ 导联 QRS 波群振幅高度均＞5mm，如果振幅较小，则提示可能存在心包积液等情况。

胸前导联中，QRS 波群振幅可以用来辅助诊断心室肥大。V_1 导联和 V_6 导联 QRS 波群振幅应均大于 8mm。否则，提示可能存在心包积液或类似情况。

心室肥大主要表现为心室去极化和 QRS 波群振幅的改变。"心室肥大"一词在一定程度上属于用词不当，因为同时用于描述解剖性心室扩大改变和心室壁增厚改变引起的心电图变化。

一般来说，肥大是对心室压力负荷的反应（如主动脉狭窄），而增大则反映心室容积的增加（如主动脉瓣反流）。

我们必须根据 QRS 波群的正常演变情况，尤其是 V_1 和 V_6 导联中 R 波和 S 波的振幅，对心室肥大的心电图进行解释（表 1–7）。

右心室肥大心电图，其主要的 QRS 波群向量指向前方和右侧，这通常导致电轴右偏，V_1 导联 R 波高于正常值，V_6 导联 S 波低于正常值。

右心室肥大可根据以下任一条做出诊断：V_1 导联 R 波大于相应年龄段正常值；V_6 导联 S 波大于相应年龄段正常值。

对于生后 7 日龄至 10 岁的患儿，V_1 导联出现 T 波支持右心室肥大的诊断。

右心室肥大 / 右心室扩大诊断标准

• V_1 导联 R 波＞相应年龄段正常值。

• V_6 导联 S 波＞相应年龄段正常值。

• V_1 导联 RSR' 波，R' 波＞R 波并且 R' 波＞5mm。

• V_1 导联出现直立 T 波（生后 1 周龄至 12 岁患儿）。

• RAD（QRS 波群额面电轴右偏）。

右心室肥大 / 右心室扩大的鉴别

右心室心肌质量增加（"肥大"）心电图通常表现为 V_1 导联的高 R 波，而右心室扩大心电图通常表现为 V_1 导联 RSR' 波和 V_6 导联以 S 波宽大为主要特征的 QRS 波群。通常，R' 波＜10mm。以上鉴别点并不是绝对的，有时会发生变化。

左心室肥大，QRS 波群向量常指向左侧，有时也可能指向后方。左心室肥大可以使用"拇指法则"进行诊断：V_6 导联 R 波＞25mm（或 6 月龄以内儿童＞20mm）和（或）V_1 导联的 S 波＞25mm（6 月龄以内儿童＞20mm）（图 1-8）。

V_6 导联上出现的 ST 段改变和 T 波倒置，即所谓的"劳损型"心电图特征，可能出现在严重左心室流出道梗阻病例的心电图中。

左心室肥大和左心室扩大的鉴别

两者的鉴别比较困难。左心室肥大可能表现为 V_1 导联深 S 波，但 V_6 导联 R 波正常，而左心室扩大表现为 V_6 导联高 R 波，合并深 Q 波和高 T 波。

双心室肥大，根据右心室肥大和左心室肥大的诊断标准可以做出判断，或者根据胸前中部导联 QRS 波群综合振幅≥70mm 且呈双向，即大的 R 波和 S 波（Katz-Wachtel 现象）。

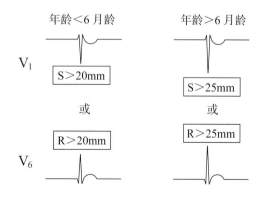

▲ 图 1-8 左心室肥大 / 左心室扩大心电图"拇指法则"诊断标准

该标准仅作为心电图解读的指南。事实上，仅依据该标准，少数正常心电图可能被解读为心室肥大，而一些心脏病和心室肥大患儿的心电图却不能被解读出来。

• QRS 波群间期。应在 V_1 导联进行测量 QRS 波群的宽度。正常范围为 60～100ms，但婴儿 QRS 波群间期较短。如 QRS 波群间期＞100ms，则提示心室去极化及传导异常的可能性较大，如右束支或左束支传导阻滞。完全性右束支传导阻滞心电图表现为：V_1 导联 RSR' 波且 R' 增宽；V_6 导联 S 波宽、深。法洛四联症手术修复常导致右束支传导阻滞。QRS 波群间期延长的另一个例子是 Wolff-Parkinson-White 综合征。

④ Q 波：应仔细分析 Q 波，因心肌梗死患者可出现异常 Q 波。通常，Q 波主要代表室间隔的去极化。如果存在左心室游离壁梗死，则 Q 波会增大。左心室游离壁去极化起始于心室去极化的最初 20ms 之后。如存在左心室梗死，则右心室去极化则失去对抗并向右进行，进而表现为左侧导联更加宽大的 Q 波。

• Q 波振幅。除 aVR 和 aVL 导联外，Q 波振幅不应超过 QRS 波群振幅的 25%。否则，初始 QRS 波群向量会增加，通常出现在心室心肌损伤或异常室间隔肥大中。

• Q 波间期。Ⅰ、Ⅱ和 V_6 导联 Q 波间期应＜30ms。否则，应怀疑心肌梗死。

⑤ ST 段：QRS 波群在形成 T 波之前返回到基线。QRS 波群和 T 波之间的 ST 段应该是等电的。但在正常儿童，尤其是青少年中，其肢体导联可能抬高 1mm，胸前中段导联可能抬高 2mm。其凹陷不超过 1mm。

超过上述限度的 ST 段改变，可能是由于心肌缺血（压低）、心包炎（抬高）或地高辛（鱼钩样压低）引起的。既往通常将 ST 段和 T 波作为一个单元看待，但事实上我们还是应该将两者区别开来，进行分别分析。ST-T 异常并不特异，因为许多情况（如电解质紊乱）下，甚或正常儿童中（如

⑥ T 波：T 波代表心室的复极。心室去极化自心内膜至心外膜依次发生，而复极反向发生。因此，T 波电轴的方向通常与 QRS 电轴一致。

• T 波电轴。额面 T 波电轴多在 +15° 和 +75° 之间；水平面多在 −15° 和 +75° 之间（图 1−7）。新生儿接近 −15°，进入儿童时期则逐渐向 +75° 偏转。因此，水平面 V₆ 导联 T 波总是正向的。V₁ 导联 T 波在生后 3 天内是正向的，随后发生反转，至 10—12 岁再次发展为正向。

当 T 波和 QRS 波群都异常，表现为心脏肥大或传导异常时，T 波异常最有可能继发于 QRS 波群变化。

然而，如果 T 波异常而 QRS 波群正常，则 T 波变化代表原发性复极异常。这些可能是由多种因素引起的，如电解质异常、代谢异常、心包变化或药物作用。

• T 波振幅。尽管通常情况下，QRS 振幅越大，T 波幅度就越大，但是 T 波振幅并没有严格的标准，T 波平均振幅约是 QRS 波群平均振幅的 20%。通常情况下，标准导联中 T 波振幅范围为 1~5mm，胸导联中为 2~8mm。

T 波振幅受血清钾浓度的影响。T 波低电压与低钾血症相关，T 波高、尖及升支降支对称（帐篷状）表现与高钾血症相关。其他形式的 T 波形态与其他电解质异常相关。

• T 波持续时间。最好通过 Q-T 间期来测量，为从 Q 波起始到 T 波结束的时间，随心率发生变化。因此，需要通过测量 R-R 间期进行校正。矫正方程式如下。

$$QT_c = \frac{QT}{\sqrt{R\text{-}R}}$$

QT_c 代表校正后的 Q-T 间期（s），QT 代表测量的 Q-T 间期，R-R 代表测量的 R-R 间期（s）。

QT_c 正常值：男性≤440ms；女性≤450ms

男性 QT_c 通常不超过 440ms，女性一般不超过

450ms。高钙血症和洋地黄会缩短 QT_c，低钙血症会延长 QT_c。药物可能会对 QT_c 产生不同的影响。

LQTS 是一种与晕厥、癫痫发作、室性心动过速和猝死相关的家族性疾病。在这种情况下，QT_c 通常超过 480ms。

⑦ U 波：在一些患者中，U 波是起源不明的较小的波，紧随 T 波之后，U 波的出现在低钾血症或体温过低患者中表现比较突出。

（二）胸部 X 线检查

每一个怀疑患有心脏病的患者都应该考虑进行胸部 X 线检查。通过对胸部 X 线检查可以获取有关心脏大小、各心腔大小、肺血管系统形态，以及心脏轮廓、血管位置和器官位置变化的信息。胸部 X 线检查通常可以获取后前位片和侧位片。

1. 心脏大小

心脏大小可以在后前位片上进行最佳评估。

心脏增大提示心脏血容量的增加。任何增加心脏容量负荷的情况（如瓣膜反流或左向右分流）都会导致心脏增大，且与容量负荷正相关。

相反的，心室肥大，即心肌厚度的增加，尽管可能改变心脏的轮廓，但并不能在胸部 X 线片上得到很好的显示。

解读新生儿的胸部 X 线片，尤其是重症监护室内使用便携式设备拍摄的 X 线片时必须注意可能被误判为心脏增大的三种情况：胸片为前后位片而不是后前位；X 线光源距离胶片距离较短（102cm，而不是标准的 183cm）；婴儿是仰卧位（所有仰卧位，心脏容量都更大）。

胸部 X 线片上心腔的解剖位置见图 1−9，该图显示几个重要的解剖学特征。心房和心室的位置不是真正的左右关系，而是前后方向关系。右心房和右心室位于各自左侧腔室的前方和右侧。房间隔和室间隔的位置不垂直于前胸壁，而是向左呈 45° 斜位，并偏离正中线倾斜 35%。

后前位胸部 X 线片显示右心房形成右心缘边

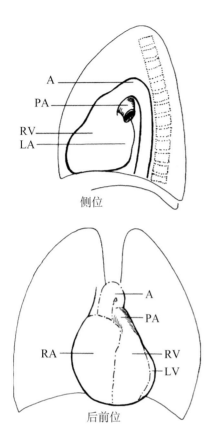

侧位

后前位

▲ 图 1-9　胸部 X 线片后前位和侧位提示的各心腔关系
A. 主动脉；LA. 左心房；LV. 左心室；PA. 肺动脉；RA. 右心房；RV. 右心室

界，该边界凸出提示右心房扩大可能，但很难通过 X 线片做出明确诊断。

左心缘边界由三个部分组成：主动脉弓、肺动脉干和左心室大部分。右心室并不参与左心缘边界构成。

后前位胸部 X 线片可以发现主动脉弓或肺动脉段的凸出，通常考虑以下三种血流动力学改变：大血管血流量增加、狭窄后扩张或瓣膜外压力升高（如肺动脉高压）。肺动脉段凹陷提示肺动脉闭锁或发育不全，以及肺血流量减少。

在侧位片上，心影前缘由右心室构成，后缘由左心房构成。侧位片更有利于左心房扩大的显示，因为左心房是唯一毗邻食管的心腔。通过食管造影检查可以显示食管。正常情况下，左心房可能会凸入食管前壁，但不会影响后壁。如果前后壁均发生位移，则提示左心房扩大。

正常情况下，右心室的下部毗邻胸骨，充满空气的肺在胸骨与右心室和肺动脉之间的间隙向下延伸。当胸骨后间隙消失时，提示右心室扩大。但是，在婴幼儿，该间隙可能被胸腺所填充。

心电图和胸部 X 线片都可用于评估心腔大小。胸部 X 线检查可以较好地显示左心房扩大，而心电图则更好地显示心室或右心房扩大。

2. 心脏轮廓
除了在后前位胸部 X 线片上获取有关心脏大小的信息外，还可以获取特征性的轮廓信息，如法洛四联症的靴形心。在右心室肥大情况下，心尖可能向上翻转，而左心室肥大或扩张的情况下，心尖则向外和向下、向膈肌移位。

3. 心脏位置
在解读胸部 X 线片时还应注意心脏、胃，尤其是主动脉弓等的位置。后前位胸部 X 线片中，婴幼儿胸腺较大，主动脉弓通常被遮挡，正常的主动脉弓位置是由气管向右移位推断出来的。右位主动脉弓在法洛四联症和永存动脉干中很常见，可以通过气管向左移位来判断。

4. 肺血管系统
肺血管系统形态是从胸部 X 线片中获得的最重要诊断信息，是超声心动图检查至今也无法取代的。肺血管的影像学表现反映了肺部血流的程度。由于许多心脏异常改变了肺血流量，因此正确解读胸部 X 线片中肺血管纹路非常有利于疾病的诊断。这也是本书讨论鉴别诊断的两个主要特征之一。

肺野内肺血管的增多、正常和减少分别提示肺血流量的增加、正常或减少。同时，也应该与心脏大小进行符合逻辑的对比。如果存在大量左向右分流，心脏大小应比正常大。

由于 X 线曝光时间长、呼吸频率快和仰卧位导致肺血重新分布等原因致使图像模糊，因此新生儿监护室床旁便携式胸部 X 线片很难获取特征性的肺野内肺血管图像。

随着胸部 X 线片阅片数量增加，逐渐具备正确判断肺血管系统形态的能力。当肺血管增多时，肺野透光度减低，肺门饱满，肺血管呈放射状向周围辐射。当肺血管减少时，肺野透光度增加，肺门减小、肺血管细小稀疏。

胸部 X 线片参数汇总

- 心脏位置（心脏、胃和主动脉弓）。
- 心脏大小。
- 心脏形状、轮廓。
- 肺动脉轮廓。
- 肺血管纹路（正常、增加或减少；对称与不对称）。

（三）脉搏血氧测定

由于氧合血红蛋白和脱氧血红蛋白对光的吸收不同，因此可以使用分光光度法来测量血红蛋白与氧结合的百分比。

脉搏血氧仪利用接触患者皮肤表面的光源和光传感器，无创地比较流动血液（在动脉流动期间）的光吸收与动脉舒张期间非流动血液和组织的光吸收（作为参考进行对比）。

以百分比表示的功能性动脉血氧饱和度（SaO_2）是自动计算的，并与脉搏频率同步显示。

脉搏血氧仪无法检测功能失调的血红蛋白（高铁血红蛋白血和羧基血红蛋白血），因此，与使用标准实验室血氧仪从血样中测量的真实饱和度相比，上述异常血红蛋白浓度较高患者的 SaO_2 呈虚高状态。

影响脉搏血氧仪结果的其他因素还包括皮肤色素沉着、皮肤灌注不良、心动过速、环境光和可能伴随慢性发绀的氧合血红蛋白吸收光谱变化。

发绀型心脏畸形（如大动脉转位）或梗阻性病变（如主动脉缩窄）新生儿可能有不同的发绀，尽管体格检查并没有明显差异，但脉搏血氧仪的读数在导管前（右侧上肢）与导管后（足）可能存在差异（第 8 章将全面详细讨论）。

（四）血液检查

在发绀型先天性心脏病的婴儿和儿童中，低氧血症可刺激骨髓产生更多的红细胞（红细胞增多症），从而提高携氧能力。因此，红细胞总数和血细胞比容均升高。红细胞质量增加的同时，血红蛋白也相应增加。对于发绀且铁储存正常的患者，血红蛋白升高，以使红细胞相关指数达到正常。

1. 缺铁

在婴儿期，缺铁是常见的。由于婴儿期主要以母乳喂养为主、对铁的需求增加，因此发绀型先天性心脏病婴儿缺铁情况显得尤为严重。在这些婴儿中，红细胞指数可以更好地反映缺铁性贫血，因为血红蛋白值与红细胞计数和血细胞比容相关度较低。事实上，发绀婴儿的血红蛋白值也可能正常，甚至随着年龄的增长而升高，但仍有缺铁。

缺铁时，即使血红蛋白正常或高于正常水平，平均红细胞体积也总是很低。缺铁的婴儿在服用铁后，症状通常会好转。缺铁与严重红细胞增多症患者脑卒中风险增加有关。

无法手术的发绀型心脏病患者应定期测量血红蛋白和血细胞比容，应注意到两者之间的差异，并通过适当的铁管理进行调整。类似的信息可以通过评估血液涂片来获得。血清铁检测通常并不必要。

例如，一个血红蛋白为 16g/dl、血细胞比容为 66% 的婴儿，其血细胞比容反映了对低氧血症反应而升高的红细胞体积，血红蛋白值主要反映可用于其形成的铁含量。这个婴儿的血红蛋白应该是 22g/dl（通常，血红蛋白的数值应该是血细胞比容的 1/3 左右）。

2. 高黏度

血管阻力随血液黏度而变化，血液黏度主要受血细胞比容的影响。黏度在 45% 和 75% 的血细胞比容之间加倍。在血细胞比容接近 65% 之前，对患者症状的影响并不明显。一般来说，患有无法手术的发绀型心脏病的青少年和年轻人会因静脉切开术而出现症状，这可能是因为它会降低携氧量和血容量的暂时减少。反复静脉切开，随着含铁红细胞丢失，缺铁也会随之恶化。

3. 贫血

贫血可能会增加充血性心力衰竭患者的心脏负荷，还可能使法洛四联症患者更易出现缺氧发作。在发绀患者中，严重贫血会导致携氧量严重下降。

（五）超声心动图

超声心动图是一种强大的非侵入性诊断技术，对开展检查和解读结果方面的技能要求非常高。该方法在病史、体格检查、心电图和胸部 X 线片检查的基础上，为评估心脏的结构和功能增加了大量信息。

婴儿和儿童的超声心动图与成人有很大不同。由于儿童的不配合，检查者需要具备特殊技巧以获取高质量的图像信息。此外，该检查不仅仅是记录心腔的大小和功能，更重要的是关注心脏解剖关系、毗邻关系和病理生理学原理。在成人中，由于胸壁透声较差，通过经胸超声心动图（transthoracic echocardiography，TTE）较难获取详细超声信息，所以在成人进行经食管超声心动图（transesophageal echocardiography，TEE）会更好一些，因为超声图像是通过位于心脏后方食管内的探头获取的。在大多数儿童患者中，仅使用TTE 即可获得良好的图像。TEE 多用于特殊情况，例如在心脏手术期间，无法从胸壁获得图像的时候。婴儿和儿童进行超声心动图检查时，如能获取完整且质量高的超声图像时，常规不用镇静药，否则可使用镇静药。

超声心动图的原理是基于大家都比较熟悉的蝙蝠的回声功能，蝙蝠可以发出超高频声波，这些声波从表面反射回来并被接收，这使蝙蝠能够判断周围环境，避免与物体发生碰撞。应用多普勒确定物体运动速度的原理则可以用来确定血流的速度和方向。

1. 二维图像

超声心动图是通过将换能器放置在胸骨旁左侧肋间隙及胸部和腹部的其他位置来记录的（图 1-10）。小型换能器包含一个将电能转换为高

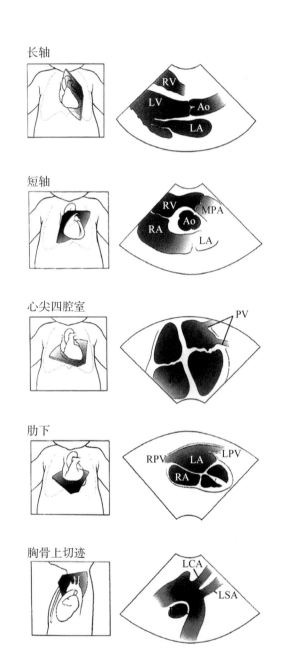

▲ 图 1-10 二维（2D）超声心动图

显示 5 个标准切面。左边的插图显示放置于患者胸部的超声探头发出超声波束的扇形平面；右边的插图显示了心脏和血管相应的 2D 图像。Ao. 主动脉；LA. 左心房；LCA. 左颈总动脉；LSA. 左锁骨下动脉；LV. 左心室；MPA. 主肺动脉；PV. 肺静脉；RA. 右心房（图片由 Philips Healthcare 提供）

频声波的压电晶体。因此，换能器发射声波通过胸壁到达心脏结构，然后再被反射回胸壁。换能器接收来自心脏结构返回的声波（回声），并将其重新转换为电能，然后记录为超声心动图。

因为声波的频率及其在身体组织中传播的速度是恒定的，所以发出声波和接收声波之间的间隔表明声波传播到心脏的距离。超高频声波仅从不同密度结构之间的界面反射，例如心室（血液）和心室间隔（肌肉）之间的界面。返回的声波量取决于界面两侧物质的性质。

反射表面必须垂直于换能器；当斜向放置时，声波通常在不同的方向上反射，并且不被换能器接收。当声波进入心脏时，在每个界面，一些声波反射回到换能器，一些继续传播到下一个界面，在那里一些声波被反射，而一些仍然继续传播。声波以这种方式，在距胸部表面的不同距离被反射。这些反射回来的声波被用于转换生成实时移动的 2D 图像。

2. M 模式

在 M（运动）模式超声心动图中（图 1-11），纵轴表示与胸部表面换能器的距离，横轴表示时间。心脏结构的运动可以在几个心动周期内被记录下来。同步心电图有助于确定心脏事件的时间。

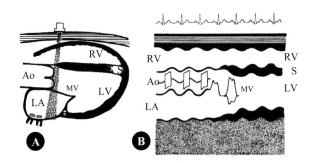

▲ 图 1-11 **M 型超声心动图与 2D（或横截面）超声心动图的比较**

通过横截面图（A）的换能器波束对应于换能器从主动脉到心室"扫描"期间 M 模式（B）中看到的相同结构。Ao. 主动脉；LA. 左心房；LV. 左心室；MV. 二尖瓣；RV. 右心室；S. 室间隔

表 1-8	按体重划分的左心室参数的超声心动图上限	
体重（kg）	左心室舒张直径（cm）	左心室舒张壁厚度（mm）
4	2.5	5
8	3.0	6
15	3.5	7
30	4.5	9
60	5.0	10

由 William S. McMahon, MD 根据已发表的数据汇总所得，其中包括文献 Henry, W.L., Ware, J., Gardin, J.M., et al. Echocardiographic measurements in normal subjects: growth-related changes that occur between infancy and early adulthood. *Circulation*, 1978, 57, 278–285.

心室大小和左心室壁厚度通常用 M 模式测量。具有代表性的正常左心数值如表 1-8 所示。

心功能可以通过 M 型超声心动图进行评估。尽管不是收缩力真正的衡量标准，但左心室缩短分数（舒张期和收缩期之间直径的百分比变化，正常≥28%）和射血分数（估计体积变化的百分比，正常≥55%）仍通常被用于描述心室的收缩功能。但这些数值可能随心脏后负荷、前负荷或心肌收缩力的变化而变化。

缩短分数（shortening fraction, SF）和射血分数（ejection fraction, EF）的计算

$$SF(\%) = \frac{LVEDD - LVESD}{LVEDD} \times 100$$

$$EF(\%) \approx \frac{LVEDD^3 - LVEDD^3}{LVESD^3} \times 100$$

或

$$EF \approx SF \times 1.7$$

正常：SF≥28%，EF≥55%。
LVEDD. 左心室舒张末期直径；LVESD. 左心室收缩末期直径。

3. 多普勒超声

多普勒超声心动图提供关于血液运动的方向和速度信息。有三种多普勒超声心动图比较常用。

(1) 脉冲波多普勒。脉冲波（pulsed wave, PW）多普勒从换能器发送和接收的一组离散超声波中导出速度信息，从而能够精确探查血管或心腔的小区域。PW 多普勒的主要局限性是在待查结构的深度和可测量的最大速度之间进行了折中——最大速度随着与目标距离的增加而减小。

(2) 连续波多普勒：连续波（continuous wave，CW）多普勒使用超声波同时、连续性地传输和接收，做出高速血流的准确估计，例如通过狭窄的主动脉瓣，但它不能像 PW 多普勒那样定位最快速度的来源。

PW 多普勒和 CW 多普勒通常用于确定以下各项。

① 压力梯度：正如河水在通过狭窄河道时会形成急流加速一样，根据简化伯努利方程，假定多普勒速度恒定，可以应用多普勒速度预测两个腔室之间的压力梯度。

$$PG = V^2 \times 4$$

其中 PG 是压力梯度（mmHg），V 是血流的速度（m/s），4 是常数。

该方法通常用于估计狭窄瓣膜（如主动脉瓣狭窄）上的压力梯度。

此外，心脏收缩期间通过房室瓣反流的血液最大速度（取决于心房压力）近似于心室中的峰值收缩压。

② 流量（心输出量）：在层流区域（大多数血液在任何给定的时间点以相同的速度流动），多普勒可以用来测量整个收缩期血流速度的变化。通过测量已知瓣口面积（cm^2）的正常半月瓣射血期的平均速度（cm/s）可用于计算血流量（cm^3/s），与心率结合可以计算得出心输出量（cm^3/s 或 L/min）。

(3) 彩色（流速图）多普勒：心脏彩色多普勒是在黑白 2D 图像基础上生成实时血流速度和方向的彩色编码显示。彩色多普勒可用于血液射流的可视化显示，如 VSD 的过隔血流，或者用于对心脏瓣膜反流程度的分级。生理性血流很容易用彩色多普勒显示：通常，与换能器顺向流动的血流用蓝色表示，换能器逆向的血流用红色表示。该颜色与血氧水平无关。

4. 特殊专业超声心动图

(1) 胎儿超声心动图：可以通过超声心动图诊断胎儿心脏异常。通常由经验丰富的儿科心脏病专家进行，可以明确主要的心脏结构或心律失常。小的 VSD 和小的瓣膜异常可能无法显示。胎儿超声心动图通常在妊娠 18～24 周进行。孕期大多数胎儿都进行了一般的产科超声检查，胎儿超声检查主要适用于特定情况，这包括筛查时发现的主要心外异常或心脏结构异常、异常核型、先天性心脏病家族史、母亲糖尿病或其他已知的危险因素。确定胎儿在宫内位置后，就可以进行心脏超声成像了，最佳切面为四腔心切面。心脏大血管的关系及大小、心脏间隔及瓣膜的情况都可以显示。还可以应用多普勒技术测量心室大小。通过胎儿超声心动图获得明确诊断，用于婴儿出生后的救治计划制订，并为父母提供必要的护理安排。通常，了解胎儿心脏异常的严重性后，可以选择能够为婴儿生后提供儿科心脏救治护理的医院进行分娩。

(2) 经食管超声心动图：经胸超声心动图（TTE）和经食管超声心动图（TEE）都是重要的诊断技术。一般来说，在婴儿和儿童中，TTE 可以评估心脏结构范围更大，图像质量与 TEE 相当。对于接受心脏手术或心导管介入的患者，通常术中同时进行 TEE 检查。TEE 通常需要镇静和（或）麻醉，但多数中心并不常规对儿童进行 TTE 检查镇静。现有的经食管心脏超声换能器尺寸限制了该技术只能在较大的婴儿和儿童身上应用。

(3) 心内超声心动图：心内超声心动图（intracardiac echocardiography，ICE）利用安装在导管上的换能器在心导管介入术（通常为电生理导管介入术）期间获取血管内及心内图像和多普勒数据。它提供了比荧光透视和血管造影术更精确的结构定位。

(4) 组织多普勒成像：组织多普勒成像在 TTE 或 TEE 期间进行，使用多普勒原理测量心室壁的运动速度，而不像标准多普勒那样测量的是血液的运动。该检查可以提供关于心室功能和局部室壁异常运动的信息。

(5) 变形成像（心肌应变、斑点追踪）：这项技术可以持续分析心室心内膜的多个小部分的逐搏运动，以评估心室的功能。

(6) 三维超声心动图：三维超声心动图（3D echo）使用顺序 2D 图像的"堆砌"生成心脏的实时伪全息显示。该技术提供了诸如房室瓣膜和心室流出道等复杂心脏结构的高阶图像。

（六）MRI 和 MRA

除了不使用电离辐射，磁共振成像（magnetic resonance imaging, MRI）和磁共振血管造影（magnetic resonance angiography, MRA）可以生成与 CT 类似的高质量静态图像。检查过程中，患者被强大的磁场所围绕，胸部被射频脉冲照射，射频脉冲使正常情况下随机排列的顺磁性元素原子核发生共振排列。由于水和脂肪中的氢是身体中最常见的原子，大多数 MRI 图像都是使用这些氢原子核发射的射频生成的，并被线圈中的感应电流所接收。

MRI 的一个基本假设是受试者是静止的，但心脏成像过程中由于心脏运动带来的问题可以通过采集心电图和呼吸信号的门控技术进行部分克服。

尽管可以采集多幅图像并将其组合成一个系列以产生动态图像，但每幅图像的获取都需要相当长的时间，因此很难像超声心动图那样获得"实时"图像（表 1-9）。由于患者必须躺着不动才能获取多幅图像，因此婴儿和幼儿检查时都需要镇静。尽管 MRI 是非侵入性的，没有辐射，但镇静会增加这项检查的相对风险。

MRI 可以提供一些关于压力梯度的数据，但采集的速度和方便性无法与多普勒超声心动图相比。MRI 确实为无法进行超声心动图检查的青少年和成人提供了极好的图像。有磁性植入物的患者，如人工起搏器和某些假体装置，均无法承受 MRI 检查的强磁场。MRI 检查时，常常静脉注射非离子对比剂，尤其是 MRA 检查时。

（七）CT

CT 用于心血管成像具有许多与 MRI 和 MRA 相同的优点和缺点。计算机断层扫描血管造影（computed tomographic angiography，CTA）利用更高分辨率和更快的 CT 仪器，以及静脉注射碘化对比剂，以获得高质量的图像。然而，儿童过快的心率限制了影像的分辨率，获取的血流动力学数据也有限。心电门控 CTA 虽然可以获取跳动心脏的高分辨率图像，但会明显增加辐射剂量。表 1-9 比较了各种影像学技术在先天性心脏病患者评估中的异同。

（八）心导管介入

心导管介入需要训练有素的专家团队，其中包括儿科心脏病专家、放射科医生、实验室技术人员和护士。作为一种诊断性操作，该技术提供了其他技术无法发现的关于心脏的详细信息。超声心动图等其他技术减少了其作为诊断性技术的使用，但其在治疗（干预）中的应用有所增加。

1. 诊断性心导管介入

随着超声心动图和其他非侵入性技术的普及，诊断性心导管介入的适应证已成为以获取特定信息为目标的检查，这包括：解剖信息（如完全型大动脉转位中的冠状动脉解剖）、功能信息（如患有室间隔缺损大龄儿童的肺血管阻力）或组织学信息（如心脏移植患者的心肌活检）。

2. 治疗性心导管介入

治疗性心导管介入始于 20 世纪 60 年代的 Rashkind 心房间隔造口术，即通过卵圆孔未闭使用乳胶球囊强行扩张，形成一个大的房间隔缺损，以缓解完全型大动脉转位合并左心室发育不良的病情。

目前，香肠形导管球囊进行径向扩张通常用于缓解狭窄的半月瓣和非瓣膜通路（如复发性缩窄、狭窄的肺动脉）的阻塞。

基于导管堵闭动脉导管未闭和房间隔缺损的方法被广泛使用，并且也有用于堵闭室间隔缺损的器材（封堵器）。

3. 电生理心导管介入

进行电生理心导管介入检查以确定心律失常

表 1–9　先天性心脏病患者常用的影像学评估方法

类　别	CXR	Ba-Eso	CT	CTA	MRI/MRA	TTE	TEE	Cath
实时性	N	Y/N	N	N	N	Y	Y	Y
血流动力学	–	–	–	+	+++	++	++++	
可利用性	++++	+++	+++	++	+	++	+	+
解读	+	++	+++	++++	++++	++++	++++	++++
费用	+	++	+++	++++	++++	++	+++	++++
放射性辐射	+	++	+++	++++	–	–	–	++++
麻醉和（或）镇静	N	N	Y/N	Y/N	Y/N	N/Y	Y	Y
静脉用对比剂	N	N	N/Y	Y	Y	N	N	Y
心率影响	–	–	++	+++	++	–	–	–
呼吸或活动影响	+	–	+	+	++	–	–	–
最有价值的数据信息	肺血流的量、水平和对称性	血管环/肺动脉吊带	主动脉夹层、胸腔积液的快速评估	详细图像，采集时间短	详细图像；最适合静态结构	实时、心腔大小、厚度、血流动力学、解剖关系和位置	高质量图像，当经胸超声心动图欠佳、外科术中或经导管介入术中	介入治疗，肺动脉高压诊断和反应试验
缺点	没有直接的血流动力学数据	未对异常进行直接成像	分辨率相对较低	心率、呼吸伪影	心率、呼吸伪影	随着患者体型的增加，声学窗口变得更加有限	经胸超声心动图成像的某些结构经食管超声心动图不能获取	辐射和对比剂；需要血管穿刺点

CXR. 胸部 X 线片；Ba-Eso. 食管钡餐造影（本表指荧光镜检查；一些患者在行直立 CXR 时，可以同时吞钡检查）；CT. 计算机断层扫描；CTA. 计算机断层扫描血管造影，需要比标准 CT 具有更高分辨率的设备；MRI/MRA. 磁共振成像/磁共振血管造影；TTE. 经胸超声心动图；TEE. 经食管超声心动图；Cath. 心导管介入

的机制和特征。

射频消融或冷冻消融可用于消除心电旁路或异位起搏点，从而治愈某些心律失常。

4. 手术步骤

在儿童中进行心导介入需要确保有一个安静、可控和安全的环境，并将不适、疼痛和焦虑等降至最低，以实现最佳的数据收集或治疗。

5. 麻醉

有两种基本方法。

(1) 全身麻醉：通常对新生儿、婴儿和幼儿进行气管插管全身麻醉，以精确控制气道和通气。这避免了过深镇静可能导致的通气不足而使肺血管阻力升高。

(2) 镇静：在许多中心，所有年龄段的患者都能成功地单独使用镇静药。这通常涉及多种药物的联合应用，包括麻醉药、苯二氮䓬类药物、吩噻嗪类药物和氯胺酮。

6. 血管通路

左右心系统都可以通过经皮穿刺（Seldinger 技术）或手术暴露（"切开"）主要的外周静脉和

动脉进行心导管介入。右心系统心导管介入可以通过腹股沟区或上半身的静脉(如颈内静脉)进入。左心系统可以通过两种途径:通过体静脉过卵圆孔或房间隔缺损(或通过切割球囊导管穿刺开通小的缺陷)进入左心房;通过肱动脉或股动脉逆行过主动脉瓣进入左心室。动脉穿刺和心房间隔穿刺比静脉穿刺更危险。

7. 手术技术

一旦导管进入血管,就可以被推进到心脏中,并在荧光透视的帮助下被引导至各个心腔和主要血管中。在任何部位都可以测量压力,获得血液样本,并注射对比剂。

(1) 压力数据:将导管连接到压力传感器,并将获得的值与正常值进行比较(表 1-10),以评估狭窄病变或肺动脉高压。

表 1-10　心导管介入正常值		
部　位	血氧饱和度(%)	压力(mmHg)
RA	70 ± 5	平均 3~7
RV	70 ± 5	25/EDP 0~5
PA	70 ± 5	25/10,平均 15
LA,PCW	97 ± 3	平均 5~10
LV	97 ± 3	100/EDP 0~10
主动脉	97 ± 3	100/70,平均 85

EDP. 舒张期末压;LA. 左心房;LV. 左心室;PA. 肺动脉;PCW. 肺毛细血管楔压;RA. 右心房;RV. 右心室

(2) 血氧饱和度数据:分析每个心脏部位血液样本的氧含量或血红蛋白饱和度,以确定是否存在分流。通常情况下,右心系统心导管每个部位内血样的氧饱和度是相似的,但与前一个部位相比,任何心腔内氧饱和度的增加都可能意味着该水平的左向右分流。氧含量会出现正常变化,因此轻微增加可能不表示分流。每个位置采集多个样本用于解决这一点。

正常情况下,左心房、左心室和主动脉中的

血氧饱和度应至少为 94%;如果小于 94%,则存在从右到左分流。

(3) 衍生值:压力和血氧测定数据可用于计算心脏功能的各种指标。

流量(心输出量)。可以使用 Fick 原理进行计算。

$$心输出量(L/min) = \frac{耗氧量(ml\ O_2/min)}{动静脉氧差(ml/dl) \times 10}$$

患者的耗氧率可以通过定时收集分析患者呼出的气体来确定。

动静脉氧差是通过分析从循环的动脉侧(主动脉或外周动脉)和静脉侧(通常是肺动脉)抽取的血液样本来获得的。氧含量(ml O_2/dl 全血)用于此计算 [动脉血氧饱和度(%)- 静脉血氧饱和度(%)× 氧含量容量(ml O_2/dl 全血)],因为不能单独使用血红蛋白饱和度百分比。

由 Fick 原理确定的心输出量被广泛用于分析心导管介入相关指标,并已成为与其他确定心输出量的方法(如热稀释)进行比较的标准。

许多心脏畸形要么从左向右分流,要么有右向左分流。因此,流经肺部的血液可能与流经身体的血液不同。由于体内的氧气消耗量等于肺部吸收的氧气,因此 Fick 原理仍可用于此类患者。

$$Q_S = \frac{VO_2}{SA\text{-}MV}$$

其中 Q_S 是全身血流量(L/min),VO_2 是耗氧量(ml/min),SA-MV 是全身动脉 – 混合静脉氧差(ml/L,血液)。

$$Q_P = \frac{VO_2}{PV\text{-}PA}$$

公式中,Q_P 为肺血流量(L/min),VO_2 为耗氧量(ml/min),PV-PA 为肺静脉 – 肺动脉氧差(ml/L,血液)。

肺 / 全身血流量比(Q_P/Q_S)。在不假设或测量氧气消耗的情况下,Q_P 可以表示为 Q_S。

$$\frac{Q_P}{Q_S} = \frac{SA-MV}{PV-PA}$$

公式中 SA、MV、PV 和 PA 表示氧饱和度（％）。

除氧饱和度（％）外，氧含量计算所需的所有其他变量（如血红蛋白浓度）都会从方程中抵消。

血管阻力。体循环和肺循环血管阻力可以根据欧姆定律的水力当量计算。

$$R = \frac{P}{Q}$$

其中 R 是阻力，P 是血管床上的平均压降，Q 是心输出量。因此，公式中，R_S 为全身血管阻力 $[mmHg/(L \cdot min)]$，$\overline{SA}$ 为平均全身动脉（主动脉）压（mmHg），$\overline{RA}$ 为平均全身静脉（右心房）压（mmHg），Q_S 为全身血流量（L/min）。

$$R_S = \frac{\overline{SA-RA}}{Q_S}$$

$$R_P = \frac{\overline{PA-LA}}{Q_P}$$

其中 R_P 是肺血管阻力 $[mmHg/(L \cdot min)]$，$\overline{PA}$ 是平均肺动脉压（mmHg），$\overline{LA}$ 是平均肺静脉（左心房或肺毛细血管楔压）（mmHg），Q_P 是肺血流量（L/min）。

阻力比（R_P/R_S）类似地可以通过肺血管床和体循环血管床的平均压差除以 Q_P/Q_S 的比率来计算。

$$\frac{R_P}{R_S} = \frac{(\overline{PA-LA})/(\overline{SA-RA})}{Q_P/Q_S}$$

心输出量和阻力的标准化。阻力标准化为体表面积，可以用心脏指数（cardiac index，CI）表示为 $L/(min \cdot m^2)$ 来代替前面方程中的心输出量，或者用原始阻力乘以患者的体表面积，得到以 $mmHg \cdot min/(L \cdot m^2)$ 或 Wood 单位·m^2 为单位的阻力（Paul Wood 在 20 世纪 50 年代首次描述）。阻力也表示为 $dyne \cdot cm/S^5$，可由 Wood 单位

乘以 80 换算。正常索引值如表 1-11 所示。

表 1-11 心导管介入测算正常值	
心指数（CI）[a]	$(3 \sim 5) L/(min \cdot m^2)$
肺血管阻力（R_P）[a]	2Wood 单位·m^2
体循环血管阻力（R_P）[a]	$10 \sim 20$Wood 单位·m^2
阻力比（R_P/R_S）	$0.05 \sim 0.10$

a. 按体表面积索引计算的值

（4）心血管造影：不透射线的对比剂可以通过导管注射到心腔内，并通过数字或胶片（电影血管造影术）获得系列 X 线图像。通常同时获得两个投影（双平面）。成像系统可以围绕患者旋转，从而可以获得成角度的投影，以更好地可视化各种结构（轴向血管造影术）。

心脏解剖结构和血流可以用高分辨率影像来明确。通过将对比剂注射到肺动脉中，然后在对比剂穿过左心系统成像（左旋相），可以获取令人满意的细节。

8. 心导管介入的并发症

与任何手术一样，心导管介入也会引起并发症，行心导管介入术的前提必须明确益处要明显大于风险。

（1）死亡：1 岁以上儿童的死亡极为罕见（<0.1%）。婴儿的风险更高，尤其是新生儿，他们通常因病情危重而需要心导管介入，以便进行抢救性心导管介入干预或手术。

（2）血管并发症：导管介入的血管很少发生损伤。股静脉或整个下腔静脉可能出现暂时或永久性闭塞，这可能会导致下肢短暂的静脉淤血和水肿。很少有危险，主要的影响是如果患者需要额外的心导管介入时无法重新进入这些血管。

股动脉损伤更为严重，因为肢体的生存能力处于危险之中。血栓溶解剂和肝素已用于心导管介入术后无脉搏肢体患者的急性治疗。

用于导管介入的相邻血管之间的动静脉瘘随着时间的推移可能需要手术治疗，但这很少见。

(3) 心律失常：在大多数心脏导管置入过程中，会出现某种类型的心律失常，最常见的是室性期前收缩。这很少影响患者，因为它们往往是短暂的。偶尔会出现持续数小时的房室传导阻滞。

(4) 辐射：由于图像增强器技术的改进，尽管进行介入手术患者的手术时间延长了，但是大多数患者接受的电离辐射剂量多年来还是一直在下降，辐射引起的短期和长期并发症都很少。

（九）运动试验

运动试验在某些情况下是有帮助的，但需要孩子的配合。因此，很小的孩子不适合进行运动试验。作者通常将运动试验限制在 6 岁以上的儿童。多巴酚丁胺激发已被用作一种替代方案，通过超声心动图评估心肌性能，并通过核素扫描评估心肌灌注。

1. 适应证

(1) 术前评估：梗阻性病变（如主动脉狭窄）的术前评估可能有利于压差处于临界水平的患者，因为这有助于决定干预的时间。许多患者有明确的干预指征（手术或心导管介入），因此不需要进行运动试验。运动试验可以用来评估运动中出现的症状，如胸痛、心悸或晕厥。

(2) 术后评估：术后心肺功能评估［使用最大耗氧量和（或）运动耐力时间］适用于有症状的患者和轻度收缩功能障碍的患者。它还可以帮助青少年和成人先天性心脏病患者制订体育或职业建议。

2. 特定条件的评估

心肌缺血综合征。在最大运动量试验期间，通过心电图与核素灌注扫描相结合，可以非常敏感地评估疑似冠状动脉供血不足（如川崎病伴动脉瘤或狭窄，以及冠状动脉起源异常外科矫治术后的异常）。运动试验期间超声心动图左心室切面可用于识别运动障碍区域。单独的运动心电图在成人中的假阴性率为 15%。

3. 心律不齐

(1) Wolff–Parkinson–White 综合征：如果 δ 波以＞180 次 / 分的窦性心率持续存在，患者可能更

容易发生危及生命的室性快速性心律失常。

(2) 室性期前收缩：如果是良性的，这些通常在运动中随着窦性心律的增快而消失。

(3) 房室传导阻滞：患者的自主心律可以在运动过程中进行评估。

(4) 疑似 LQTS：这种情况下的患者不会随着心率的增加而出现通常的 Q-T 间期缩短。

(5) 快速性心律失常：有记录的运动试验过程中的快速性心律失常（室上性或室性心动过速）患者或运动中有风险的患者（如法洛四联症术后）可能需要接受药物治疗；运动试验可以用来评估治疗的效果。

有心悸史的患者通常只进行正常的运动测试，最好使用门诊心电图监测来记录症状期间的节律。

(6) 晕厥：通常，有运动晕厥史的患者才需要接收运动试验。

(7) 高血压：主动脉缩窄术后的患者和一些其他形式的系统性高血压患者在休息时可能表现为血压正常（或临界值），但可能对运动表现出过度的收缩压反应。

4. 步骤

专用设备用于将运动量进行分级和连续记录多导联心电图。

心率线性上升至与年龄相关的最大值（正常儿童和青少年为 200～210 次 / 分）。

收缩压上升至 180～215mmHg 的正常最大值，而舒张压保持不变或略有下降。

如果有指征，监测脉搏血氧和耗氧量。

运动负荷超声心动图可以确定心脏功能或梯度变化，但在技术上可能具有挑战性。

如果怀疑有运动引起的支气管痉挛，运动前后的肺活量测量是有用的。

自行车测力计可以更精确地设置运动量，但通常仅限于体型较大的患者，更常用的是跑步机。Bruce 方案包括每 3 分钟分阶段增加跑步机的速度和倾斜度；由于体型较小的儿童无法以 Bruce 方案的最高速度（9.6km/h）跑步，大多数儿科实验

室使用改良的 Bruce 方案，该方案将速度限制在 5.4km/h。

5. 代谢运动试验

大多数心脏检查都是在患者处于休息状态时进行的，而运动试验则可以对患者的心脏状态进行定量、全面和敏感的评估。通常心血管系统的问题会限制运动，就像骨骼肌依赖持续的氧气输送才能维持功能一样。因此，除非出现严重的肺部或骨骼肌疾病，否则心血管系统最终将无法继续工作以满足人体需要或必须停止运动。传统的运动试验根据跑步机的速度和倾斜度来估计耗氧量，而利用面罩和计算机分析的代谢试验则直接测量参数。代谢运动试验在风险分层及测量和量化任何心脏限制程度方面对先天性心脏病患者特别有帮助。下表列出了测试期间获得的常见代谢参数以及从中收集的具体细节（表 1-12），并对运动期间的常见症状，呼吸困难，进行了鉴别（表 1-13）。

6. 风险

在某些情况下，需要即刻治疗的晕厥、心律失常的死亡风险更高，包括肥厚型心肌病、肺血管阻塞性疾病、严重的主动脉狭窄、难治性高血压和严重的扩张型心肌病。运动试验的潜在益处可能不足以保证这些患者的风险。

表 1-12 常见代谢运动试验参数		
参 数	单 位	描 述
VO_2	ml O_2/（kg·min）	峰值耗氧量（最大 VO_2）反映了吸入、运输和利用氧气的最大能力。这是衡量最大心肺功能的指标。正常值已公布，并受年龄和性别的影响
VE/VCO$_2$ 斜率	无	换气效率：任何一分钟的换气都能很好地消除二氧化碳。在导致 V/Q 失配或发绀型心脏病的情况下出现斜率升高（>30）。升高程度反映心肺疾病的严重程度
RER	无	呼吸交换率：CO_2 消除与 O_2 消耗的比率。试验期间的努力指标，比率>1.1 表示患者最大 / 足够的努力
每搏耗氧量	毫升氧气 / 心搏	任何给定 HR 的 VO_2。休克容量的替代指标。每搏耗氧量的最低高限可以表明心脏对运动的限制
PETCO$_2$	mmHg	呼气末气体二氧化碳下降，<35mmHg 的低值，反映这更多是由肺泡灌注不足造成的。这是 V/Q 失配的一个指标，提示可能为肺部疾病或心力衰竭
BR	%	呼吸储备：运动高峰时未使用的最大分钟通气量的百分比。肺部疾病特异性参数，BR<30% 表示肺部运动受限
VT	峰值 VO_2 的 %	通气阈：随着运动量的增加，对比 VO_2 和 VCO_2 最常用于发现转折点，它表示达到峰值 VO_2 的时间在总时间中的百分占比。表示运动期间无氧代谢开始占主导地位以继续运动的时间。反映乳酸盐的产生和对 CO_2 的缓冲（VCO_2 的过度增加）。运动早期出现（<VO_2 峰值时间的 40%~50%）时，提示功能失调或心力衰竭可能
HRR	bpm	心率储备：试验期间的最大心率和运动开始前的静息心率之间的差异。对最大运动的心率反应迟钝与心脏对运动的限制有关，但也反映了变时限制药物的存在

BR. 呼吸储备；CO_2. 二氧化碳；HR. 心率；HRR. 心率储备；O_2. 氧气；PETCO$_2$. 呼吸末二氧化碳分压；RER. 呼吸效率比；VE/VCO$_2$ 斜率，二氧化碳通气当量斜率，分钟通气量与二氧化碳消除的关系；VO_2. 耗氧量；VT. 通气阈

参　数	功能失调	心力衰竭或其他心脏限制	肺疾病
表 1-13 基于代谢运动试验模式的呼吸困难的主要原因			
VO_2 峰值	下降	下降	下降
VT	低（<VO_2 峰值时间的 40%～50%）	低	正常
每搏耗氧量	正常	降低	正常
VE/VCO_2 斜率	正常	高（>30）	高
BR	正常	正常	下降
$PETCO_2$	正常	低（<35mmHg）	低
HRR	正常	异常	正常

BR. 呼吸储备；HRR. 心率储备；$PETCO_2$ 呼吸末二氧化碳分压；VE/VCO_2 斜率，二氧化碳通气当量斜率，分钟通气量与二氧化碳消除的关系；VO_2 耗氧量；VT. 通气阈

补充阅读

[1] Driscoll, D.J. (2006). *Fundamentals of Pediatric Cardiology*. Philadelphia: Lippincott Williams & Wilkins.

[2] Eidem, B.W., Johnson, J.N., Cetta, F., and Lopez, L. (ed.) (2020). *Echocardiography in Pediatric and Adult Congenital Heart Disease*, 3e. Philadelphia, PA: Wolters Kluwer.

[3] Moller, J.H. and Hoffman, J.I.E. (ed.) (2012). *Pediatric Cardiovascular Medicine*, 2e. Oxford: Wiley www.mollerandhoffmantext.com (accessed 23 March 2022).

[4] Mullins, C. (2006). *Cardiac Catheterization in Congenital Heart Disease: Pediatric and Adult*. Oxford: Wiley.

[5] Park, M.K. and Salamat, M. (2021). *Park's Pediatric Cardiology for Practitioners*, 8e. Philadelphia, PA: Elsevier.

第 2 章 儿童先天性心脏病相关遗传及环境因素
Environmental and genetic conditions associated with heart disease in children

邢泉生　张　蔼　译

本章介绍与先天性心脏病有关的常见因素，对这些因素的认识正迅速变化，尤其疾病相关基因突变的不断被认识。

一、与母体相关

（一）母体患糖尿病

母体患糖尿病可导致巨大儿或大于胎龄儿，婴儿通常有低血糖和呼吸窘迫。糖尿病母亲婴儿（infant of diabetic mother，IDM）的典型心脏问题是室间隔不对称肥厚，少数还有室间隔缺损（ventricular septal defect，VSD），特别是小的肌部VSD。这种情况可通过超声心动图诊断，并可导致左心室流出道梗阻。这种VSD往往能自行修复，但可能需要几个月的时间。

（二）母体饮酒

胎儿酒精综合征可由母体妊娠早期少量饮酒引起，其临床表现范围很广，典型特征包括罕见的三角脸、薄上唇、人中缺失和小睑裂，常伴有小眼症、指甲发育不良及各种神经发育异常。15%～40% 的受累患儿合并心脏异常，常见为房间隔缺损（atrial septal defect，ASD）、VSD或法洛四联症（tetralogy of Fallot，TOF）。

（三）母体感染人类免疫缺陷病毒感染

母体感染人类免疫缺陷病毒会增加子代先天性畸形的发生率，并且妊娠期间的抗逆转录病毒治疗也无法降低风险，其后代心脏畸形的发生率约为3%。

（四）母亲患炎症性（胶原血管）疾病

在没有结构性心脏畸形的情况下，先天性完全房室传导阻滞（congenital complete atrioventricular block，CCAVB）常与母亲结缔组织疾病相关，典型疾病如系统性红斑狼疮（systemic lupus erythematosus，SLE）。既往无SLE或相关结缔组织病病史但合并各种类型自身抗体阳性的孕妇也可能检出后代CCAVB。这类无明显临床症状的抗核抗体（antinuclear antibody，ANA）阴性的母亲可能检测到干燥综合征抗体，其抗体通常是抗Ro抗体（抗SSA抗体）。这些母体自身抗体免疫球蛋白G（immunoglobulin G，IgG）可通过胎盘与胎儿心脏组织结合，损伤发育中的传导系统，极少数可引起心肌损伤。SLE母亲生育完全性心脏传导阻滞婴儿的风险约为1/60，而抗SSA抗体阳性母体生育患儿风险为1/20。

（五）母体患苯丙酮尿症

母体苯丙酮尿症如孕期饮食控制不当可能导致新生儿神经功能异常，心脏畸形发生率20%，常见异常包括TOF、ASD及VSD。

（六）母体感染风疹病毒

妊娠前3个月母亲风疹感染往往导致新生儿低出生体重并伴有多种异常，包括小头畸形、白内障和耳聋，婴儿期可出现肝脾大和瘀点。心脏病变也较为多见，以动脉导管未闭（patent ductus arteriosus，PDA）最常见，其次为外周肺动脉狭窄、VSD 和肺动脉瓣异常。孕前风疹疫苗免疫可预防这些问题。

二、药物和其他暴露

（一）维 A 酸

维 A 酸、其他类维 A 酸，以及超大剂量的外源性维生素 A 与各种胎儿异常有关，包括圆锥动脉干畸形和主动脉弓异常。

（二）锂剂

锂剂是一种常见的抑郁症治疗方法，在妊娠早期使用锂剂与三尖瓣 Ebstein 畸形有关，但近年来研究提示两者无相关性或相关性轻微。

（三）其他药物及环境暴露

各种其他治疗性和非治疗性药物，以及各种环境暴露，都可能增加心脏畸形风险，但这些因素关联的强度和一致性往往较弱，临床证据的数量和质量往往有限。

除了以上几种心脏致畸药物，大多数心脏病目前还没有充分证据提示与特定的药物相关。

我们有理由让患儿父母了解他们孩子的心脏问题并不是由于他们在怀孕期间的疏忽造成的。

在接下来的章节中将简要描述各种综合征的诊断特征，并包括对相关的心脏异常性质的描述。

三、染色体非整倍体综合征

（一）21- 三体综合征

该综合征涉及患者全部或部分（嵌合体）体细胞 21 号染色体完全或部分重复。

1. 临床特征

特征包括斜眼、内眦赘皮、鼻梁扁平，舌厚并常伸出口外，头部前后径短。常见体征是手掌短而宽，五指短而内弯，通贯掌，全身张力减退，关节过伸，身材矮小。

2. 心脏异常

40%～50% 的患者合并心脏异常，约 1/3 为 VSD，1/3 为房室间隔缺损（通常为完全型），其余包括 PDA、ASD 和 TOF。除此 5 种心脏病变外其他类型少见，尤其是主动脉狭窄和缩窄。

21- 三体综合征患儿的肺血管病变往往发展更快。部分 21- 三体综合征患儿出生后不出现正常的肺血管阻力下降，其心脏畸形往往在发生不可逆的肺血管疾病后才被临床发现。因此即使产前未提示心脏畸形，超声心动图仍适用于所有出生几周内的唐氏儿。

（二）Turner 综合征（45, X）

该综合征涉及患者全部或部分（嵌合体）体细胞，致一条 X 染色体完全或部分缺失。

1. 临床特征

患儿女性外貌，但往往性腺发育异常，典型表现为童年和成年期矮小（很少超过 152cm），身材矮胖，颈蹼，胸部宽阔，乳头间距大，肘外翻，发际线较低，手足水肿（新生儿典型特征）。常常合并肾发育异常，但可能与 60% Turner 综合征女性发生的系统性高血压没有明确相关性。消化道出血少见，但可能非常严重。

每 2500 名活产女婴中就有 1 例 Turner 综合征患儿，据估计 99% 的 45, X 胎儿在宫内即死亡。

2. 心脏异常

35%～55% 的患者合并心脏异常，几乎全是梗阻性左心病变。20% 的 Turner 综合征患者发生主动脉缩窄，是 90% 该病患者内外科干预的原因。二尖瓣主动脉瓣狭窄见于超过 35% 的患者，狭窄程度从轻微到严重不等，且可不合并缩窄。肺静脉异常连接、左心发育不全综合征、二尖瓣异常和主动脉瘤较少见。

Turner 综合征常与 Noonan 综合征及相关综合征鉴别，其心脏表现可作为鉴别诊断依据（见后文）。

（三）18- 三体综合征

1. 临床特征

患者多一条 18 号染色体，表现为婴儿低出生体重、多发性畸形、严重的智力和发育障碍。尽管女性的寿命比男性长，但往往在出生后几周或几个月内死亡。这种疾病典型特征为中指屈曲与第二和第五指重叠（屈指）。其他特征包括小颌、低耳位、摇椅足、脐疝和腹股沟疝，以及全身高张，多器官系统的严重异常与高早期死亡率有关。

2. 心脏异常

心脏异常几乎存在于所有非嵌合型患者，VSD 最常见，可为孤立病变或右心室大血管起源异常，PDA 和二尖瓣发育异常通常为继发病变。超声心动图常显示心脏瓣膜明显增厚，通常无狭窄或反流，但这种表现实际上是病理性的，被称为多瓣膜发育不良。肺血管疾病见于存活数周以上的婴儿。

（四）13- 三体综合征

1. 临床特征

患者多出一条 13 号染色体，表现为婴儿低出生体重，智力和发育严重受损，常见面中部异常或缺损，及唇裂和（或）腭裂。其他典型异常还包括小头畸形、明显的毛细血管瘤、泌尿生殖系统缺损、多指畸形、耳位低、颅骨形状异常和摇椅足。

2. 心脏异常

80% 的 13- 三体综合征新生儿合并心脏异常，VSD 最常见。也常发生 ASD、PDA 和心脏位置异常，多与 VSD 并存。

尽管 13- 三体综合征和 18- 三体综合征的婴儿多发畸形高，导致病情复杂及高死亡率，越来越多的医生主张为患有 13- 三体综合征和 18- 三体综合征的婴儿提供心脏外科手术。

四、特殊细胞遗传学技术检出的染色体异常综合征

（一）DiGeorge 综合征和腭心面综合征（22q11.2 微缺失综合征）

1. 临床特征

DiGeorge 综合征首先由 DiGeorge、Cooper 等在 20 世纪 60 年代定义，其典型症状包括不同程度的胸腺发育不全或缺如、甲状旁腺功能减退引起的低钙血症和先天性心脏畸形。

正常胚胎发生可能依赖于一个或多个基因编码胚胎活性物质参与细胞迁移或分化。该综合征发病机制涉及胚胎神经嵴细胞向第三和第四腮裂区移行障碍，该区域后期形成心脏、甲状旁腺、胸腺和其他结构。

早在 1980 年就在一些家庭中发现了 22 号染色体大片段异常与该综合征的联系。随着 20 世纪 90 年代初荧光原位杂交（fluorescence in situ hybridization，FISH）探针的应用进一步确认了该综合征与 22 号染色体 q11 区域微缺失相关，目前 FISH 技术被广泛使用并可检出绝大多数受累患者。该疾病患者中大多数为新发缺失，但约 10% 的患儿父母一方（通常是母亲）被检出存在 22q11 缺失，这些父母大多无临床表现或表现轻。携带该缺失的父母其后代中 50% 存在 22q11 染色体缺失，符合常染色体显性遗传。微阵列分析技术也可用于检测该微缺失。

该综合征体征包括球根状鼻、睑裂前倾、耳位小或低、腭裂（多为微小的或黏膜下的）、身材矮小。据估计，该缺失的发生率至少为 4000 例活产婴儿中有 1 例或每 32 例先天性心脏畸形婴儿中有 1 例。

免疫和内分泌异常常发生于婴儿期，大多数随着年龄的增长得到改善。DiGeorge 综合征患者输血建议使用辐照过的血液制品来预防移植物抗宿主病的发生。

2. 心脏异常

该综合征的心脏异常主要为圆锥动脉干畸形，包括永存动脉干、主动脉弓离断（尤其是 B 型）或法洛四联症合并肺动脉闭锁。较少见的病变包

括孤立的右位主动脉弓、左位主动脉弓伴迷走右锁骨下动脉或 VSD。

（二）Williams 综合征（Williams-Beuren 综合征）

1. 临床特征

几乎所有 Williams 综合征患者具有特征性面容、新生儿高钙血症和发育迟缓，其患病机制为 7 号染色体长臂微缺失，FISH 和微阵列可以检测到该缺失，但经典的染色体核型分析无法检出。该疾病涉及调控弹性蛋白相关基因的缺失。

1964 年由 Eisenberg 首次描述一些孤立性瓣上型主动脉狭窄（supravalvar aortic stenosis，SVAS）患者家庭，其临床表型正常，染色体和 FISH 探针检测也正常，但其心脏异常却以常染色体显性模式遗传。已知 Williams 综合征患者的弹性蛋白和其他邻近基因缺失可能是导致其典型外观及高钙血症的原因，推测这类孤立性 SVAS 患者存在部分弹性蛋白基因缺失或基因突变。这类非综合征性 SVAS 患者也被称为具有 Eisenberg 型 SVAS，目前还没有可行的临床检测技术。

Williams 综合征发生在 1/10 000 的活产婴儿中，该综合征体征包括典型面容，也称精灵脸，鼻子小而上翘、鼻梁低、人中长、丘比特弓形宽嘴、脸颊丰满、前额突出和铜质的声音。其虹膜上可见星形或花边图案，并随年龄增长愈发明显。

2. 心脏异常

Williams 综合征特征性心脏异常为 SVAS，也可出现外周肺动脉狭窄或全身动脉狭窄，可孤立或合并存在。冠状动脉口也可受累，也可出现二尖瓣狭窄。肾动脉狭窄和肾实质发育不良可导致全身性高血压。

五、其他伴有家族聚集性的综合征

（一）Noonan 综合征及相关序列征

1. 临床特征

大多数 Noonan 综合征患者的染色体核型检测

是正常的，目前已经报道了多种引起该综合征的基因异常，包括一系列调控细胞分化、生长和死亡（凋亡）等基本功能的基因家族中的基因突变，通常被称为 RAS 病。

一般以常染色体显性模式遗传，但受累个体表现各不相同。

患者通常表现为身材矮小、眼距宽、耳位低，以及上睑下垂，形成非常典型的异常面容。

2. 心脏异常

Noonan 综合征典型的心脏异常是瓣叶增厚导致的瓣膜性肺动脉瓣狭窄，也可合并 ASD 和周围性肺动脉瓣狭窄发生，心电图通常表现为上向 QRS 电轴（约 –90°）。某些患者会出现室性心动过速和肥厚型心肌病。

与 Turner 综合征相反，左侧心脏病变（肥厚型心肌病除外）往往少见。

3. 相关综合征（RAS 病）

Noonan 综合征与其他相关综合征存在表型重叠，如 Noonan 综合征伴多发性痣、心 – 面 – 皮肤综合征（CFC 综合征）、Costello 综合征，这些综合征也有类似基因变异的报道。

(1) Noonan 综合征伴多发性痣（以前称 LEOPARD 综合征）：患者表现出许多与 Noonan 综合征相同的特征，但该综合征特有皮损和耳聋区。LEOPAR 即为一系列临床症状的首字母，包括多发性痣、心电图传导异常、眼距过长、肺狭窄、生殖器异常、生长迟缓和感音神经性耳聋。和 Noonan 综合征一样也呈显性遗传模式。

(2) 心 – 面 – 皮肤综合征：该病的心脏表现与 Noonan 综合征相似，其特征性表现是毛发异常脆弱和皮肤病变，也常见智力和发育障碍。

(3) Costello 综合征：有至少 1/3 该病患儿有房性心律失常，通常为自发性房性心动过速，常与肺动脉狭窄和肥厚型心肌病并存。

（二）四肢 / 心脏综合征

1. 临床特征

Birch-Jensen 在 1948 年发现先天性心脏病与

上肢畸形的关系。随后合并手或上肢骨骼畸形的心脏畸形病例被称为 Holt-Oram 综合征（由 Holt 和 Oram 在 1960 年报道了数个病例）或脑室桡侧发育不良。

Holt-Oram 综合征以常染色体显性模式遗传，目前认为是位于 12 号染色体长臂的 TBX5 基因变异大致。但其临床表现具有异质性的，即使在同一家族受累成员中临床表型也可不同。

2. 心脏异常

腕骨畸形患者常合并 ASD，桡骨畸形多合并 VSD，有些亦可合并房室间隔缺损。

表 2-1 中列出了常与先天性心脏畸形相关的综合征。

一些遗传代谢疾病可引起全身多系统受累，也可能累及心脏，如马方综合征、糖原贮积症 II 型（Pompe 病）和 Hurler 综合征，这些疾病将在第 9 章中讨论。

六、临床遗传评估

（一）家族史

临床医师应仔细询问家族中三代成员的病史并绘制家系图，但这一步骤往往被简化。通过家系图可以清晰地识别出每一代的成员，并显示出每个成员死亡原因、疾病状况和共性特征。

（二）遗传学检测

多种遗传学检测技术可用于识别染色体及基因异常，但这些检测往往价格昂贵，选择最合适的病因学检测技术尤为重要。

染色体分析（核型分析）是最古老也最经典的染色体检测技术，目前仍是最常用的遗传学检测技术。通过核型分析可分析每对基因坐落的染色体，通过染色体显带技术可区分不同染色体的

各个部分。该技术可显示正常 23 对染色体核型，染色体数目增多（如 21- 三体综合征，染色体数目为 47 条），或染色体数目减少（如 Turner 综合征，染色体数目为 45 条）。染色体的缺失、重复或易位部分可以通过染色体带型或发现一对染色体的大小不等来确定。如果发现患者染色体易位，应对其父母进行基因检测，以便告知他们复发可能性。

FISH 检测是一种细胞遗传学技术，是检测部分染色体片段异常的方法。基因在染色体上的位置已明确，染色体上小片段 DNA 可被分离出来并进行荧光标记。这种探针应用于中期染色体，以识别目标片段，可用于检测 Williams 综合征和 22q11 缺失。

微阵列比较基因组杂交（CGH 阵列）是一种更敏感识别 DNA 异常的技术，可检测小至几千个碱基对的拷贝数增加或缺失（传统核型分析仅可分辨约 500 万个碱基对大小的遗传），可筛选全基因组的遗传物质不平衡。拷贝数变异存在所有人类个体，而变异片段中的基因功能往往是未知的，对拷贝数变异的致病性解释有时候是不清楚的。但这项技术已经应用于微缺失综合征的检测，如与先天性心脏畸形相关的 1p36 缺失和 8p23.1 缺失。这两种通常与先天性心脏畸形有关。这项检测适用于多发畸形的儿童，尤其是其临床表现不符合经典遗传综合征表现的时候。CGH 阵列也可以检测 Williams 综合征和 DigGeorge 综合征。

对于符合某种遗传病或综合征的典型表现患者可进行针对目标疾病的精准检测。其他具有面容异常、发育迟缓和其他器官系统异常的患者，CGH 阵列可发现异常拷贝数变异。由临床遗传学家为这些家庭开展遗传咨询并进行针对性的基因检测非常重要。

表 2-1 常与先天性心脏畸形相关的综合征

综合征	临床特征	核型分析检出	FISH 检出	单基因变异检出	遗传模式	活产儿发生率	先天性心脏病发病率（%）	常见先天性心脏病
21- 三体综合征	特殊面容、身材矮小、肌张力减退（新生儿期）	是（+21）	—	—	—	1/650	40	AVSD、VSD、ASD、PDA、TOF
DiGeorge 综合征	球根状鼻、小耳、身材矮小、± 低钙血症	否	是（80% 为 22q11 区域）	—	新发 /AD[a]	1/4000～1/2000（估计值）	75	TA、IAA、TOF、R-Arch
Noonan 综合征	与 Turner 综合征相似，但男女均发病	否[b]	否[b]	是[b]	新发 /AD[a]	1/2500	60	PS、HCM
Turner 综合征	女性、颈蹼、身材矮小	是（XO）	—	—	—	1/5000（女性中 1/2500）	35～55	CoA、Bic Ao、AS、PAPVR、HLHS
18- 三体综合征	摇荷足、重叠指、身材矮小	是（+18）	—	—	—	1/5000～1/3000	>99	VSD、DORV
13- 三体综合征	摇荷足、唇腭裂（80%）、身材矮小	是（+13）	—	—	—	1/10 000	>80	VSD、ASD
Williams 综合征	小精灵脸 ± 高钙血症	否	是（7q11 区域）	—	新发 /AD 可能	1/10 000	75	SVAS 肺动脉分支发育不良
Holt-Oram 综合征	上肢发育异常	否[c]	否[c]	是[c]	新发（40%）/ AD（60%）	1/100 000	95	ASD、VSD、AVSD

AD. 常染色体显性遗传；AS. 主动脉瓣狭窄；ASD. 房间隔缺损；AVSD. 房室间隔缺损（房室通道）；Bic Ao. 二尖瓣主动脉瓣；CoA. 主动脉缩窄；DORV. 右心室双出口；FISH. 荧光原位杂交分析；HCM. 肥厚型心肌病；HLHS. 左心发育不全综合征；IAA. 主动脉弓中断；PA. 肺动脉；PDA. 动脉导管未闭；PS. 肺动脉狭窄；R-Arch. 右位主动脉弓；std chromo. 标准染色体分析；SVAS. 主动脉瓣上狭窄；TA. 永存动脉干；TOF. 法洛四联症；VSD. 室间隔缺损。

a. 大多数或许多新病例是散发性突变，但可能是常染色体显性遗传（PTPN11、KRAS、SOS1、RAF1 等）；b. 临床可行基因突变检测；具有遗传异质性；c. 临床可行基因突变检测（TBX5）；具有遗传异质性，70% 的 Holt-Oram 综合征患者有明确的基因异常；

征或相关表型患者具有明确的基因异常

补 充 阅 读

[1] Adam, M.P., Ardinger, H.H., Pagon, R.A., et al. (eds.) (1993–2022) GeneReviews®[Internet]. Seattle: University of Washington, Seattle. https://www.ncbi.nlm.nih.gov/books/nbk1116 (accessed 2 February 2022).

[2] Jenkins, K.J., Correa, A., Feinstein, J.A. et al. (2007). Noninherited risk factors and congenital cardiovascular defects: current knowledge. A scientific statement from the American Heart Association. *Circulation* 115: 2995–3014. https://doi.org/10.1161/circulationaha.106.183216, www.heart.org (accessed 2 February 2022).

[3] Jones, K.L., Jones, M.C., and del Campo, M. (2021). *Smith's Recognizable Patterns of Human Malformation*, 8e. Philadelphia: Elsevier Saunders.

[4] Landstrom, A.P., Kim, J.J., Gelb, B.D. et al. (2021). Genetic testing for heritable cardiovascular diseases in pediatric patients: a scientific statement from the American Heart Association. *Circ. Genomics Precis. Med.* 14 (5): e000086. http://dx.doi.org/10.1161/hcg.0000000000000086, www.heart.org (accessed 2 February 2022).

[5] Online Mendelian Inheritance in Man, OMIM? (2022) McKusick-Nathans Institute of Genetic Medicine, Johns Hopkins University (Baltimore, MD). www.omim.org (accessed 2 February 2022).

[6] Pierpont, M.E., Brueckner, M., Chung, W.K. et al. (2018). Genetic basis for congenital heart disease: revisited: a scientific statement from the American Heart Association [published correction appears in *Circulation* 138 (21):e713]. *Circulation* (21): 138, e653–e711. https://doi.org/10.1161/CIR.0000000000000606, www.heart.org (accessed 2 February 2022).

第3章 儿童先天性心脏病的分类与生理学
Classification and physiology of congenital heart disease in children

邢泉生　武　钦　译

尽管先天性心脏畸形可以以各种方法分组，但临床上有用的一般基于两个临床特征：是否存在发绀和胸部 X 线检查确定的肺血管情况（增加、正常或减少）。

因此，可分为 6 个亚组，在每个亚组中，畸形所致血流动力学改变类似。

表 3-1 对 13 种最常见的心脏畸形进行了分类，代表了 80% 先天性心脏病儿童的主要诊断。除此之外的其他特殊类型的新生儿和婴儿心脏畸形将在第 8 章中进行讨论。

表 3-1　主要的心脏畸形		
肺血管	非发绀型	发绀型（右向左分流）
增多	左向右分流、VSD、PDA、ASD、SVSD	混合畸形、d-TGA，TAPVR、永存动脉干
正常	梗阻性畸形、AS、PS、CoA、心肌肥厚	无
减少	无	肺血流梗阻 + 间隔缺损、TOF、三尖瓣闭锁、Ebstein 畸形

AS. 主动脉狭窄；ASD. 房间隔缺损；CoA. 主动脉缩窄；d-TGV.d- 大血管转位；PDA. 动脉导管未闭；PS. 肺动脉狭窄；TAPVR. 完全型肺静脉异位引流；TOF. 法洛四联症；VSD. 室间隔缺损

一、病理生理学

（一）血流动力学特征

先天性心脏病的病理生理学特征取决于以下四个方面之一：①心室或大血管水平的分流；②心房水平的分流；③阻塞；④瓣膜反流。

此外，肺动脉高压可致特征性的临床表现和实验室结果。

第一个血流动力学特征涉及大血管之间的交通，如动脉导管未闭（patent ductus arteriosus，PDA）或心室之间的交通、室间隔缺损（ventricular septal defect，VSD）。

通过大动脉或心室水平交通的血流方向和流量取决于分流的大小及体循环和肺循环的相对阻力。

当缺损或分流的大小接近或超过主动脉根部直径时（非压力限制性缺损），心室和大血管的收缩压相等。心脏右侧的压力升高到体循环水平。

心室或大血管水平存在大量分流的患者中，分流的方向和多少取决于肺循环和体循环的相对阻力。该阻力反过来又与肺循环和体循环小动脉的内径和数量直接相关。

通常情况下，体循环血管阻力随着年龄的增长而缓慢上升，而肺血管阻力在新生儿时期急剧下降，婴儿期下降趋于平稳。肺血管阻力的下降在一定程度上与胎儿时期的厚壁肺小动脉向管腔较宽的成人肺小动脉模式退化有关。

所有婴儿出生后肺血管阻力都会下降，但在存在大量分流的婴儿中，肺血管阻力的下降可能没有那么大，但这仍会对患者产生严重影响。

在分流量大的患者中，肺动脉收缩压（P）保持恒定，因为它主要由全身动脉压决定。因此，

根据方程 $P=R_P \times Q_P$，随着婴儿期肺血管阻力（R_P）的下降，肺血流量（Q_P）增加。由于某些因素，如患肺血管疾病，导致肺血管阻力增加，肺血流量减少，但是肺动脉压却保持不变。

在小于主动脉根部直径的缺损或分流（压力限制性缺损）中，与大缺损一样，通过分流的血流方向取决于体循环和肺血管相对阻力，但是缺陷的大小限制了两侧的压力平衡。因此，分流两侧存在收缩压差。

通过小缺陷的血流阻力是控制通过它的血流大小的主要决定因素。因此，如果肺循环和体循环阻力正常，主动脉和左心室收缩压分别高于肺动脉和右心室收缩压，那么这些小缺损的分流是从主动脉到肺动脉，或者从左心室到右心室。

此种情况，左心房和左心室的大小随肺血流量成比例扩大，右心室随肺动脉压力升高出现不同程度的肥厚。超声心动图在识别和显示分流大小方面非常有帮助。血流动力学可以通过测量左心室尺寸来获得，左心室尺寸随着肺血流量的增加而增加。左心房的大小也会增加，但通常无法准确地测量。根据简化的伯努利方程 $PG=V^2 \times 4$，可以从三尖瓣反流（如果存在）中评估右心室压力，其中 PG 是压力梯度，V 是三尖瓣反流的速度。

（二）心房水平的分流

第二种血流动力学特征为涉及心房水平分流的心脏畸形。大多数出现临床症状和体征的心房交通都很大，因此心房压力是恒定的。因此，压差并不是决定心房交通血液分流量的主要因素。

通过心房缺损的血流方向和大小由心房和心室的相对顺应性决定。

与心室或大血管水平的分流不同，心房水平的分流取决于心室充盈（舒张）的情况，而心室或大动脉水平的分流则是取决于肺循环和体循环血管床的相对阻力，即受心室收缩的影响。

顺应性，即单位压力变化引起的体积变化。在任何给定的压力下，心室的顺应性越强，它可以接收的容量也就越大。

心室顺应性取决于心室壁的厚度和影响心室弹性的因素，如心肌纤维化。通常情况下，较薄的心室壁意味着心室更具顺应性。

正常情况下，左心室壁比右心室壁厚，顺应性差。这种顺应性的差异有利于心房分流患者左心房到右心房的血液分流。此外，由于上下腔静脉没有瓣膜限制，这更增加了右心房的容量和顺应性，有利于血液的左向右分流。

心房水平分流的方向和体积可以随着心室壁厚度的变化或其他因素（如心肌纤维化）而发生改变。

随着婴儿期肺血管阻力的降低，右心室顺应性增加。在胎儿期，右心室对抗体循环压力，并将其大部分血液通过动脉导管泵入主动脉中。因此胎儿右心室壁肥厚，其出生时的重量是左心室的 2 倍。由于心室顺应性受心室壁厚度的影响，因此新生儿出生时右心室的顺应性相对较差。

出生后，随着肺血管阻力的降低，右心室收缩压降至正常水平（25mmHg）。因此，右心室壁逐渐变薄，1 个月后，左心室重量超过右心室重量。室壁变薄与右心室顺应性增加有关。尽管这种序列变化发生在每个新生儿中，但在房间隔缺损新生儿中，随着右心室顺应性的增加，左向右的分流量也会增加。

右心房和右心室随分流量的增多成比例地扩大，而左心房和左心室的大小相对正常。

超声心动图除了显示畸形的解剖细节外，还可显示血流动力学特征。主要变化是在舒张期，右心室扩大，室间隔向左心室移位。

（三）梗阻

第三种血流动力学特征为涉及血液流动受阻的心脏畸形。

婴儿和儿童心脏对血流梗阻的主要反应是肥大，而不是扩张。梗阻近端心腔压力增加，导致该腔室肥大。

在新生儿期之后，由于心输出量通常保持在

正常水平，因此梗阻远端通常可以保持正常水平的压力。血流梗阻患者的许多体征和症状与梗阻近端的压力升高有关，而与梗阻远端的低压无关。因此，心腔，通常是心室，随压力升高的水平成比例地肥大。

超声心动图可用于使用前述"血流动力学特征"一节中给出的改良伯努利方程估测梗阻部位的压力阶差。此外，梗阻近端心室壁的厚度与心室收缩压水平成正比。

（四）瓣膜反流

第四种为存在瓣膜反流的心脏异常情况。

在瓣膜功能不全的情况下，瓣膜两侧的心腔均增大，且腔室内血容量均超过正常，因为这些腔室不仅处理正常的心输出量，还要处理反流的血液。

与梗阻性心脏畸形导致心室肥大不同，反流对血容量增加的反应通常是心室扩大。此类患者的主要体征和症状与心腔增大有关。超声心动图显示与瓣膜反流相关的心腔体积的增大。此外，可以通过测量反流血液的速度，估测瓣膜两侧的压力梯度。

（五）肺动脉高压

肺动脉高压这一术语表示由于任何原因引起的肺动脉压力升高。如方程 $P=R \times Q$ 所示，压力（这里指肺动脉压）等于肺血管阻力（R_p）与肺血流量（Q_p）的积。因此，对于任何给定的压力水平，都可能存在压力和血流量的各种组合。超声心动图有助于通过测量经三尖瓣反流速度评估肺动脉压力水平，并通过评估心腔大小来确定潜在原因。如果腔室大小正常，表明肺血流量受到肺阻力升高的限制。当腔室增大时，血流量增加。

（六）肺血流量增加

肺动脉压可能主要是由于左向右分流引起的肺血流量（Q）增加而升高，如在大的 VSD 或 PDA 中。

（七）肺血管阻力增加

肺血管阻力（R）升高可能发生在肺循环的两个部位中的任何一个：毛细血管前部位（通常是肺小动脉）或毛细血管后部位（如肺静脉、左心房或二尖瓣）。

1. 毛细血管前部位

肺血管阻力增加引起的肺动脉高压是由肺小动脉狭窄引起的。

(1) 发育性（生理性）肺动脉高压：出生时，肺小动脉表现为中层肥厚和管腔狭窄，因此肺阻力升高。随着时间的推移，小动脉中层变薄，管腔变宽，肺阻力下降。新生儿和婴幼儿的肺小动脉对各种影响因素有反应，如氧气和酸中毒，因此在缺氧时它们会进一步收缩，在给氧时它们会扩张。在肺血流量增加和压力升高相关的心脏畸形患儿中，这种反应持续的时间更长。

(2) 病理性肺动脉高压：肺阻力也可能由于肺小动脉的获得性病变而升高。

在肺血流量大、肺动脉压升高的患者中，肺血管阻塞性疾病会随着时间的推移而发展，导致中层增厚和内膜增生。

这些变化以可变的速率发展，并影响患者的临床表现、手术结果和死亡率。如果肺血管阻力固定不变或对可引起肺小动脉松弛的反应试验敏感性不佳，如过度换气或高浓度吸氧，手术风险将会很高，手术后肺阻力仍然处于较高水平。

2. 毛细血管后部位

肺动脉压可因患有阻碍肺毛细血管后续血流的心脏畸形而升高（例如肺静脉、左心房或二尖瓣的畸形）。典型的例子是二尖瓣狭窄，由于左心房压力升高所致肺静脉和毛细血管压力的升高，进而导致肺动脉压力被动升高（图 3-1）。

该类患者还可表现反射性肺小动脉血管收缩，进一步升高肺动脉压。在这种不合并心内分流的患者中，肺动脉收缩压可能高于体循环水平。如果梗阻不是长期的，肺压力通常在梗阻解除后迅速恢复正常。

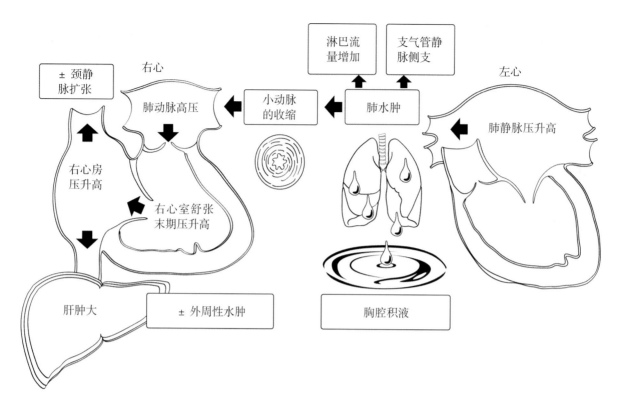

▲ 图 3-1　左心室流入障碍的病理生理学

任何水平的肺静脉回流阻塞都会导致肺静脉高压。肺水肿会导致婴儿呼吸急促，而年龄较大的儿童和成人则会出现呼吸困难。如果增加的淋巴流量不足以弥补，可能会出现胸腔积液。支气管静脉侧支可能发展和扩张，导致咯血。肺小动脉收缩导致肺动脉高压和右心压升高。右心衰竭可能导致全身静脉压升高、婴儿肝肿大，以及年龄较大的儿童和成人颈静脉扩张和外周水肿［引自 Lucas RV Jr. (1972) Congenital causes of pulmonary venous obstruction. *Cardiovasc. Clin.* 4, 19–51. 以及 Johnson, W.H., Jr, Kirklin, J.K. Chapter 27, Left Ventricular Inflow Obstruction: Pulmonary Vein Stenosis, Cor Triatriatum, Supravalvar Mitral Ring, Mitral Valve Stenosis in *Pediatric Cardiovascular Medicine*, 2nd edn, Moller & Hoffman, eds, Wiley-Blackwell, Oxford, 2012.］

　　两种导致肺动脉压升高部位的鉴别通常可以在临床上进行，尽管都显示右心室肥大和肺动脉瓣第二心音亢进（P_2）。

　　在毛细血管后型，通常存在肺静脉高压的体征，如肺水肿和 Kerley B 线。超声心动图通常显示梗阻的解剖部位。

　　阻塞的程度可以通过心导管介入，测量肺毛细血管楔压来进行区分和确定。楔压通过将测压导管推进到尽可能远的肺动脉中获得；肺动脉被导管阻塞，所记录的压力反映了导管外血管床的压力（即肺静脉压力）。

　　在继发于毛细血管后阻塞的肺动脉高压中，楔压升高，而毛细血管前型肺动脉高血压，楔压正常。

二、临床相关性

　　在对心脏畸形患者进行初步评估的过程中，可以获取各种临床信息，如症状、体征和实验室检查等，将这些信息分为三个方面，可以更好地了解获取信息与患者病情之间的关系。他们分别是：提示心脏诊断的发现；病情的严重程度；病因提示。

（一）诊断

　　这些发现，通常是听诊，与心脏畸形直接相关，提示具体诊断。听诊结果通常源于通过缺陷或异常的湍流（例如 PDA 的连续杂音或主动脉狭窄的收缩期射血杂音）。一旦怀疑先心病诊断，可以从体检、心电图或胸部 X 线片中进一步寻找其他结果。例如，主动脉缩窄患者，与上肢血压相比，下肢的血压更低，房室间隔缺损患者心电图 QRS 电轴左偏，或者法洛四联症患者胸部 X 线片显示靴形心脏。这些知识可以指导进一步的超声心动图检查。

（二）严重性

反映畸形对循环影响的结果有助于评估畸形的严重程度。通常症状、心电图和 X 线检查结果以及某些听诊结果都属于这一类。

由于几种畸形对循环有相似的影响（例如 VSD 和 PDA 都会增加左心房和左心室的容积负荷），因此在每种畸形中都发现了相似的次要临床特征。临床和实验室证据表明这些腔室增大，增大的程度与症状和实验室结果变化的程度大致相当。对于这两种情况中的任何一种，如果分流足够大，肺血流量过多，则会导致充血性心力衰竭、心尖舒张中期杂音、左心室肥大和心脏扩大。

在心房水平分流的患者中，充血性心力衰竭不会发生，因为分流的多余容量被右心室泵出。右心室的形状和较低的右心室压力使其能够处理大量的血液。过多的血液可以通过收缩期和舒张期杂音来鉴别，也可以通过心电图和胸部 X 线检查提示的右心室扩大证据来鉴别。

超声心动图在诊断和确定各种异常血流动力学的作用已经在前文中进行了讨论。

（三）病因学

心脏畸形的类型也是疾病病因的有用线索（例如，Williams 综合征中，主动脉瓣上狭窄患者的双侧上肢血压不一致很常见）。当然，了解儿科疾病，尤其是遗传性疾病，对于确定心脏畸形的可能病因是非常宝贵的。因此，检查者不应只关注心脏，而应获得患者的整体状况。一些与心脏畸形相关的综合征，如 21- 三体综合征，由于其特征性的体征和高发病率，通常很容易被识别。其他更罕见、症状更微妙的疾病则较难诊断。

第4章 左向右分流儿童先天性心脏病

Anomalies with a left-to-right shunt in children

武 钦 邢鹏超 译

没有发绀表现且肺血流量增加提示心脏内存在允许血液从左心系统向右心系统分流的缺损。

左向右分流的缺损中，以下四种最常见，约占所有先天性心脏病的50%：①室间隔缺损（VSD）；②动脉导管未闭（PDA）；③继发孔型房间隔缺损（secundum atrial septal defect，ASD）；④房室间隔缺损（atrioventricular septal defect，AVSD），也称为心内膜垫缺损或房室通道。

前两种缺损（VSD和PDA）分流的方向和大小取决于以下几点：如果缺损大，则影响因素为相对阻力；如果缺损小，则影响因素为相对压力。在大多数情况下，右心系统的阻力和压力小于左心系统，所以会发生左向右分流。

后两种情况（ASD和AVSD），由于分流发生在心房水平，影响分流的原因是心室顺应性的不同。左向右分流是因为右心室通常比左心室顺应性更好。在合并较大VSD的AVSD中，血管阻力是影响分流的主要因素。

在某些情况下，由于肺血管病变的发展，这四种畸形最终都有可能变成右向左分流。这种血流动力学状态，也被称为Eisenmenger综合征，我们将在第4章中详细讨论。

这些疾病的临床表现和实验室检查结果受到肺血流量、肺血管情况和合并的心脏畸形影响而呈不同表现。

一、心室或大血管水平分流

大多数患有这些畸形的患者是无症状的，5%的患者可因肺血流量明显增加而出现生长发育受限和充血性心力衰竭的症状。反复呼吸道感染和易感肺炎在分流量大的患者中很常见。

本章将详细讨论VSD和PDA的血流动力学影响因素。这些基本信息应该仔细研究和掌握，以便理解更复杂的心脏畸形（比如存在左-右分流的复杂先心病）。

二、室间隔缺损

室间隔缺损（VSD）（图4-1）是最常见的先天性心脏畸形，至少占所有先天性心脏病患者的1/4。总体而言，在所有心脏畸形中有一半的患者存在VSD，比如法洛四联症便包含了VSD。

引起临床关注的孤立性VSD最常见于室间隔的膜周部，少见于室上嵴上方或室间隔肌部。

当肺阻力下降时，小的肌部VSD会在新生儿和婴儿中产生特征性杂音。这是最常见的心脏"缺陷"（有报道称，通过超声心动图检查可以明确多达5%的新生儿患有该病）。大多数小的肌部VSD生后几个月内自动闭合。血液通过缺损从左心室分流到右心室。当缺损较大，接近主动脉瓣环的大小时，血流方向由肺血管阻力和体循环阻力决定。当缺损较小时，因为左心室收缩压高于右心室收缩压，血流方向为左向右分流。

由于这两种病理生理机制对分流的影响不同，我们将分别讨论大型VSD和小VSD的临床表现、自然病程和手术治疗相关因素等。

（一）大型室间隔缺损

在VSD大小接近主动脉瓣环直径的患者中，

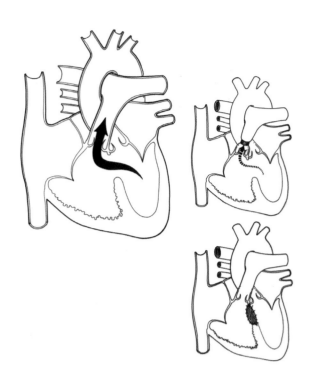

▲ 图 4-1　室间隔缺损的分流方向和手术选择

体循环阻力和肺循环阻力主要由全身和肺血管床中小动脉的口径决定。

由于体循环小动脉肌层较厚、管腔较窄，而肺小动脉肌层较薄、管腔较宽，所以体循环阻力大于肺循环阻力。

正常情况下，体循环阻力和肺循环阻力的差异反映在体动脉和肺动脉血压上的不同，体循环动脉压约为 110/70mmHg，肺循环动脉压约为 25/10mmHg。

由于正常情况下肺循环血流量和体循环血流量是相等的，因此肺小动脉阻力小于体循环血管系统的阻力。

由于大型缺损的血流方向受阻力控制，任何增加左心室阻力的情况（如主动脉缩窄或主动脉狭窄等）都会增加左心室向右心室分流，而任何增加右心室阻力的情况（如肺动脉狭窄、法洛四联症或肺小动脉疾病等）都会减少左心室向右心室分流。如果右心室流出阻力超过左心室流出阻力，则分流方向为右向左分流。

婴儿出生前，肺血管阻力高于全身血管阻力。新生儿肺小动脉壁较厚，组织学上与体循环小动脉相似。出生前的肺血管阻力较高，也能通过胎儿循环得到印证：血液由右心室进入肺动脉，且大部分通过动脉导管进入主动脉，只有小部分进入未通气的高阻力的肺血管。由于胎盘血管丰富，所以胎儿体循环阻力相对较低。胎儿血液流向全身血管床的比例取决于其相对阻力。

随着出生后肺的扩张，肺血管阻力降低，并且随着胎盘血管与体循环分开，体循环阻力几乎翻倍。肺小动脉结构逐渐改变，血管壁中层变薄，管腔变宽（图 4-2）。因此，肺血管阻力下降，在生后 8 周左右几乎达到成人水平。

虽然这种变化具有普遍性，但肺血管阻力的降低对 VSD 患者具有更深远的影响。在大型 VSD 患者中，肺小动脉血管壁中间层不会像正常个体那样快速退化。因此，其在任何年龄，肺血管阻力均高于正常值，但低于体循环阻力。

在孤立性大型 VSD 患者中，两个心室和两个大血管的收缩压相同，右心系统收缩压升高到与左心系统收缩压相同的水平。因为主动脉收缩压由压力感受器调节在恒定水平，所以肺动脉压（P）也相对固定。根据 $P=R_p \times Q_p$，随着肺血管阻力（R_p）的下降，肺血流量（Q_p）增加。与没有心内分流的正常婴儿对比可知，正常婴儿具有恒定的 Q_p；因此，根据 $P=R_p \times Q_p$，随着肺血管阻力（R_p）在出生后下降，肺动脉压也下降。

在大型 VSD 患者中，由于肺血管的发育导致肺阻力下降，因此无论肺动脉压水平如何，肺血流量都会增加。在出生时，通过 VSD 的血流不多，但随着患儿的生长发育，分流逐渐增多，引起肺血流量逐渐增加。

大型 VSD 对左右心室负荷的两个主要影响：右心室压力负荷增加，左心室容积负荷增加。

在大型 VSD 中，右心室收缩压等于左心

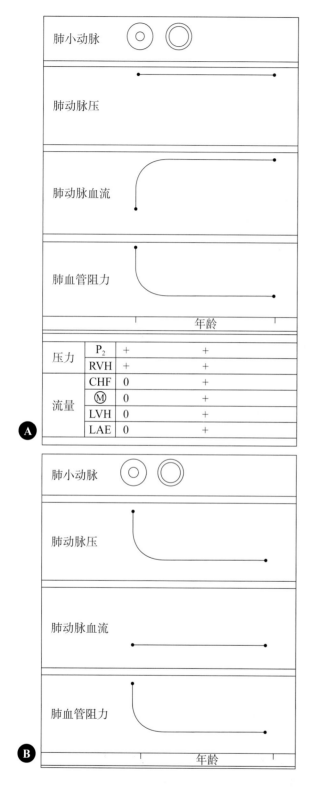

▲ 图 4-2　大型 VSD 婴儿（A）和正常婴儿（B）的肺动脉压、肺血流量和肺血管阻力的变化

CHF. 充血性心力衰竭；LAE. 左心房扩大；LVH. 左心室肥大；M. 心脏杂音；P₂ 肺动脉瓣区第二心音；RVH. 右心室肥大；VSD. 室间隔缺损

室收缩压。右心室负荷与肺动脉压水平成正比（$P=R\times Q$）；肺动脉高压由肺动脉阻力增加或肺血流量增加引起。不管肺动脉高压原因如何，右心室室壁都是增厚的；当右心室压力增高时，右心室形态与胎儿时期并无显著的改变。因为右心室压力在出生后持续处于较高水平，所以右心室并不会正常演变为薄壁新月形的腔室。右心室能够耐受并维持高压力水平而不发生心力衰竭。

在存在左向右分流大型 VSD 中，左心室容量负荷增加，因为左心室不仅要维持全身血液灌注，而且要将血液通过 VSD 泵入肺血管床。当心室收缩时，左心室的血流通过 VSD 几乎完全进入肺动脉，右心室几乎没有额外的容量负荷。增加的肺血流通过左心房返回到左心室。

为了适应增加的肺静脉回流，左心室出现扩张（图 4-3）。随着扩张的发生，左心室半径和周长增加，心肌纤维延长。Starling 定律和 Laplace 定律都描述了这种相互关系。

Laplace 定律（图 4-4）指出，在圆柱形物体中，随着半径（r）的增加，壁中的张力（T）也必须增加以保持压力（T=P×r）。因此，当左心室扩张、半径增加时，其必须增加室壁张力以维持心室压力。如果左心室明显扩张，心肌不能产生足够的张力来维持压力 – 容积关系，便会引起充血性心力衰竭。

Starling 定律指出，随着心肌纤维的伸长，心功能的增加具有一定限度，超过临界点后，心功能就会下降。

大型 VSD 患者的症状和体征随着相对血管阻力和肺血流量的变化而变化。在评估大型 VSD 患者时，应完善肺血流量和肺动脉压力的诊断信息，以便可以估计肺血管阻力。

1. 病史

在许多大型 VSD 患者中，可能直到出生后第一次就诊时才能听到杂音。因为到了这个年龄后，肺血管阻力下降，导致足够多的血液流过缺损而产生杂音。

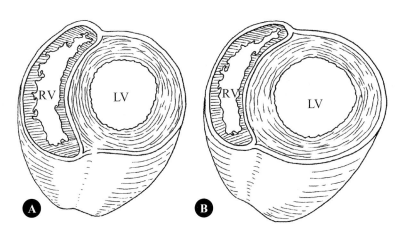

▲ 图 4-3 心室横切面

A. 正常的形态；B. 室间隔缺损中扩张的左心室。LV. 左心室；RV. 右心室

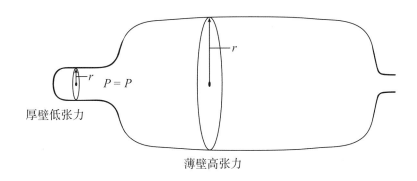

▲ 图 4-4 以球囊说明 Laplace 定律

球囊的宽部和窄部中的压力（P）是相同的，但是半径（r）越大，壁张力越大

大型 VSD 患者出生后 2～3 个月时可发生充血性心力衰竭。此时，肺小动脉已经充分发育，肺血流量明显增多。引起左心室扩张并导致心力衰竭，出现呼吸急促、体重增长缓慢、喂养困难等的症状。

2. 体格检查

(1) 全收缩期杂音：典型的听诊所见是位于左侧第 3 肋间和第 4 肋间响亮的全收缩期杂音。通常伴有震颤，杂音传导广泛。杂音开始于第一心音，包括心动周期的等容收缩期。由于左右心室相通，血液自收缩期开始从左心室分流到右心室。杂音通常持续到第二心音。杂音的响度与缺损大小无直接关系，大缺损不一定会产生响亮的全收缩期杂音。响度取决于其他因素，如通过缺陷的血流量。

(2) 舒张中期杂音：大型 VSD 患者，肺血增多，心脏舒张期间自左心房穿过二尖瓣进入左心室的肺静脉回心血量明显增加。当通过二尖瓣的血流量超过正常值的 2 倍时，可以听到舒张中期杂音，通常在第三心音之后。音调低，在心尖处听诊最清晰。响度同肺血流量正相关。

(3) 肺动脉瓣区第二心音（P_2）亢进：大型 VSD 患者的肺动脉高压与各种原因引起的肺血流增加和肺血管阻力增加相关。无论病因如何，肺动脉高压均表现为肺动脉瓣区第二心音（P_2）亢进。P_2 越响亮，肺动脉压越高。

当存在二尖瓣舒张期杂音时，肺动脉高压主要与肺动脉血流增加有关。当二尖瓣舒张期杂音消失时，表明肺动脉高压主要与肺血管阻力增加有关。

(4) 心脏增大：心脏增大见于肺血流量增加的患者，表现为心尖部和（或）心前区凸起的横移和下移。

(5) 充血性心力衰竭：呼吸急促、心动过速和呼吸困难（特别是婴儿喂养不良和喂养期间多汗）提示充血性心力衰竭。心脏扩大和肝脏肿大也提示充血性心力衰竭的诊断。外周水肿和呼吸音异常不是婴儿充血性心力衰竭的典型体征。

3. 心电图

心电图反映了心室的血流动力学负荷类型：与肺血流量增加相关的左心室容量超负荷和与肺动脉高压相关的右心室压力超负荷。

心电图随血流动力学变化而变化：左心室和左心房扩大（图 4-5）反映了肺血流量增加。右心室肥大表示与肺动脉压水平一致的右心室收缩压升高。

双心室扩大 / 肥厚发生于肺血流量大量增加和严重肺动脉高压的大型 VSD 患者中。

孤立性右心室肥大和电轴右偏发生于肺动脉高压患者，与任何原因引起的肺血管阻力增加有关。肺血管阻力增加可以限制肺血流量，因此不存在左心室肥大。

4. 胸部 X 线片

胸部 X 线片（图 4-6）显示出生时肺血正常，但出生后不久肺血增多。影像学表现随分流量多少和肺动脉压力的水平而不同。心影大小与分流量多少直接相关。

临床表现总结

VSD 的主要特征是胸骨左缘的全收缩期杂音。VSD 的次要特征反映在 $P=R \times Q$ 方程上。肺动脉瓣区第二心音亢进、心电图显示右心室肥大提示 P 增加（肺动脉高压）。充血性心力衰竭病史、心尖舒张期杂音、心电图显示左心室肥大、胸部 X 线片显示心脏扩大和左心房扩大则提示 Q 增加（肺血流增加）。次要特征随年龄的变化如图 4-2A 所示。

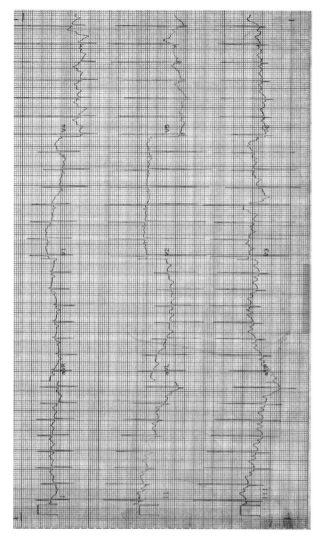

▲ 图 4-5　6 周龄婴儿的室间隔缺损心电图

QRS 电轴正常。V_1 双向 P 波提示左心房扩大。V_6 导联 Q 波深、R 波高提示左心室容量负荷过重，左心室扩大

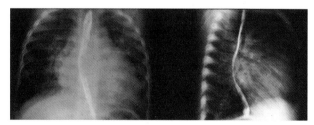

▲ 图 4-6　室间隔缺损患者胸部 X 线片检查

正位片可见心影扩大和肺纹理增加。侧位片上的食管内钡餐造影提示患者左心房扩大

心影扩大是由于肺血流增加导致左心房和左心室扩大。左心房是评估肺血流的一个特别有价值的指标，因为左心房大小很容易在侧位片上评估。右心室肥大本身并不导致心脏扩大。肺动脉

扩张可见于肺血流量增多或肺动脉高压。VSD并没有特征性的心脏外形表现。

5. 自然病程

未矫正的大型 VSD 可能遵循下面三个临床过程之一。

(1) 肺血管病变：可能出现肺血管病变。血管中层肥厚和内膜增生的诱发因素尚不清楚，可能与小动脉承受高压力有关，与肺血流量升高关系不大。肺小动脉的变化可以发生在 1 岁儿童的肺小动脉中。如果 VSD 闭合，早期血管中层肥厚的变化通常是可逆的，但血管内膜的变化是不可逆的。在未进行手术的患者，肺小动脉的病理改变通常逐渐进展。合并 21- 三体综合征的儿童在生后 6 个月内即发生不可逆的肺血管阻力升高（如果是可逆的，则更具反应性和问题性）。

这些肺小动脉变化使肺血管阻力进行性升高（图 4-7）。因为左右心室是相通的，肺动脉压并没有增加，而是保持不变，因此，肺血流量减少。

最后，肺血管阻力可能超过全身血管阻力，此时缺损的分流方向变为右向左分流，并出现发绀症状（Eisenmenger 综合征）。

临床上可通过观察 VSD 继发性特征的变化来估测肺血管阻力的进行性升高。右心室肥大和肺动脉瓣区第二心音响度是反映肺动脉压升高的特征，而这些也反映出肺血流量的变化（图 4-7）。

随着病情进展，左心系统血流过多的临床表现逐渐消失。充血性心力衰竭减轻，舒张期杂音消失，心电图不再显示左心室肥大，胸部 X 线片显示心脏变小。当总血流量正常时，心脏大小最终变得正常。虽然存在右心室肥大，但这并不引起心脏增大。对许多心脏病患者来说，充血性心力衰竭症状消失、心脏大小变为正常是有利的，但在一个大型 VSD 患者中，这种变化是不利的。

(2) 漏斗部狭窄：可能出现漏斗部狭窄。在某些大型 VSD 患者中，漏斗部狭窄致使右心室流出道进行性狭窄。狭窄区对流向肺的血流产生阻力，而肺血管阻力常为正常（图 4-8）。这些患者的分

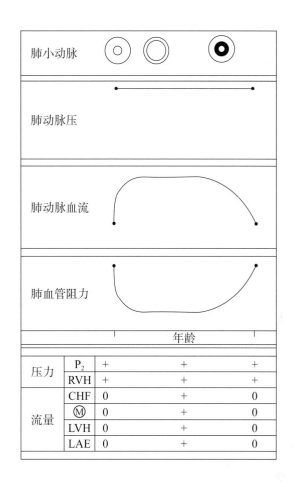

▲ 图 4-7　大型室间隔缺损患者合并肺血管疾病的肺动脉压、肺血流量和肺血管阻力的变化

反映肺动脉压和肺血流量的主要临床表现的变化。CHF. 充血性心力衰竭；LAE. 左心房扩大；LVH. 左心室肥大；M. 心脏杂音；P₂. 肺动脉瓣区第二心音；RVH. 右心室肥大

流受全身血管阻力与漏斗部狭窄所产生的阻力共同影响。最终，后者可能超过前者，使分流方向变为右向左，发绀加重。这些患者的临床表现类似法洛四联症。

在这些患者中，肺动脉瓣区第二心音响度变得正常或减低并延迟，但右心室肥大持续存在，因为右心室压力仍在升高，逐渐向体循环压力靠近。与肺血流量相关的特征：充血性心力衰竭、心尖舒张期杂音、心电图提示的左心室肥大、心脏扩大和胸部 X 线片显示的左心房扩大等都随着肺血流量减少而消失。

无论肺血管阻力升高发生在漏斗部还是肺小动脉，其血流动力学效应相似，但预后并不同。

(3) 自然闭合：VSD 可能会自然闭合。自然闭合的确切发生率尚不清楚，但高达 5% 的大型 VSD 和至少 75% 的小型 VSD 可出现自然闭合；其他缺损可有变小倾向。自然闭合发生机制有两种：膜周部 VSD 因为三尖瓣隔瓣瓣叶黏附在室间隔上进而使缺损闭合；肌部 VSD 因为心肌生长、纤维增生而使缺损闭合。膜周部 VSD 也可因三尖瓣隔瓣瓣叶的影响而变小，形成一个活动的、限制性的 VSD，称为 VSD 膜部瘤。

大多数自然闭合发生在 3 岁前，但在青少年甚至成年时，当肺血管阻力仍接近正常水平时，缺损仍可能会闭合。

随着 VSD 的闭合，收缩期杂音减弱，反映肺动脉压的次要特征改变（图 4-9）：肺动脉瓣区第二心音正常，右心室肥大消失。肺血流量增加的那些特征也逐渐消失。最终收缩期杂音消失，心脏恢复正常，虽然心脏可能在几个月内仍然很大。有些人把心脏增大逐渐消退的过程比作心脏自己“成长”为合适心脏大小的过程，而不是称之为心脏的主动缩小。

6. 超声心动图

二维超声显示，大型 VSD 表现为室间隔内存在“回声中断”区域。

膜周嵴下部的 VSD 位于三尖瓣隔叶和主动脉

压力	P_2	+	+	0
	RVH	+	+	+
流量	CHF	0	+	0
	Ⓜ	0	+	0
	LVH	0	+	0
	LAE	0	+	0

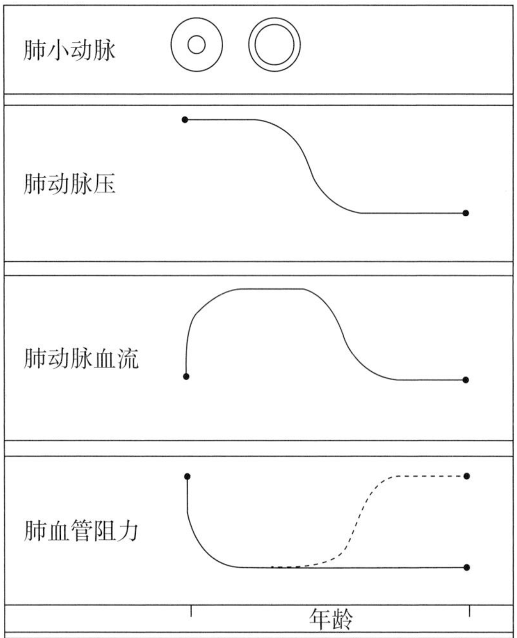

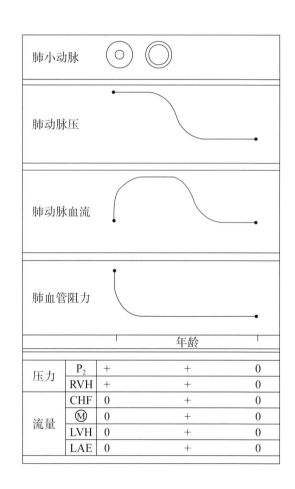

▲ **图 4-8 大型室间隔缺损合并漏斗部狭窄患者的肺动脉压、肺血流量和肺血管阻力的变化**

反映肺动脉压和肺血流量的主要临床表现的变化。虚线表示漏斗部狭窄受到的阻力。CHF. 充血性心力衰竭；LAE. 左心房扩大；LVH. 左心室肥大；M. 心脏杂音；P_2. 肺动脉瓣区第二心音；RVH. 右心室肥大

压力	P_2	+	+	0
	RVH	+	+	0
流量	CHF	0	+	0
	Ⓜ	0	+	0
	LVH	0	+	0
	LAE	0	+	0

▲ **图 4-9 大型室间隔缺损自然闭合患者肺动脉压、肺血流量和肺血管阻力的变化**

反映肺动脉压和肺血流量的主要临床表现的变化。CHF. 充血性心力衰竭；LAE. 左心房扩大；LVH. 左心室肥大；M. 心脏杂音；P_2. 肺动脉瓣区第二心音；RVH. 右心室肥大

右冠瓣附近。

小的 VSD 缺损，尤其是小梁部（肌部）VSD，在二维超声上可能不明显，但彩色多普勒超声上可以显示穿隔的彩色射流，提示从左心室到右心室的异常分流。

流入道部 VSD 位于房室瓣附近，见于 AVSD。

通过频谱多普勒确定穿隔血流的最大流速可用于估测左右心室之间的压差。导致右心室收缩压增高的大型 VSD 表现为低流速的穿隔血流。右室收缩压正常的小 VSD，穿隔血流流速则比较高，提示左右心室的压差较大。新生儿小 VSD 可能有低速分流，提示肺阻力和右心室压力尚未下降。低速分流或右室向左室分流，也见于肺血管阻塞性疾病或右室流出道阻塞的老年患者。

大型 VSD 患者中，二维超声心动图显示左心房和左心室扩大。由于大型 VSD 引起的每搏输出量增加，左心室收缩功能可能表现为高动力型。肺动脉收缩压可以通过三尖瓣反流程度来估测。

7. 心导管介入检查

心导管介入检查适用于存在充血性心力衰竭的多发 VSD、肺血管阻力升高及相关心血管异常的患者。检查的目的是确定血流动力学，识别合并其他心脏畸形并明确 VSD 的部位。

心导管介入检查可发现：右心室内血氧饱和度明显增加。肺动脉压和右心室收缩压与主动脉和左心室收缩压相同。若肺血管阻力增加，则右心室水平血氧饱和度的增加不如低血氧饱和度时大。因为肺动脉压较高，左向右分流并不大。

左心导管造影适用于 VSD 的定位，因为缺损位置影响着手术方式。也可以进行主动脉造影以排除是否存在 PDA，因为有肺动脉高压的 VSD 患者，其动脉导管水平的分流常常被掩盖。

8. 手术治疗

大型 VSD 伴充血性心力衰竭患者应使用利尿药、正性肌力药和（或）减少后负荷的药物治疗，并给予积极的营养支持（见第 11 章）。液体限制（也意味着热量限制）通常会适得其反。尽管这些治疗措施可在一定程度上改善临床状态，但许多

患者仍存在持续加重的心力衰竭症状，表明其需要手术治疗。有两种手术方法可供选择。

(1) 根治手术：对于存在持续性心力衰竭和肺动脉高压的患者，在婴儿期即需要进行 VSD 修补手术。建立体外循环，打开右心房，经过三尖瓣口，使用涤纶或心包补片修补 VSD。该技术避免了心室切口。婴儿期的手术死亡率低于 0.25%。该手术的长期随访结果良好；术前肺血管阻力正常或反应性肺血管阻力升高的患者术后远期几乎没有肺血管阻塞性疾病发生。术后远期也几乎没有心内膜炎或心律失常出现。

(2) 肺动脉环缩术：肺动脉环缩术是姑息性手术，可以增加血液流入肺部的阻力。术后，肺动脉压力下降、左心容量负荷减少，可改善充血性心力衰竭。移除环缩肺动脉的束带后，肺动脉可能持续存在畸形和狭窄。

由于手术根治 VSD 的风险较低（通常低于肺动脉环缩术及去除环缩带后的根治手术），因此首选一期根治手术。对于一些心室交流较大的心脏畸形（例如单心室），肺动脉环缩术可作为姑息手术或终末手术。

（二）中小型室间隔缺损

VSD 的大小变化很大。上一节讨论了直径接近主动脉瓣环的大型 VSD。本节则讨论中小型 VSD。

小、中型 VSD 的血液分流方向和分流量多少取决于缺损的大小和体、肺血管床的相对阻力。肺动脉压力低于体循环压力，因为 VSD 限制了左心室收缩压力向右心室的传递。这种缺损被称为"压力限制性缺损"。

在大型 VSD 中，肺动脉压的水平由体循环压力确定，在小的或中等大小的缺损中，肺动脉压由肺血管阻力和肺血流量共同决定。大多数患者中，肺血管阻力随年龄增长而下降。可能发生肺血管病变，但发生率低于大型 VSD，且仅发生在少数尽管存在压力限制性缺损但仍有大量左向右分流的患者中。

一般来说，肺血流量随着缺损的大小和肺血管阻力的水平而变化。由于婴儿期以后大多数儿童肺血管阻力正常，因此分流与缺损的大小直接相关。在一些患者中，缺损非常小，以至于通过血氧测定无法检测到分流，而在大型 VSD 的患者中，肺血流量是体循环血流量的 3 倍。

1. 病史

小型 VSD 患者，其肺血流量增加很少，肺动脉压没有增加。所以大多数患有小型或中型 VSD 的患者无症状。其通常是在新生儿科出院前或出生后首次查体时发现心脏杂音而发现该类心脏缺陷。偶有肺血流量大的患者可能会存在频繁的呼吸道感染和肺炎。这类患者较少发生充血性心力衰竭。大部分患者的生长发育是正常的。

2. 体格检查

体格检查时通常没有发现心脏增大的阳性体征。

小型 VSD 存在两类心脏杂音。第一类杂音为胸骨左缘的全收缩期响亮杂音（3/6～4/6 级），可伴有震颤，此类杂音多来自于膜周部 VSD。第二类杂音为心尖部的较柔和杂音（2/6 级），此类杂音多来自于肌部 VSD。

肌部 VSD 可能在每次收缩期间功能性的"闭合"，因为 VSD 周围心肌的收缩，所以在收缩中晚期缺损分流不明显。这导致杂音比膜性 VSD 的杂音短。杂音的性质是由于血液加速通过狭窄的缺损时出现不同音调的变化。

对于有较大缺损的患者，通过 P_2 的响度确定肺动脉压和通过心尖舒张期杂音确定肺血流量。在较小缺损的患者中，P_2 正常，舒张期无杂音；中等大小缺损的患者可有轻微的 P_2 亢进和柔和的心尖部舒张期杂音。

3. 心电图

大多数的小缺损患者中，心电图是正常的，说明肺血流量和肺动脉压水平是正常的或接近正常。左心室扩大表明肺血流量增加，肺动脉压变化不大。少数肺动脉压和肺血流量升高的患者有双心室扩大的表现。

4. 胸部 X 线片

心脏大小、左心房大小和肺血管与肺血流量相关。心影、肺野通常是正常的，或有肺纹理增多表现，但远不如在大型 VSD 和重度肺高压患者中的严重。

临床表现总结

在 VSD 中，分流的大小取决于缺损的大小，以及肺血管和全身血管阻力的相对水平。胸骨左缘有响亮、刺耳、全收缩期杂音是 VSD 的标志。其他临床症状和实验室检查可以反映血流动力学的改变。第二心音的改变，心尖部舒张期杂音的出现，以及心电图和胸部 X 线片的变化均可以反映分流的大小和肺动脉压的水平。

5. 自然病程

一般认为，小型或中型 VSD、肺血流量小于全身血流量的 2 倍且肺动脉压正常的患者具有正常的预期寿命。

他们患感染性心内膜炎的风险相对较低。少数膜周部 VSD 的患者（＜1%）发生主动脉瓣脱垂和反流。

大多数患者没有发生肺血管疾病的风险。一些肺血流量较大或肺动脉压升高的患者肺血管可能会缓慢地发生改变。

缺损不会扩大，至少75% 患者会自发闭合，通常发生在儿童早期，但也可能发生在成年期。

6. 超声心动图

小型 VSD，尤其是小梁部（肌部）VSD，在二维图像上可能不明显，但使用彩色多普勒很容易观察到。它们表现为穿过室间隔的彩色射流，提示左心室向右心室血液分流。

使用频谱多普勒测定过隔血流最大速度用于估算两侧心室之间的压力差，大的缺损引起右心室收缩压升高，表现为过隔低速血流束。在右心室收缩压正常的情况下，小的缺损具有高速分流信号，表明左右心室间压差较大。新生儿小型 VSD 也可能有低速分流，表明新生儿肺阻力和右心室压尚未下降。低速分流或右室向左室的分流，见于肺血管阻塞性疾病或右室流出道梗阻的年长患者。

小型 VSD 患者中，超声心动图显示左心房和左心室大小正常。中等大小 VSD 患者及容量超负荷患者中，左心房和左心室的大小可能会有所增加。

7. 心导管介入检查

有明确临床证据的小 VSD 患者，不需要进行心导管介入检查。对于中等大小缺损，有肺血流量增加，以及存在肺动脉高压的患者，可进行心导管介入以明确诊断并判断肺血流量和肺动脉压力水平。可以获得详细的血氧数据和压力数据。这些患者中的多数可能症状轻微或没有症状。

心导管介入检查在 4—5 岁之前进行，因为在该年龄之后缺损的自发闭合或缩小可能性减小，手术治疗可以预防肺血管疾病的发生。如果出现心力衰竭或其他症状，或者存在加速肺血管疾病的危险因素，如 21- 三体综合征，则在较早的年龄（出生后第 1 年）进行心导管介入检查。

8. 手术治疗

小型 VSD 患者的手术死亡率和并发症率通常高于未手术患者远期问题的发生率。因此不建议对这些患者进行手术。肺动脉压升高或肺血流量大于正常值 2 倍的患者应进行手术闭合 VSD。外科手术修补相对安全，手术后可以避免发生肺血管病变以及感染性心内膜炎。出现主动脉瓣脱垂或主动脉瓣反流的患者应接受 VSD 修补术，以防止其进展。

总结

在 VSD 中，分流的大小取决于缺损的大小，以及肺循环和体循环血管阻力的相对水平。胸骨左缘的全收缩期杂音是 VSD 的标志。其他临床和实验室检查反映了血流动力学的改变。第二心音的改变，心尖舒张期杂音的存在，心电图和胸部 X 线片的变化反映了分流的大小和肺动脉压的水平。

三、动脉导管未闭

动脉导管未闭（PDA）（图 4-10）是指主动脉和肺动脉干之间的交通持续存在。动脉导管由胚胎时期的左第六主动脉弓形成，其将左肺动脉近端连接到左锁骨下动脉下方的降主动脉。

正常情况下动脉导管在出生后 4 天内功能性关闭。虽然导管关闭的机制在很大程度上是未知的，但血氧张力升高和内源性前列腺素的减低是影响关闭的因素。

通过给予前列腺素合成酶抑制药，可以在早产儿中实现导管的药物性闭合。通过给予前列腺素可以维持导管通畅，缓解某些心脏畸形。

通过导管的血液分流方向和分流量大小取决于导管的大小、全身血管阻力和肺血管阻力的相对关系。

在胎儿循环中，导管较大，并且由于肺血管阻力超过全身血管阻力，血液是从右向左分流（从肺动脉到主动脉）。

出生后，随着肺阻力的下降，分流从主动脉转向肺动脉。PDA 患者中，主动脉和肺动脉的压力相等，血液流入肺动脉是因为肺血管阻力通常小于全身血管阻力。在动脉导管较小的患者中，

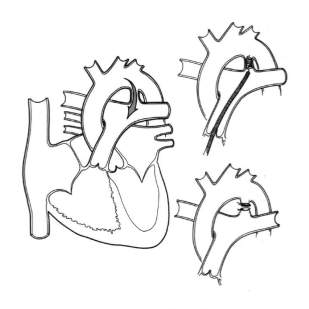

▲ 图 4-10 动脉导管未闭
动脉导管的分流，动脉导管封堵和动脉导管切断缝合示意

由于大血管之间的压力差异，分流方向也是从左向右。

PDA 血流动力学与 VSD 相似。随着出生后肺血管阻力下降，肺血流量增加。如果肺血流量很大，常出现由左心室负荷过大而发生的充血性心力衰竭。

1. 病史

PDA 多见于女性和早产儿。该病在 21- 三体综合征儿童中也很常见。在母亲妊娠早期患风疹感染的儿童中，PDA 是最常见的心脏异常。PDA 更常见于高海拔地区（超过 3000m）出生的儿童，证明氧气在促进导管闭合中的作用。

PDA 患者的临床表现各不相同，取决于导管的大小和肺血流量。很多患者是无症状的，只存在异常的心脏杂音。然而，有的患者在婴儿早期因为左心室负荷过重便出现充血性心力衰竭，尽管这种情况通常在出生后 2～3 个月不会发生。在早产儿中，心力衰竭出现较早，因为肺血管阻力下降较早。

有症状的儿童可能有频繁的呼吸道感染和易疲劳的临床表现。

2. 体格检查

(1) 连续性杂音：典型的阳性体征为左前胸左锁骨下持续、机械性的杂音。杂音可能伴随胸骨上切迹的震颤或明显搏动。由于体循环和肺循环之间的压力差及阻力差，血液在整个心动周期中均流经动脉导管。杂音可能不会持续整个心动周期，但通常会延伸到舒张期。但在出生后几个月内，杂音可能局限于收缩期，可能是因为肺动脉的舒张压更接近主动脉的舒张压。

(2) 脉压增大：临床体征类似于主动脉瓣反流。主动脉收缩压升高是因为进入主动脉的每搏量增加（正常心搏出量 + 通过分流的血量），舒张压降低是因为体循环血流进入肺循环。外周动脉搏动明显。小型 PDA 患者，血压正常；分流量较大的患者显示脉压增大。新生儿或小婴儿显著的桡动脉搏动提示 PDA 或主动脉缩窄。如果股动脉搏动有力，通常提示没有主动脉缩窄，但粗大的导管

可以削弱主动脉缩窄的表现（例如，应用前列腺素缓解主动脉缩窄患儿症状时，可能会使股动脉搏动恢复正常）。

(3) 舒张中期杂音与第二心音：与 VSD 一样，PDA 的严重程度可以从以下两个方面的体征进行评估：肺动脉瓣第二心音的强度和心尖舒张期杂音是否存在。肺动脉瓣第二心音在肺动脉高压时亢进，这可能是由于肺血流量增加或肺血管阻力增加引起。心尖舒张中期杂音提示 PDA 有大量的左向右分流，导致大量血流穿过正常的二尖瓣。

(4) 收缩期射血喀喇音：由于升主动脉扩张，常可听到主动脉收缩期射血的喀喇音。

(5) 肺血管阻力升高的表现：部分患者（通常年龄较大）肺血管阻力超过全身血管阻力，因此血流从肺动脉分流入主动脉。这类患者表现为柔和的收缩期杂音、肺动脉瓣第二心音亢进和上下肢差异性发绀。差异性发绀目测较难发现，但可以通过比较上肢和下肢脉搏血氧饱和度或动脉血气来明确，表现为下肢血氧饱和度的降低。

3. 心电图

PDA 的心电图表现与 VSD 相似，因为潜在的血流动力学表现都是左心室容量超负荷和右心室压力超负荷。

与 VSD 患者一样，可能存在以下 4 种情况。

① 正常：较小 PDA 患者中，正常心电图提示肺血流量、肺动脉压和肺血管阻力接近正常。

② 左心室和左心房扩大：许多 PDA 患者中，主要的血流动力学表现是左心房和左心室的容量超负荷（图 4-11）。该类患者肺动脉压接近正常。左心室肥大一般表现为 V_6 导联的 QRS 波群中 Q 波较大，R 波较高，T 波较高。

③ 双心室扩大 / 肥厚：合并肺动脉高压的婴儿和儿童中，右心室肥大与左心室扩大 / 肥厚并存。表现为左室和右室肥厚或者在心前区导联中高的 QRS 波群（70mm）。

④ 孤立性右心室肥大：孤立性右心室肥大可能存在于那些继发于肺血管疾病的肺血管阻力显著升高的患者。阻力升高减少了肺血流量，因此

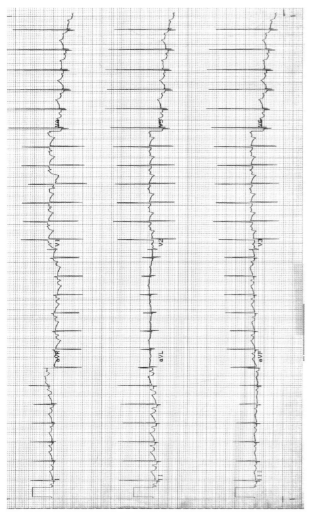

▲ 图 4-11 动脉导管未闭的心电图

正常 QRS 电轴。V_1 导联双向 P 波提示左心房扩大。V_6 导联深 Q 波和高 R 波提示左心室肥大 / 扩大

左心室不存在扩大 / 肥厚。

4. 胸部 X 线片

PDA 的胸部 X 线片表现（图 4-12）为肺血增多，左心房和左心室扩大；心脏和左心房大小的变化，取决于分流量不同。正常大小的心脏见于导管小或肺血管阻力明显增加的患者。通常主动脉结和肺动脉段都增大，尽管在婴儿中胸腺可能会遮挡主动脉结。

单纯的 PDA，由于左向右分流引起主动脉结增大。主动脉结增大是因为它不仅承担着体循环的搏出，而且还承担着通过分流到肺循环回流至左心系统的部分血液循环。

在本节讨论的其他左向右分流心脏畸形中，主动脉结正常或看起来很小。

因此，如果主动脉结明显增大，并怀疑左向右分流，必须考虑 PDA 的可能。

临床表现总结

PDA 的主要特征包括连续性杂音和脉压增大。次要特征由 $P=R \times Q$ 解释。肺动脉压表现为肺动脉瓣第二心音强度和心电图提示的右心室肥大。肺血流增加临床表现为心电图左心室肥大、胸部 X 线片心影增大和左心房扩大，以及充血性心力衰竭。心尖部舒张期杂音也反映了血流增加，但可能会被连续性杂音所掩盖。

5. 自然病程

PDA 患者的病程与之前描述的 VSD 患者相似。

小的 PDA 或中等大小 PDA 的患者术后恢复良好，并发症少。

肺血管病变可发生在较大的 PDA 患者，以及肺动脉高压和肺血流量增加的患者中。随着肺血管阻力升高，肺血流量下降。最终，肺血管阻力会超过体循环血管阻力，因此分流方向变成右向左。这类患者存在差异性发绀，表现为下肢发绀和上肢颜色正常。

与 VSD 患者发展为肺血管病变相类似，随着肺血管阻力的增加，充血性心力衰竭改善，舒张期杂音消退，左心室肥大和心肌肥大消失。

6. 超声心动图

通过二维超声，动脉导管未闭可能看起来相当大，直径超过单个分支肺动脉或主动脉弓的直径，特别是在患病或正在接受前列腺素治疗的新生儿中。

在如此大的导管中，由于大血管之间的压差很小，分流的速度很低（小于 1m/s）。然而分流的方向提供了重要的病理生理线索。

出生后肺血管阻力正常下降的婴儿中，从主动脉到肺动脉的分流是连续的，没有明显的从肺动脉到主动脉的分流。

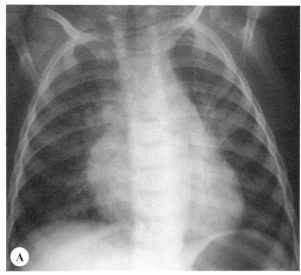

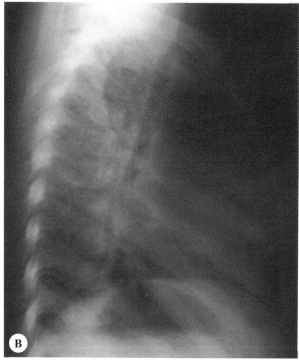

▲ 图 4-12　动脉导管未闭的胸部 X 线片表现心影增大、左心房扩大和肺血增多
A. 正位片；B. 侧位片

在异常高肺阻力的婴儿中，例如患"新生儿原发性肺动脉高压"或肺静脉回流梗阻的婴儿，以及某些类型的完全型肺静脉异位引流的患者中，导管分流主要是从肺动脉到主动脉。双向分流通常见于肺血管阻力和体循环血管阻力相似的情况，比如大导管合并完全型大动脉转位（肺阻力升高）或合并大的全身动静脉畸形时（体循环阻力降低）。

年龄较大患者的小导管可能表现为狭窄的彩色回波射流，代表从主动脉到肺动脉的高速湍流。在肺动脉压正常的患者中，多普勒显示从主动脉到肺动脉的高速连续信号；当计算肺动脉最大流速与测量的收缩压（相当于主动脉压）之间的压差时，最大流速有助于估计肺动脉收缩压。

7. 治疗

(1) 前列腺素合成酶抑制药（吲哚美辛、布洛芬和对乙酰氨基酚）：对于患有 PDA 的早产儿，通常通过口服或静脉内给予前列腺素合酶抑制药闭合。使用 3 次吲哚美辛（每 12 小时 1 次）或布洛芬（每 24 小时 1 次）可使 80% 以上的早产儿实现导管闭合，充足疗程的药物治疗可以提高成功率。对乙酰氨基酚（每 6 小时 1 次）也能达到类似的效果，其风险可能更低。肾功能不全和血小板减少是使用这些药物的相对禁忌证。

对于出生后 2 周龄以上的患者，药物治疗通常不理想，但仍有多种技术可用于闭合动脉导管。在无症状的婴儿中，有人曾建议直到孩子 1 岁时再关闭动脉导管；虽然等待时的风险极低，但自发闭合的发生率也很低。如果引发充血性心力衰竭，无论患者年龄和体重如何，都应关闭动脉导管。在大年龄儿童中，发现后即应关闭，而微小的"沉默导管"因为本身太小而没有持续性杂音，可能不需要干预。

(2) 动脉导管结扎术：这是一种历史悠久的治疗方法，于 1938 年由美国和欧洲的两组外科医生率先开展。

经典的手术为左外侧开胸，不需要体外循环。PDA 结扎时切割的风险极小，结果通常是极好的。手术可以在对吲哚美辛治疗无效的早产儿中进行。

为了避免开胸手术，可以在大龄儿中进行了胸腔镜手术，但这两种类型的手术在很大程度上已被动脉导管封堵术所取代。

(3) 动脉导管封堵术：使用多种可植入装置，动脉导管封堵术已成为一种标准治疗方法。使用导管输送可形成血栓的涤纶线弹簧圈（Gianturco弹簧圈）闭塞导管是一种广泛且成功使用的非外科手术技术。

封堵不完全、弹簧圈脱落至远端部位形成栓塞（需要延长手术时间进行回收）和长期辐射暴露仍然是最常见的并发症。长期研究数据表明，预后和风险至少与外科手术闭合效果相当。

由于闭合装置和输送导管尺寸的进步，该技术越来越多的应用于体重小于 2kg 的患者中；动脉导管的长度和形状是影响弹簧圈封堵成功的因素。

对于手术关闭动脉导管的患者，不需要进行心导管检查和心血管造影，因为体格检查和实验室检查可以明确诊断。然而，在婴儿中，可能需要主动脉造影以排除可疑的相关疾病，例如主动脉弓中断、血管环、肺动脉吊带，以及主肺动脉窗等，因为这些疾病难以通过临床手段和超声心动图完全排除。

总结

PDA 是主动脉和肺动脉之间的异常交通。它在早产儿，以及患有呼吸系统疾病、21- 三体综合征和先天性风疹综合征的足月儿中常见。血流动力学和许多临床表现与 VSD 相似，因为这两种病变都会引起左心室容量超负荷，并可能引起肺动脉高压。特征性的表现是连续的心脏杂音，以及由于流量和压力的特点而表现出的临床特点。几乎所有患者都需要关闭导管，且风险较低。

四、房间隔缺损

房间隔缺损（ASD）（图 4-13）多见于卵圆窝部，称为继发孔型 ASD。

静脉窦型 ASD 较少发生，其位于上腔静脉进入右心房的入口下方。这种类型可能与右上肺静脉与右心房或上腔静脉异位连接有关。

ASD 与卵圆孔未闭不同，卵圆孔未闭是卵圆窝区域心房之间的一个小开口或潜在开口。在许多婴儿和 1/4 的成年患者中，卵圆孔在解剖学上并没有封闭，仍然是一种潜在的交通。在左心房压力升高或左心房容量增大的情况下，卵圆孔可能会张开，导致心房水平的左向右分流。如果右心房压力升高，也可通过卵圆孔发生右向左分流。

ASD 通常很大，可以平衡心房压力。在舒张期，心房和心室的压力相等，因此分流的方向和大小只取决于心室的相对顺应性。

心室顺应性由心室壁的厚度和硬度决定。正常情况下，右心室更具顺应性（即比左心室扩张性更好），因为它比左心室薄得多。在任何充盈压下，右心室都能比左心室接受更多的血液（图 4-14）。

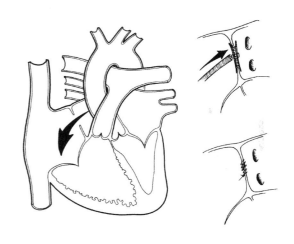

▲ 图 4-13　房间隔缺损的分流、房间隔缺损封堵和外科手术缝合示意

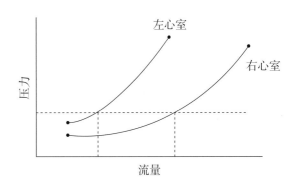

▲ 图 4-14　左右心室顺应性示意

大多数 ASD 患者中，相对的心室顺应性引起左向右分流，因此肺血流量通常是全身血流量的 3 倍。改变心室顺应性的因素影响分流的大小和方向。例如，由冠状动脉疾病引起的左心室心肌纤维化增加了左向右的分流。相反，如肺动脉狭窄引起的右心室肥大，便减少了左向右分流，如果右心室肥大显著，则可以导致右向左分流。

ASD 患者右心腔增大，主肺动脉增宽。ASD 的临床特征反映了这些心腔的扩大，以及右心系统和肺血流量的增加。ASD 患者的肺动脉压在儿童期通常是正常的。

1. 病史

从病史中获得信息可能有助于 ASD 的诊断。

继发孔型 ASD 中，女性的发生率是男性的 2～3 倍。

大多数患者在婴儿期和儿童期无症状，很少发生充血性心力衰竭，因为主要的血流动力学异常是右心室容量超负荷，而右心室对于容量超负荷具有很好的耐受性。

> 右心室是新月形的，因此它在静息时心腔内表面积很大。通过改变其形状，右心室可以增加其体积，而心肌纤维长度变化不大。
>
> 根据 Laplace 定律，T=p×r，心室壁张力（T）直接随压力（p）和半径（r）增加而变化。
>
> 右心室收缩压相对较低，半径相对较大。因此，尽管随着体积心室半径也增加了，但与已经很大的半径相比，这种增加对维持压力 – 体积关系所需的张力水平的增加相对较小。
>
> 随着容积的增加，右心室比左心室更能维持其压力 – 容积关系。

有时，相对无症状的 ASD 新生儿出生后的第一周表现为轻度发绀，随后变为无发绀。另一个典型的病是 Ebstein 畸形。一过性新生儿发绀提示心房水平右向左分流。新生儿右心室顺应性低是因为右心室壁厚，因为在出生前右心室长期承担着体循环压力。右心室肥大降低其顺应性（图 4–14），并导致右向左分流。随着肺血管阻力的下降，右心室顺应性和结构改善，因此分流变为从左到右。

ASD 可能在学龄前体格检查时发现，有时甚至在成年期才被发现，因为杂音很柔和，常被误认为是功能性杂音，或者给不配合或无法保持安静的幼儿检查时被掩盖。

2. 体格检查

主要的心脏体征与右心系统的血流量增加有关。右心室扩大可能导致心前区隆起。

特征性听诊杂音可以用于 ASD 的诊断。

(1) 第一心音亢进：亢进的第一心音位于三尖瓣听诊区。

(2) 收缩期射血杂音：收缩期射血杂音与右室搏出增加引起的湍流有关，位于肺动脉瓣听诊区。杂音为 1/6～3/6 级，很少伴有震颤。ASD 的收缩期杂音类似于功能性肺动脉血流杂音，但可以通过第二心音的典型特征和舒张期杂音的存在进行区分。

(3) 第二心音异常：第二心音异常对 ASD 的诊断有重要意义。典型的患者存在第二心音的宽分裂和固定分裂。

(4) 心音宽分裂：由于右心室射血量的增加而延长射血时间，致使肺动脉瓣关闭延迟导致的心音分裂。任何右心室射血量明显增加的情况都有心音宽分裂。

(5) 心音固定分裂：心音固定分裂意味着分裂的程度在吸气和呼气时无差别。固定分裂表明存在通过心房交通的左向右分流。因为分流的程度由相对心室顺应性决定，所以每次进入心室的血液的相对体积是恒定的，而无论从体静脉和肺静脉进入心房的血量如何。在吸气期间，全身静脉回流增加了心房中的血液总量，因此从左向右分流的血液减少。在呼气期间，全身静脉回流减少，因此从左向右分流的血液增加。在每个呼吸阶段，进入心室的相对血液量是恒定的，因此每次心室射血持续时间也是恒定的。

(6) 舒张中期杂音：左右胸骨下缘出现舒张中期杂音，其原因是三尖瓣血流增加。

3. 心电图

虽然心电图在继发孔型 ASD 患者可能是正常

的，但通常还是显示为异常的心电图。

ASD 患者右心房和右心室扩大，心电图表现为以下改变。

- 右心房扩大。
- 电轴右偏，通常为 +120°～+150°。
- 右心室扩大 / 肥厚。
- 导联 V_1 中的 RSR′ 型。

V_1 导联 QRS 波群在 ASD 的诊断中很重要（图 4-15）。95% 的 ASD 患者中，V_1 导联呈 RSR′ 型，且 R′ 高而宽。V_6 导联表现为 QRS 波群中的 S 波明显且宽阔。如果没有上述心电图发现，临床上诊断 ASD 是很困难的。

上述特殊的 QRS 波群也被称为不完全性右束支传导阻滞，它反映了右室容量的增加。传导系统无解剖学异常。正常儿童 V_1 导联和没有右心室扩大的先心病儿童，可发现一个 R′ 不高也不宽的 RSR′ 模式。心电图诊断右心室扩大的一个经验法则是 R′ 必须高于 R 波，且高于 5mm。但这种征象在 2 个月以下的婴儿中不太可靠。

4. 胸部 X 线片

胸部 X 线平片显示肺血增多，右心增大（图 4-16）。正位片上，肺动脉段突出，右心边界（右心房）增大突出。侧位片上，右心室扩大。左心房没有扩大，因为它很容易被 ASD 分流减压。因此，在肺血流量增加的情况下，没有食管移位或左心房扩大的其他迹象，表明心房之间有交通。

临床表现总结

ASD 患者中，第二心音固定分裂提示存在心房水平的分流。其他发现：肺动脉瓣听诊区射血杂音、三尖瓣舒张期杂音、心电图 RSR′、胸部 X 线片心影增大和肺血增加，每项均提示通过右心系统的血流量增加。几乎所有较大缺损 ASD 患者中，通过右心系统的血流通常是正常的 3 倍，而肺动脉压却是正常的。因此，与大多数其他形式的左向右分流相比，对病情严重程度的评估不那么令人担忧。

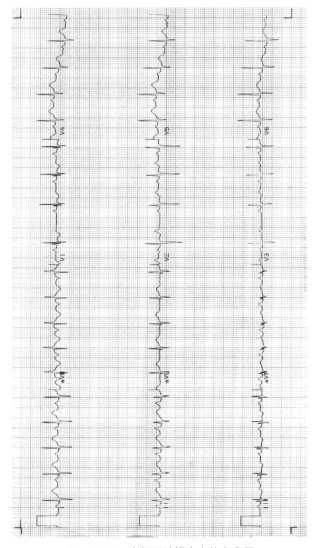

▲ 图 4-15　房间隔缺损患者的心电图

高 P 波提示右心房扩大。V_1 导联 RSR′ 型提示不完全性右束支传导阻滞。右心室肥大 / 扩大表现为 V_1 导联大 R′ 波和 V_6 导联深 S 波

5. 自然病程

ASD 患儿很少发生肺动脉高压，通常也无症状。没有症状是因为返回左心房的过多肺血通过缺损的左向右分流进入了右心系统。因此，左心室并没有接受过多的血流，充血性心力衰竭并不会像 VSD 那样发展。过多的容量负荷完全由右心室承担，由于其适应性强，右心室比左心室更能承受容量超负荷。只要肺阻力保持正常，右心室压也正常。在成年期，肺血管病变的发病率按照 10 年一个阶段，逐渐增加，尽管很少达到 VSD 或 PDA 患者的程度。最终，肺动脉高压会导致右心

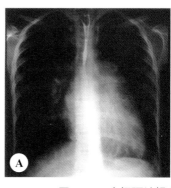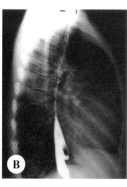

▲ 图 4-16 房间隔缺损患者的胸部 X 线片

A. 正位片，心影增大，肺血增加，肺动脉段突出；B. 侧位片，胸骨后间隙减小提示右心室扩大，如食管钡餐检查所示，左心房无扩大

室功能不全、右心衰竭、房性心律失常和右向左分流。未经治疗的 ASD 患者的平均寿命在 50 多岁左右。感染性心内膜炎在 ASD 中很少见，因为在心房间既没有高速血流，也没有显著的压力差。

6. 超声心动图

二维超声可显示房间隔"回声失落"区域。剑突下切面是 ASD 最好的观察切面，可以显示出房间隔和卵圆窝。彩色多普勒显示低速的左房至右房分流，说明心房之间压力相似。

部分型肺静脉异位引流与继发孔型 ASD 相关，必须用彩色多普勒检查明确诊断。静脉窦型 ASD 位于头侧，与卵圆窝部 ASD 不同；缺损出现在上腔静脉汇入右心房处附近。部分型肺静脉异位引流常合并静脉窦型 ASD。可通过彩色多普勒看到右上肺静脉与上腔静脉在右心房交界处汇合。

在较大缺损的 ASD 中可看到右心房、右心室扩大，肺动脉增宽，但左心大小保持正常。

当存在"生理性"三尖瓣反流和肺动脉瓣关闭不全时，右心室和肺动脉压力测量显示正常。

超声心动图有助于排除可能合并的相关异常，如永存左上腔静脉。

7. 心导管介入检查

大多数患者无须进行心导管检查，因为通过其他方法很容易明确诊断。心导管检查是用于明确特定的解剖学或血流动力学异常，或者直接进行 ASD 封堵术。在大多数继发孔型 ASD 儿童中，

除非计划行封堵手术，否则不需要进行心导管介入检查。怀疑部分性肺静脉异位引流的患者，特别是静脉窦型 ASD 的患者，可以考虑心导管介入检查。

心导管介入检查显示左向右分流心房水平，右心房侧血氧饱和度大幅增加，血氧维持在较高水平。儿童 ASD 肺动脉压力通常是正常的。右心室和肺动脉之间可能出现 10～20mmHg 的压差，这是由于血流量增加，而不是右心室流出道梗阻。左心房、右心房压力相等，左心房压力低于正常值。

如果将对比剂注射到肺动脉中，则肺静脉在 2～3s 后显影。由于肺循环血容量增加造成对比剂稀释，这对明确肺静脉异位引流的确切部位有一定难度，但肺动脉造影仍可被用来识别有无肺静脉异位引流。

8. 手术治疗

在大多数临床确诊的 ASD 患儿中，均应通过手术或经导管介入封堵 ASD。

较小的 ASD 和肺血流量低于正常值 2 倍的患者可能不需要干预。手术的最佳年龄是 3—5 岁，因为许多继发孔型 ASD 在该年龄时已经闭合或足够微小，无须进行干预。超过该年龄后，很难再自然闭合。

(1) 外科手术：虽然手术需要体外循环，但手术风险很低，通常住院时间也很短。最常见的短期并发症是心包切开综合征。很少有患者出现远期并发症。

(2) 介入封堵术：封堵器装置由金属支撑骨架构成，类似于以哑铃构造连接的伞或双伞结构。经导管植入的封堵器已成为许多继发孔型 ASD 患儿的标准术式。

目前，封堵器可以通过相对小的导管进行释放植入。有计划地安排婴儿期以后进行手术，可以最大限度地降低血管损伤的风险。由于缺损有变小的可能，因此很少有婴儿需要早期手术。

多发 ASD 或 ASD 周围边缘缺失的患者不适合介入封堵。部分型肺静脉异位引流的儿童不适合介入封堵，应进行外科手术。心导管介入过程

中，进行经食管超声心动图检查有助于识别患儿是否存在其他解剖异常。

经导管介入封堵术的远期安全性和有效性与外科手术相似。

总结

ASD 在女性中更常见，比大多数先天性心脏病发现晚，甚至直到成年才被发现。很少在儿童时期出现心力衰竭。体格检查、心电图、胸部 X 线片和超声心动图通常足以诊断该病，并为封堵做准备。较大的 ASD 应在儿童期接受外科手术或介入封堵治疗，以防止成年后出现并发症。

五、房室间隔缺损

房室间隔缺损（AVSD）（图 4-17）是一个涵盖了在心内膜垫形成过程中一系列异常的心脏畸形的术语。心脏发育过程中，心内膜垫的组成包括房间隔的下部、室间隔的上部，以及二尖瓣和三尖瓣的隔瓣。因此，心内膜垫各部分的发育异常导致其存在几种不同类型的畸形。

最简单的畸形是部分型 AVSD（原发孔缺损或部分性房室通道），包括邻近二尖瓣环的低位 ASD，常伴有二尖瓣前叶裂，其可致二尖瓣反流。

其他类型中，原发孔房缺与邻近的 VSD 是连续的。在这种情况下，产生的缺损穿过二尖瓣瓣环和三尖瓣瓣环，导致隔瓣的缺失，称为完全型 AVSD。

某些类型的完全型 AVSD 中，其中一个心室及其部分房室瓣叶发育不良，称其为房室管不平衡。在极端情况下，这与单心室类似。

AVSD 有三种主要的血流动力学异常。

第一种异常是由于心房水平的左向右分流，导致右心房和右心室容量超负荷和肺过度循环。即使 AVSD 累及部分室间隔，房室瓣水平上方的心房水平也会发生相当大的分流。

第二种异常是二尖瓣反流。这增加了左心室容量，因为左心室不仅处理正常心搏出量，而且

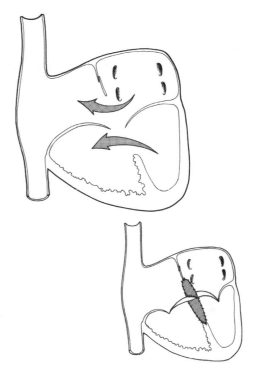

▲ 图 4-17　房室间隔缺损（心内膜垫缺损或房室通道）的分流方向和外科修补示意

还处理反流量。与孤立性二尖瓣反流相反，左心房并不扩大，因为它可以通过 ASD 分流减压。

第三种异常是不同程度的肺动脉高压。一般来说，VSD 越严重，肺动脉压越高，即使心室水平分流很少。肺动脉高压与肺血管阻力和肺血流量相关。

1. 病史

AVSD 患者的病史差异很大。一般来说，患者间隔缺损越大和二尖瓣畸形越重，其症状出现得越早。完全性 AVSD 婴儿通常在出生后几周或几个月内发生充血性心力衰竭。与继发孔型 ASD 一样，伴有少量二尖瓣反流的原发孔 ASD 患者可能无症状。

充血性心力衰竭的常见症状：生长发育差和频繁的呼吸道感染。轻度发绀可能与肺内右向左分流、下腔静脉血液通过缺损进入左心系统，以及合并的肺血管病变有关。即使患者无症状，出生后早期也常可听到心脏杂音。

AVSD 常与 21- 三体综合征相关。因此，对于

有心脏病的 21- 三体综合征患儿，首先考虑的先心病是 AVSD。

2. 体格检查

患儿的一般外观正常，但充血性心力衰竭的婴儿可有消瘦、呼吸急促。在心脏增大的患者中，可见心前区隆起和心尖搏动向左下移位。

心脏听诊具有多样性，但可特征性反映二尖瓣反流和心房水平的左向右分流。原发孔 ASD 和二尖瓣裂患者，可能有五种表现。

(1) 二尖瓣反流的心尖区全收缩期杂音：这种心尖区的全收缩期杂音可向腋窝传导，可伴有震颤。没有二尖瓣反流杂音并不能排除二尖瓣裂。

(2) 心尖区舒张期中期杂音：这种心尖区低音调的舒张中期杂音可出现在二尖瓣反流量较大的患者中，反映了通过二尖瓣的前向血流增加。

(3) 肺动脉瓣听诊区收缩期喷射性杂音：这种杂音在特征和起源上与继发孔型 ASD 的肺动脉血流杂音相似。它与血流量增加有关，而不是右室流出道梗阻。

(4) 第二心音宽分裂和固定分裂：第二个心音异常提示心房水平有分流。如果同时存在肺动脉高压，肺动脉瓣区的第二心音可亢进，心音分裂变窄。

(5) 三尖瓣听诊区舒张中期杂音：由于心房水平的左向右分流，大量的血流穿过三尖瓣。

这五种杂音是可预料到的结果，而且一些患者还可以听到 VSD 的杂音。

令人惊讶的是，少数合并肺血管病变的患者杂音可能比较柔和，但肺动脉瓣区的第二心音比较亢进。

3. 心电图

AVSD 的心电图是诊断性的（图 4-18）。通常可观察到 5 个特征。

(1) 电轴左偏。这是由于心室内传导系统的位置异常所致。因 VSD 而移位的希氏束沿着室间隔的后面进入。心室除极自下至上，一般从右向左。这会导致电轴左偏。电轴范围为 –150°～0°；肺动脉压升高后右心室肥大可使电轴左偏加重。

(2) PR 间期延长。这可能与希氏束走行较长以

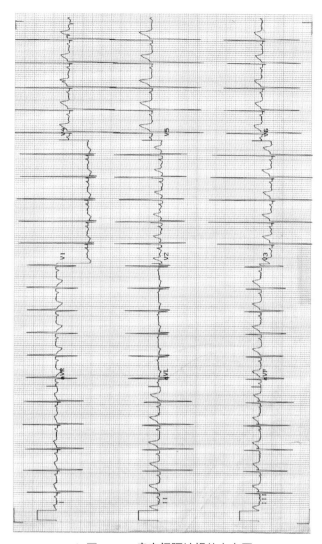

▲ 图 4-18　房室间隔缺损的心电图
电轴 -75°。2 月龄的婴儿，双心室肥大 / 扩大。V₁ 导联中有 RSR′ 图形

及发育异常的房室结有关。

(3) 心房扩大。

(4) 心室扩大 / 肥厚。通常出现双心室扩大 / 肥厚；左心室肥大表明左心室容量超负荷，右心室扩大 / 肥厚是由右心室容量增加和肺动脉高压引起的。尽管心室传导顺序异常，但胸导联可以准确预测心室肥大。

(5) RSR′ 型。由于右心室容量增加，V₁ 导联出现 RSR′ 型。R′ 的高度反映右心室压力的水平。

后三个特征反映了心脏的血流动力学情况，并且根据相应心室上的容积和压力的变化而不同。因此，这有助于评估异常的血流动力学特征。

4. 胸部 X 线片

除肺血增加外，还有不同程度的心影增大。由于左向右分流和二尖瓣反流导致左心室扩大，心脏体积增大。由于二尖瓣反流的存在，心影增大会大于预期的肺血增加（图 4-19）。可能存在左心房扩大，尽管增大的程度不如同等大小的 VSD 患者那么明显。右心扩大。

临床表现总结

临床表现和实验室检查结果差异很大，心电图特征是 AVSD 的最佳诊断。听诊、心电图和胸部 X 线片检查结果反映了三种潜在的血流动力学异常：二尖瓣反流、肺动脉高压和心房水平的左向右分流。

5. 自然病程

完全型 AVSD 患者在婴儿期便出现顽固性心力衰竭，这促使在准备手术时需进行药物治疗。其在童年时期就会出现肺血管病变。尽管可能出现肺血管病变，以及二尖瓣反流的加重，原发孔 ASD 并轻度二尖瓣反流患者（部分型 AVSD）成年后亦可无症状。

6. 超声心动图

完全型 AVSD 的二维超声易于判读：四腔心

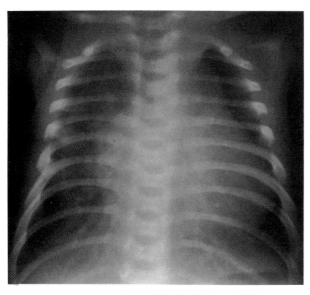

▲ 图 4-19　房室间隔缺损的胸部 X 线片
心影增大和肺血增加

切面或心尖切面可显示两组房室瓣都有一个大的共同中央瓣叶，横跨房间隔和室间隔的一个大的"回声失落"（图 4-20）。如果存在心室大小不平衡的情况，超声也可以明确显示。彩色多普勒可判断房室瓣反流程度。此切面还可以排除永存左上腔静脉或 PDA 等合并病变。

超声显示部分型 AVSD 两个明显分离的房室瓣环。并不会显示由于三尖瓣隔瓣附着点略向下，向心尖"偏移"的正常现象。部分型 AVSD 超

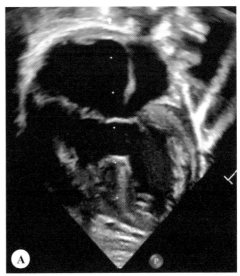

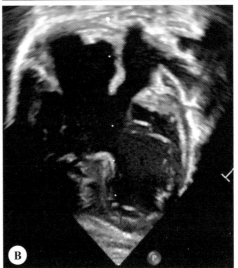

▲ 图 4-20　房室间隔缺损的超声心动图
A. 收缩期心尖四腔心切面，房室瓣膜关闭，桥瓣跨过空间隔；B. 舒张期打开的房室瓣膜，在这个切面可以很好地显示房室间隔缺损的大小和室间隔缺损与原发房间隔缺损之间没有任何组织

声显示的严重程度差异很大，可以从大的原发孔 ASD 到二尖瓣前叶的孤立性裂隙，后者可出现二尖瓣反流。

在 AVSD 和肺血流过多的情况下，左心房和左心室不出现扩大，除非存在大量的二尖瓣反流。右心房和右心室扩大。右心室肥大是由于肺动脉高压引起的。

7. 心导管介入检查

如果超声心动图能够清楚地显示解剖和生理，则不一定需要进行心导管介入检查。心房水平右心房侧发现血氧饱和度大幅增加。有时在心室水平也可发现血氧的增加，但由于心房水平血氧增加得更明显，掩盖了心室水平的分流。可以发现轻微的右向左分流，无论是在心房水平或肺内水平（由于肺过度循环和水肿）。大的右向左分流提示肺循环阻力超过全身阻力或存在其他相关异常（例如无顶冠状静脉窦）。肺动脉压力从正常水平到等于体循环压力水平，后者提示完全型 AVSD。

左心室造影显示左心室特征性异常，称为"鹅颈症"。由于存在缺损的下边缘，以及与附着在室间隔上的异常腱索，从前后位上看，左心室的内侧缘呈凹状。也可发现二尖瓣反流。在左前斜位摄片或左心室造影四腔心位摄片时，可以显示勾画出常见的房室瓣。

8. 手术治疗

无症状或症状轻微的原发孔 ASD 并二尖瓣叶裂患者中，手术可以推迟到婴儿期以后进行，其手术风险低。关闭 ASD 缺损，缝合二尖瓣裂，可大大降低二尖瓣反流程度。

对于完全性 AVSD 患者，小月龄有症状的婴儿往往对药物治疗反应不佳，需要进行矫正手术。作者通常推荐患儿 2～3 月龄时行矫治手术。生后 6～9 个月发生肺血管病变的风险很高，尤其是 21- 三体综合征患者。

总结

AVSD 包括了一组异常，涉及特殊部位的房室间隔和邻近的房室瓣。临床表现和实验室检查提示存在心房水平的左向右分流和二尖瓣反流。心电图显示电轴左偏，心房扩大和心室肥大，不完全性右束支传导阻滞。胸部 X 线片检查显示全心腔扩大。超声心动图可以清楚地识别出异常的解剖细节。该缺损的解剖学特点使手术矫正更为复杂。

左向右分流疾病的总结

对于左向右分流的心脏病我们可以做出一些概括，这有助于理解其血流动力学，并可应用于其他病变，比如第 6 章讨论的混合性病变。

发生在二尖瓣远端的分流（VSD、PDA）具有某些一般特征。通过缺损的流量取决于缺损的大小，以及肺循环和体循环的相对阻力。因此，收缩期是引起分流的主要时期。左心系统承担容量负荷，可导致充血性心力衰竭。左心房扩大、心尖舒张期杂音和左心室肥大是左心容量超负荷的表现。

发生在二尖瓣水平近端的分流（ASD）具有其他特征。分流取决于心室的相对顺应性，因此，舒张期是引起分流的主要时期。在无其他合并症的心脏畸形中，充血性心力衰竭并不常见，右心室承担容量负荷。左心房一般无增大。心电图显示右心室容量超负荷，可出现三尖瓣区舒张期杂音。

几乎所有患者的手术效果都很好，尽管一些婴儿的二尖瓣病变严重，需要人工置换。手术引起的房室传导阻滞不常见，但膜周部 VSD 修补手术常见一些。肺动脉环缩在少数情况下是有益的，尤其是对于心室或房室瓣大小严重不平衡的患者。

表 4-1 列出了与肺血流量增加相关的四种主要无症状病症的特征和典型表现。

表 4-1　无发绀和肺血流量增加的缺损总结（左向右分流）

畸形类别	主要相关的综合征	病史			体格检查			
		性别	充血性心力衰竭	首次听到杂音年龄	脉压	震颤	杂音	S_2 分裂
房间隔缺损	心手综合征	女>男	罕见	5 岁	正常	罕见	肺动脉瓣区 I～III 级收缩期喷射样杂音；三尖瓣区舒张中期隆隆样杂音	固定分裂宽分裂
室间隔缺损	21- 三体综合征、13- 三体综合征、18- 三体综合征	男>女	±1～2 月龄出现	6 周	正常	心前区	胸骨左缘 IV 级全收缩期杂音；二尖瓣区舒张中期隆隆样杂音	正常
动脉导管未闭	低出生体重，风疹感染	女>男	±1～2 月龄出现	婴儿期	增大	心前区偏上（±）；胸骨上切迹（±）	连续性（成人）或收缩期喷射样杂音（新生儿）；心尖部舒张中期隆隆样杂音	正常
房室间隔缺损	21- 三体综合征	女=男	±1～2 月龄出现	婴儿期	正常	心尖部（±）	I～IV 级心尖部全收缩期杂音；肺动脉瓣区收缩期喷射样杂音；舒张中期隆隆样杂音	固定分裂宽分裂

畸形类别	心电图				胸部 X 线	
	电轴	心房扩大	心室肥大 / 扩大	其他	左心房扩大	主动脉结增大
房间隔缺损	正常或右偏	正常或右心房	右心室	不完全性右束支传导阻滞（V_1 导联 RSR'）	无	无
室间隔缺损	正常或右偏	正常或左心房	无（小缺损）；左心室（中缺损）；右心室（肺动脉高压）；双心室（大缺损）		有	无
动脉导管未闭	正常	正常或左心房	无（小缺损）；左心室（中缺损）；右心室（肺动脉高压）；双心室（大缺损）		有	有
房室间隔缺损	左偏	右心房、左心房、双心房	双心室	不完全性右束支传导阻滞（V_1 导联 RSR'）	有	无

±. 可能存在或不存在

第5章 儿童血流梗阻性心脏病
Conditions obstructing blood flow in children

陈 瑞 徐啟腾 译

尽管导致心脏血流梗阻的心脏病在儿童中较为常见，但像二尖瓣狭窄这样导致流入道梗阻的情况相对较少。因此，本章将重点介绍主动脉缩窄、主动脉瓣狭窄和肺动脉瓣狭窄。

这些梗阻性心脏病会对循环产生两个主要影响：①梗阻部位的血流变为湍流，导致收缩期射血杂音和梗阻远端大血管扩张；②梗阻近端收缩压升高，导致心肌肥厚，程度与梗阻严重程度呈正相关。

不同患者的梗阻程度有很大的差异。梗阻处可通过孔径越小，将相同心排血量经梗阻处排出所需的收缩压就越高。此原则可用以下公式表示。

$$孔口尺寸 = 常数 \times \frac{心排血量}{\sqrt{梗阻处压差}}$$

梗阻主要引起心肌肥厚，而非心室扩张。

儿童时期，心脏通常可在不扩张的情况下维持升高的心室收缩压。最终，由于心肌纤维化的发生，可能会出现心室扩大。心肌纤维化发生的原因是心肌供氧失衡。多数儿童中，冠状动脉的血流正常，但其心肌需氧量随心室肥大而增加。

心肌耗氧主要用于产生心肌张力，因此心肌需氧量与心室收缩压水平及心脏须产生该压力水平的频率直接相关。因此，心室收缩压升高和心动过速会显著增加心肌需氧量。

运动时，梗阻性病变会导致心肌需氧量进一步增加，原因如下：①心排血量增加，因此，根据上述公式，心室收缩压也会升高；②运动时心率增快。

若不能满足增加的心肌需氧量，则会发生心肌缺血，最终导致心肌纤维化。这些心肌变化会随时间发生，并出现症状、体征。心肌纤维化发展到一定程度后，心室的收缩性能会受到影响，继而发生心室扩张和心脏增大，同时可能出现舒张功能障碍。

梗阻性心脏病患者的肺血管是正常的，因为心脏两侧的心排血量相等且正常，不存在分流。

患有梗阻性病变的儿童通常没有明显症状，但梗阻严重时会导致患儿在新生儿和婴儿期即发生充血性心力衰竭。

一、主动脉缩窄

主动脉缩窄（图5-1）是指发生于动脉导管对侧的降主动脉狭窄。

主动脉缩窄传统上是根据狭窄段与动脉导管或动脉韧带的位置关系进行界定的。这种位置关系被分为导管前和导管后。然而，几乎所有的主动脉缩窄段均邻近动脉导管（即位于动脉导管对侧的主动脉壁）。

主动脉缩窄可以表现为主动脉的局限性狭窄，也可以表现为主动脉弓和近端降主动脉的管状发育不良。一般来说，主动脉弓管状发育不良的患者在新生儿期或婴儿早期即可出现心力衰竭。在年龄较大的儿童中，主动脉缩窄通常是非连续且位于左锁骨下动脉开口的远端。术前治疗和矫治手术方案主要取决于具体病变情况（例如主动脉弓发

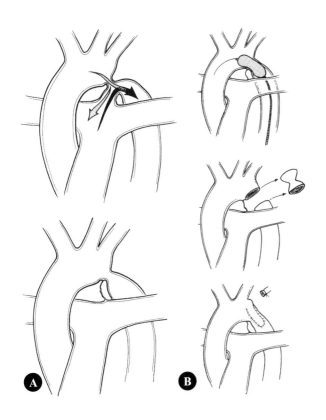

▲ 图 5-1　主动脉缩窄

A. 动脉导管闭合前后的中央血液循环；B. 治疗方法选择

育不良），而非缩窄段与导管的位置关系。

主动脉缩窄远端的降主动脉通常表现为狭窄后扩张。至少 50% 的患者合并有主动脉瓣二叶畸形。

主动脉缩窄引起左心室排血的机械性梗阻。缩窄段近端压力升高，远端压力可正常或降低，这种血压差异是主动脉缩窄的主要诊断特征。缩窄段近端和远端压差的存在可导致高压升主动脉和低压降主动脉之间侧支动脉形成。

当存在压差时，任何血管系统中都可能出现侧支血管。这些血管是由连接高压和低压区域间自然存在的小动脉扩张而来。血液通过这些桥接血管且流量缓慢增加，最终导致血管扩张。乳内动脉和肋间动脉是主动脉缩窄时最常见的侧支血管。

此外，缩窄段近端升高的收缩压将导致左心室代偿性肥厚。

（一）病史

尽管多数主动脉缩窄患儿在整个儿童期都没

有症状，但 10% 的患儿在新生儿期或婴儿早期即出现充血性心力衰竭。对于后者，对病变的识别非常重要，因为适当的治疗可以挽救生命。

年龄较大的患儿很少出现充血性心力衰竭，而是表现为头痛等症状，这与上半身高收缩压有关。胸痛在儿童期和青少年时期是很常见的症状，多为良性，偶尔也发生于主动脉缩窄的患者中，提示患者可能合并有继发于严重左心室肥大的心肌缺血。

主动脉缩窄更多见于男性，男女比例为1.5∶1。女性主动脉缩窄患者应排除 Turner 综合征，适当时可进行染色体分析。一些 Turner 综合征的患者症状隐匿，容易漏诊。

若未引起充血性心力衰竭，主动脉缩窄可能被忽视，直到患者在学龄前期查体听到心脏杂音或发现高血压才被发现。

（二）体格检查

多数患者生长发育正常，部分患者体格健壮。在新生儿或婴儿中，可能存在充血性心力衰竭表现且程度严重。由于肺水肿和末梢灌注不良，可能出现轻度肢端发绀和皮肤斑纹，但这些症状在寒冷状态下的健康婴儿中也较为常见。

主动脉缩窄的临床诊断依赖于对上下肢血压差异的识别，可通过触诊桡动脉和股动脉来进行推断。若发现两者之间存在实质性差异，应怀疑主动脉缩窄。

此外，在婴儿中发现非常明显的轻快桡动脉搏动时，应该考虑主动脉缩窄。因为在该年龄组中，桡动脉搏动通常较难触及。

无论股动脉搏动减弱与否，每个有心脏杂音的儿童均应测量双侧上肢及一侧下肢的血压。许多患者因"股动脉搏动可触及"而被漏诊主动脉缩窄。

血压应通过直接听诊的方法或采用自动化仪器（见第 1 章）进行检测。血压袖带须宽度适当，应选择使用适合肢体的最大袖带。非心脏病患者的上下肢血压应相同。若上肢血压比下肢高20mmHg 或更多，则认为差异显著，提示主动脉缩窄。使用尺寸不合适的袖带时可人为增加下肢血压检测值，导致收缩压压差判断有误。

在继发于主动脉严重缩窄的充血性心力衰竭婴儿中，上下肢血压值可能相近，但均处于较低水平，因其心排血量过度降低。然而，此类婴儿状态恢复稳定后，其上下肢压差通常较为明显。

无论是自然开放的还是使用前列腺素维持开放的动脉导管均可使主动脉缩窄的新生儿病情得到缓解并平衡上下肢血压，因为动脉导管的主动脉端可提供旁路绕过梗阻。

心脏检查可能显示心脏扩大。胸骨上切迹触诊有明显的主动脉搏动，合并主动脉二叶瓣的患者可能有震颤。胸骨边缘、顶端，以及背部左侧肩胛骨和脊柱之间的第 4 肋间隙处可闻及喷射性杂音。杂音一般为 2/6～3/6 级。多数较大的主动脉缩窄患者可在近脊柱的左背部闻及杂音。

常可闻及主动脉收缩期喷射音，提示合并主动脉瓣二叶畸形导致升主动脉扩张。第二心音中主动脉瓣部分的响度可能会增强。对于充血性心力衰竭的婴儿，阳性听诊结果可能被掩盖，直到心脏功能得到改善。

（三）心电图

心电图表现随患者的年龄改变。

1. 新生儿

在新生儿期和婴儿早期，心电图通常显示右心室肥大。

对于这一看似矛盾的发现，存在几种解释。若动脉导管尚通畅，由于肺动脉和动脉导管间存在交通，导致右心室需持续负荷体循环施加的阻力。在其他主动脉缩窄、动脉导管未闭的患者中，心电图表现右心室肥大为左心室发育不全所致。右心室肥大也可被左心室衰竭继发的肺动脉高压解释。正常情况下，胎儿右心室的负荷量约占双侧心室总输出量的 60%。对于主动脉缩窄患者，由于较少血液能够穿过左心室并通过狭窄的主动脉峡部，该占比可能会进一步增加。

无论原因如何，有症状的主动脉缩窄婴儿的

典型心电图表现为右心室肥大，严重的"负担"可能反映为左心前区导联的 T 波倒置。随后，心电图表现逐渐转变为左心室肥大。

2. 较大的婴儿

在患有严重主动脉缩窄的较大婴儿或合并主动脉流出道梗阻和左室心内膜弹力纤维增生症（心内膜下瘢痕形成）的婴儿中，心电图左心前区导联表现为左心室肥大、T 波倒置和 ST 段压低。

3. 较大的患者

在较大的主动脉缩窄患者中，心电图心前区导联表现为左心室肥大或正常。

（四）胸部 X 线检查

在有症状的婴儿中，存在明显的心影扩大，主要为左心室和左心房扩大。肺野显示弥漫性网状的肺水肿及肺静脉淤血表现。

在年龄较大的儿童中，心影的大小和肺血管系统通常是正常的。

胸部 X 线片上可见降主动脉，通常为主动脉缩窄的诊断依据，提示狭窄后扩张。钡剂显示有"E"字征。"E"的上半部分由靠近缩窄的主动脉段形成，下半部分由狭窄后扩张导致的钡剂偏位形成。在胸部 X 线片上，通常在胸主动脉的左侧可见 3 形软组织密度影，与钡剂表现呈镜像关系。"3"的上半部分代表主动脉结，下半部分代表狭窄后扩张。这些表现有助于评估缩窄范围。

合并主动脉瓣二叶畸形时，升主动脉可能会突出。

肋骨切迹（图 5-2）在较大的儿童和青少年患者中可能较为明显，但并非所有主动脉缩窄患者均有该切迹。由于作为侧支的肋间动脉增大扭曲，导致上肋的下缘呈扇形。

临床表现总结

无论患者是充血性心力衰竭还是无症状，其临床诊断均取决于上下肢压差。其他表现，如心电图和胸部 X 线检查，可反映病情严重程度。胸部 X 线检查显示升主动脉突出、心尖部收缩期喷射音提示合并主动脉瓣二叶畸形。

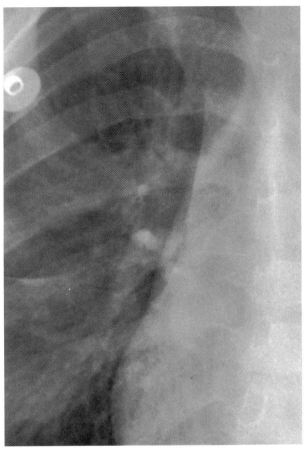

▲ 图 5-2 主动脉缩窄患者胸部 X 线片，可见肋骨切迹

（五）自然病程

主动脉缩窄手术矫治后，其吻合口部位可能无法按比例与主动脉直径共同生长。因此，可能会发生再缩窄，患者长大后通常需要二次手术。这种情况在婴儿期即接受手术治疗的主动脉弓明显发育不良患儿中更为常见。所有患者的术后随访均应定期测量上下肢血压。

主动脉缩窄的患者中一半合并有主动脉瓣二叶畸形，其发生心内膜炎的风险高于主动脉瓣正常的患者，但多数患者不建议应用抗生素预防感染（见第 12 章）。主动脉瓣二叶畸形的长期病程多变，因为随着年龄增长，二叶瓣的瓣膜可能会逐渐出现反流或狭窄，最终需手术治疗。

部分患者术后出现四肢持续性高血压，原因尚不清楚，但似乎与肾素和血管紧张素水平升高无关。在矫治效果良好的主动脉缩窄患者中也有血管反应性异常的发生。术后，一些静息血压正常的患者运动时也可能会出现夸张的高血压反应，此类高血压需要干预治疗。诊断和手术矫治的延误会增加终生系统性高血压的风险。

（六）超声心动图

通常将超声探头置于胸骨上切迹附近时可获得最佳主动脉弓超声切面，可显示缩窄部位的狭窄情况。一些患者的主动脉弓横部发育不良可一直延伸至缩窄部。位于缩窄段远端的胸降主动脉的近端可能尺寸正常，也可能有轻微扩张，代表了狭窄后扩张。

彩色多普勒显示狭窄处信号紊乱（湍流），频谱多普勒显示自主动脉弓横部至降主动脉连续性高速血流（从收缩期至舒张期）。

新生儿动脉导管粗大时，主动脉缩窄的诊断较困难，此类患者中动脉导管的血流为双向分流，通常以右向左（肺动脉至主动脉）分流为主，这是超声心动图诊断的一个重要线索。

超声心动图可快速评估左心室尺寸、功能和肥厚情况，也可诊断可能存在的合并畸形，如主动脉瓣二叶畸形、二尖瓣畸形和室间隔缺损。

（七）心导管检查和血管造影

通常，临床表现和超声心动图足以对主动脉缩窄进行诊断，不必行诊断性心导管检查和血管造影，除非与球囊扩张一同进行。

除了动脉导管粗大的新生儿，患者的血氧测定通常正常。压力测量显示缩窄段近端收缩期高血压，缩窄部位存在压差。在回撤导管并通过病变部位时，压力测量记录通常有显著的特征性改变。

（八）治疗

1. 术前内科治疗

主动脉缩窄的婴儿若出现充血性心力衰竭，通常几小时内内科治疗有效，随后可成功进行手术矫治。内科治疗无法快速起效或应用前列腺素无法重新开放动脉导管的婴儿，可能需要急诊手术，手术风险较高。

2. 术前准备的评估

为制订合适的手术方案，可通过整合体格检查信息，并应用超声心动图、血管造影、MRI/MRA、CTA 直接显示病变等方式以明确主动脉缩窄的确切病变位置。

缩窄的远端范围可通过识别狭窄后扩张来辨别，近端范围可通过测量双上肢血压来辨别。通常，双上肢血压相近表明缩窄处位于左锁骨下动脉远端。偶尔，左上肢的血压低于右上肢，说明主动脉缩窄段涉及范围较长：主动脉弓横部发育不良，可能包含左锁骨下动脉开口。

超声心动图的图像往往受到年长患者体格的限制。MRI/MRA 和 CTA 尤其适用于青少年和成人主动脉缩窄患者，因为该类患者的主动脉段缩窄在整个心动周期中几乎没有发生位移。

对于有心力衰竭的婴儿，诊断可能较为困难，采用主动脉造影、MRI/MRA 或 CTA 可能会有所帮助。

3. 手术

两种主要的手术方式已被广泛应用。

(1) 切除和端端吻合：切除孤立的缩窄段，重新吻合主动脉两端。椭圆形切口可减少患者生长和（或）瘢痕收缩导致的吻合口变窄。

(2) 锁骨下动脉皮瓣修补主动脉：对于主动脉发育不全或长段狭窄的患者，可于远端横断左锁骨下动脉，纵行剖开以制作活组织皮瓣，用于扩大狭窄段。早期有人尝试用人造补片或心包补片来拓宽狭窄段，但常会导致远期动脉瘤的形成。

虽然手术的长期结果很好，但所有手术技术均有远期再狭窄的风险。多数患者在确诊主动脉缩窄后应立即接受手术治疗。低胎龄、低体重的早产儿可通过静脉应用前列腺素缓解病情，以使其存活到体重接近足月儿。如此可提高手术矫治效果，将远期再狭窄的风险降至最低。单纯主动脉缩窄的患者手术死亡率低（低于 1/400）。

伴有严重合并畸形（如巨大室间隔缺损，左心室流出道狭窄，以及容积和压力负荷导致的左心衰竭）的婴儿可能适合行分期手术。先进行主动脉缩窄矫治，以及肺动脉环缩通常可使左心功能障碍迅速改善，并有助于流出道的最终生长。几周或几个月后，去除肺动脉束带并关闭室间隔缺损。对于此类婴儿，新生儿期一期手术矫治的死亡率可能高于分期手术，但目前许多中心采用一期手术矫治，手术风险较低。

4. 心导管介入治疗

心导管检查中进行缩窄段球囊扩张已成功用于主动脉缩窄（未手术矫治）和术后再狭窄。

术后再狭窄时，球囊扩张缓解压差的效果良好，风险较低，可能的原因为既往手术瘢痕于扩张时对再狭窄处存在外部加固的作用。与球囊扩张相比，再狭窄再次外科手术风险较高，部分原因为瘢痕形成所致二次手术解剖暴露困难。

主动脉缩窄（未手术矫治）的球囊扩张可避免一些外科手术的缺点，但与手术矫治相比，其血液外渗等术中并发症及动脉瘤形成或再狭窄等晚期并发症的发生率更高。球囊扩张时患者的年龄和大小会影响扩张风险和长期结果（较年轻和较小的患者风险更高）。

在球囊扩张时植入金属支架可降低动脉瘤形成的风险，但在较小的患者中，支架会限制生长，因此通常需要对支架区域进行反复球囊扩张。

总结

主动脉缩窄通常较易诊断。多数患者需治疗，因为其可能导致充血性心力衰竭、高血压和左心室功能不全。多数患者可采用外科手术或心导管球囊扩张缓解梗阻。尽管干预治疗在解剖学上取得了明显成功，但再狭窄、持续性高血压和合并主动脉瓣二叶畸形仍是术后需要面临的长期问题。

二、主动脉瓣狭窄

主动脉瓣狭窄可发生在三个解剖位置（图 5-3）。主动脉瓣狭窄通常是由狭窄的先天性主动脉二叶瓣或单瓣引起的。主动脉瓣下也可发生左室流出道梗阻，可为孤立的纤维环（孤立性膜性主动脉瓣下狭窄）或为间隔肥厚［特发性肥厚性主动脉瓣下狭窄（即肥厚型心肌病）］（见第 9 章）。少部分情况下，主动脉瓣狭窄也可位于近端升主动脉（主动脉瓣上狭窄）。

无论梗阻的位置在哪，其对左心室的影响都是相似的。为了维持正常的心输出量，狭窄时左心室收缩压代偿性升高。

可采用计算主动脉瓣狭窄严重程度的公式来阐明这种关系。

$$AVA = \frac{AVF}{K\sqrt{LV-AO}}$$

其中 AVA（aortic valve area）为主动脉瓣口面积（狭窄口面积，cm^2），AVF（aortic valve flow）为主动脉瓣血流（收缩射血期经过主动脉瓣的血流量，ml/s），左心室（left ventricular，LV）是射血时的平均左心室压（mmHg），主动脉压（aortic pressure，AO）是射血时的平均主动脉压（mmHg），K 为常数。

心导管检查可对此公式的相关数据进行测量，尤其是左心室和主动脉间的平均压差，其本质上是为了推算跨瓣流速。

应用多普勒超声心动图可直接测量跨瓣流速，因此，主动脉瓣口面积也可以用更直接的方式进行计算。

主动脉瓣近端和远端的平均流速可通过将各自多普勒曲线下的面积进行积分来测量速度时间积分（velocity time integral，VTI）。

通过测量左心室流出道直径，可算出狭窄附近的流出道横截面积。

以 VTI（cm）乘以面积（cm^2），可估算体积（V）（cm^3）。

流体流动连续性原理指出，在相同时间内，同一收缩射血期，通过正常左心室流出道的血流量（体积／时间）与通过狭窄主动脉瓣的相同，因此可以得出以下公式。

$$AVA = \frac{(\pi d^2/4) \times AVI_{LVOT}}{VTI_{AO}}$$

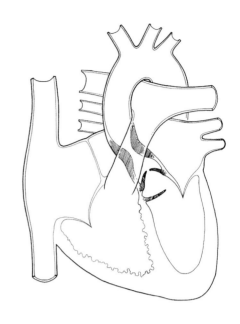

▲ 图 5-3　主动脉瓣狭窄

三种类型的左室流出道梗阻：主动脉瓣下狭窄（纤维嵴或膜）、主动脉瓣膜狭窄和主动脉瓣上狭窄

其中 AVA 为主动脉瓣口面积（cm^2），d 为左心室流出道直径（cm），VTI_{LVOT} 为左心室流出道血流的速度时间积分（平均速度，cm），VTI_{Ao} 为主动脉瓣血流的速度时间积分（平均速度，cm）。

实践中，左心室流出道和主动脉内的多普勒最大流速有时被用来代替平均速度。在没有分流的患者中，经常采用替代方法来估算每搏输出量（cm^3 或 ml），包括 M 型超声和 2D 或 3D 超声技术来明确单个收缩期间心室容积的变化。可采用以下公式得出瓣口面积。

$$AVA = \frac{每搏输出量}{VTI_{AO}}$$

其中 AVA 为主动脉瓣口面积（cm^2），VTI_{Ao} 为主动脉瓣血流的速度时间积分（平均速度，cm）。

对于主动脉瓣狭窄程度更重的患者（主动脉瓣口面积更小），相同心输出量的情况下其左心室收缩压更高。同样，当患者进行运动时，由于主动脉瓣口面积固定，随着心输出量的增加，左心室收缩压呈平方函数样增加（图 5-4）。

主动脉瓣狭窄对心脏的主要影响是导致左心室收缩压升高，引起左心室肥大。主动脉瓣狭窄的许多特征性临床表现和实验室结果都与左心室肥大及其相关影响有关。由于左心室收缩压升高，导致心肌需氧量增加。在运动过程中，由于心率和左心室收缩压均升高，导致心肌需氧量进一步增加。此时若供氧不足，可能会发生心肌缺血，并导致晕厥、胸痛或心电图改变。反复心肌缺血发作可导致左心室纤维化，最终会发展为心力衰竭和心脏扩大。

主动脉瓣狭窄的其他临床特征与狭窄区的血液湍流有关，表现为收缩期射血杂音。在主动脉瓣膜狭窄中，表现为升主动脉的狭窄后扩张。

（一）主动脉瓣膜狭窄

主动脉瓣狭窄与主动脉瓣单瓣（最常见于婴儿）或主动脉瓣二叶畸形（常出现于年龄较大的儿童和成人）有关（图 5-3）。异常瓣膜的开口狭窄，部分患者还伴有不同程度的反流。

1. 病史

主动脉瓣狭窄患儿通常出生时有明显的心脏杂音。而在多数心脏畸形中，杂音通常在婴儿后期才被发现。男性主动脉瓣狭窄的发生率是女性的 2～3 倍。

即使是很严重的主动脉瓣狭窄，患者在整个儿童时期也通常无明显症状。只有 5% 的主动脉瓣狭窄患儿在新生儿期发生充血性心力衰竭，但狭窄较重且未接受干预治疗的患儿可在后期发生充血性心力衰竭。患儿运动不耐受进展缓慢，导致家长和老师难以发现。一些无症状儿童生长至接近青春期时，可能会出现心绞痛发作，意味着心肌缺血，可能为猝死前表现。

晕厥是主动脉瓣狭窄的另一种严重症状，在运动时可能发生，也与猝死有关。

2. 体格检查

若出现下列一些临床表现，则提示诊断可能为主动脉瓣膜狭窄。狭窄严重的患者，脉压较小，周围脉搏微弱，但多数患者的脉搏是正常的。胸骨右上边缘和胸骨上切迹可能扪及震颤。

第一心音后不久开始出现主动脉收缩期射血杂音，并持续至第二心音的主动脉瓣部分。在年龄较大的儿童中，杂音位于主动脉瓣听诊区，但对于婴儿，杂音在胸骨左缘更明显，易与室间隔缺损的杂音相混淆。主动脉瓣狭窄的杂音主要传导至颈动脉。然而，在正常儿童中，也可听到功能性颈动脉收缩期杂音。因此，单纯颈部杂音并不能诊断主动脉瓣膜狭窄。

杂音通常伴随收缩期喷射音，反映狭窄后主动脉扩张。患者斜卧位时，主动脉喷射音在心尖部最为明显，在左下背部也可闻及。主动脉喷射音通常在轻度主动脉瓣狭窄时可以闻及，严重狭窄时可能消失。

约 30% 的主动脉瓣狭窄儿童中，沿胸骨中 - 左缘可闻及柔和的舒张早期杂音。

3. 心电图

心电图通常表现为正常的 QRS 电轴，但少数患者可见电轴左偏，提示有严重的左心室肥大。通常表现为 V_1 导联深 S 波和 V_5 导联的正常或高 R 波（图 5-5）。

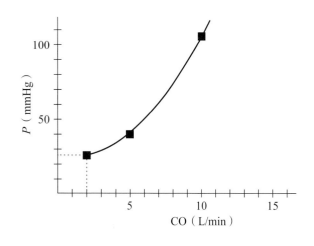

▲ 图 5-4　运动对主动脉瓣狭窄患者压差的影响

按照图中给出的假定值，静息状态下，心输出量为 2L/min，收缩期压差为 25mmHg，此外还设定了两个水平的运动状态：适度运动时，心输出量为 5L/min，压差为 40mmHg；在最大限度运动时，心输出量为 10L/min，压差可超过 100mmHg。P. 压力；CO. 心输出量

应注意心前 V_5 和 V_6 导联中 ST 段和 T 波的变化。T 波倒置和 ST 段压低出现时表明左心室肥大和劳损明显加重。出现左心室劳损时应警惕，发生猝死的少数主动脉瓣狭窄患儿通常有此类心室复极异常的心电图改变。

左心房扩大偶尔可在婴儿患者中出现，但很少发生于年龄较大的儿童中。

4. 胸部 X 线检查

多数主动脉瓣狭窄患儿的心影大小正常，因为其心脏内的血容量是正常的。患有严重狭窄和

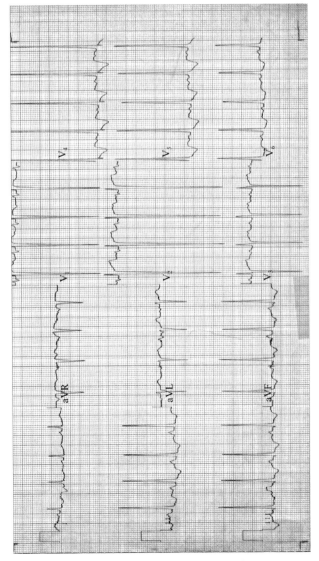

▲ 图 5-5　主动脉瓣狭窄患者的心电图

V_1 导联深 S 波和 V_5 导联高 R 波，提示左心室肥大。左心前区导联 T 波倒置和 V_1 导联双向 P 波，提示左心房扩大

充血性心力衰竭的婴儿可出现心影扩大。对于年龄较大的儿童，心影扩大很少发生，若发生则表示左心室心肌纤维化。即便存在严重狭窄，心影大小也可能正常。升主动脉影因狭窄后扩张而突出。通常肺血管系统显影正常，发生严重左心室功能障碍时，肺静脉纹理增加。

临床表现总结

主动脉射血杂音，常伴有胸骨上切迹震颤，表明梗阻部位为左心室流出道区域。胸部 X 线片升主动脉影突出和主动脉收缩期喷射音提示升主动脉狭窄后扩张。心电图显示左心室肥大。胸痛、晕厥、ST 段和 T 波改变、心脏扩大等表现提示病情严重，心肌供氧不足，应及时干预缓解狭窄。

5. 自然病程

主动脉瓣膜狭窄的进展包括两个过程：心肌纤维化的发展；瓣膜软骨化和最终钙化导致狭窄的主动脉瓣口的绝对或相对（由于差异生长）尺寸减小。

轻度先天性主动脉瓣狭窄的患者可能在 50 岁后才出现症状，提示成年钙化性主动脉瓣狭窄综合征。

6. 超声心动图

主动脉瓣结构通常可通过短轴切面超声心动图准确评估。正常的主动脉瓣有三个较薄的瓣叶，在收缩期完全开放，在舒张期完全关闭（对合），无脱垂。相比之下，狭窄的主动脉瓣通常是二叶瓣或单瓣，且瓣叶厚、回声强，在收缩期无法完全开放，在其最大开放程度时呈圆顶状。此类狭窄的瓣膜很少出现脱垂。

彩色多普勒提供了一种高敏感的手段来检测主动脉反流，通常在听诊无法检测到时使用。

频谱多普勒可精确评估狭窄瓣膜的跨瓣压差。使用最大跨瓣流速估算的压差代表收缩期瞬时峰值压差，通常比心导管检查时测出的收缩期峰 – 峰值压差高 25%～30%。多普勒平均压差可能更

接近心导管检查所测数值。

可采用多普勒和二维超声来测量狭窄瓣膜近端的正常流出道面积，以此来估测主动脉瓣口面积。

超声心动图可精确测量左心室功能、评估左心室扩大和肥厚。存在二尖瓣反流时，即使没有全收缩期杂音，也提示左心室功能障碍。

患有严重主动脉瓣梗阻的新生儿可能有高回声的心内膜（即心内膜弹力纤维增生症），代表胎儿在宫内出现心内膜下缺血，导致瘢痕形成。

7. 心导管检查

当患儿出现症状或有心电图 / 超声心动图改变时，可行心导管检查，用于主动脉瓣狭窄的球囊扩张。

血氧浓度通常是正常的。收缩期跨主动脉瓣压差（图 5-6A）是主要检测指标，其反映了梗阻的程度。为了充分评估主动脉瓣梗阻的严重程度，还须测量心输出量，因为压差也受其影响。

在心导管检查过程中，可同时测量血压和心输出量。有了这些信息，可根据上文的公式（每搏输出量除以 VTI）计算出主动脉瓣口的尺寸（即 AVA）。

主动脉造影或左心室造影通常被用来显示主动脉瓣及其周围血管、心脏结构的细节。造影结果还可用于对主动脉瓣反流的严重程度进行分级。

通常采用球囊扩张来缓解压差。将一个充满液体并装配在心导管上的球囊（膨胀后直径与测量的主动脉瓣环直径相似）置于主动脉瓣处，使球囊快速膨胀和缩小。球囊扩张可能会导致瓣膜反流，若球囊扩张前主动脉瓣反流不严重，则通常术后加重的瓣膜反流仍可耐受。

8. 手术

对于有明显症状的患者或心导管检查 / 超声心动图显示主动脉瓣中度或重度狭窄的患者，可以通过球囊扩张或开胸心脏手术来缓解主动脉瓣狭窄压差。

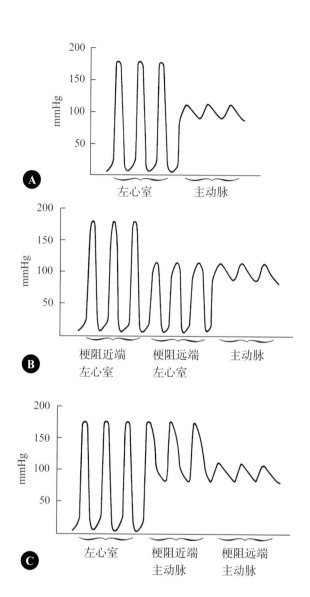

▲ 图 5-6 当心导管从左心室回撤至主动脉时，不同类型主动脉瓣狭窄的压力监测

A. 主动脉瓣狭窄；B. 主动脉瓣下狭窄；C. 主动脉瓣上狭窄

主动脉瓣狭窄压差——干预指征

- 超声心动图——多普勒。

– 收缩期瞬时压差峰值（PISG，Peak instantaneous systolic gradient）=70～80mmHg。

– 平均压差 =45～50mmHg。

- 心导管检查。

– 收缩期峰－峰值压差 =50～60mmHg。

- 心导管检查或超声心动图——多普勒检查。

– 主动脉瓣口面积（AVA）0.5～0.7cm^2/m^2。

以上标准并非绝对，不同的心脏中心，不同的诊断方式，患者的年龄和身体状况的不同，均会影响干预时机和方案。

在儿童中，狭窄的瓣膜通常足够柔韧，可行瓣膜切开术或瓣膜成形术，因此不需采用人工瓣膜或同种瓣膜（人类尸体的瓣膜）进行主动脉瓣置换。接受主动脉瓣切开成形的儿童，若发生瓣膜钙化或僵硬，可能在成年后需要行人工瓣膜或同种瓣膜移植。若主动脉瓣出现严重反流，则需提前行瓣膜置换。

目前尚无完美的瓣膜替代品：机械瓣寿命长，但可能形成血栓，因此需抗凝治疗；同种导体瓣膜虽然没有血栓形成的并发症，但由于钙化毁损，寿命往往较短。

还有一种选择是 Ross 自体移植手术，将患者的正常肺动脉瓣切除并置于主动脉瓣位置，原肺动脉瓣位置植入同种瓣膜。后者位置将来行球囊扩张或手术矫治时的风险较小，因为其位置较浅易于操作，且位于肺循环侧。但 Ross 手术也存在一定局限性，其手术风险较高，且行使主动脉瓣功能的肺动脉瓣寿命有限。

总结

主动脉瓣狭窄患者的体格检查可发现胸骨上切迹震颤、主动脉瓣听诊区收缩期杂音和主动脉收缩期喷射音。胸部 X 线检查可能显示心影扩大，但通常表现正常。心电图可显示左心室肥大和复极化异常。超声心动图是评估患者病情进展最重要的检查方法。超声心动图评估梗阻程度较重或出现胸痛、晕厥等症状时，应考虑进一步诊断和干预。对于中度或重度狭窄的患儿，可通过瓣膜切开术或瓣膜成形术缓解梗阻，风险较低。

（二）局限性膜状主动脉瓣下狭窄

这是左室流出道梗阻第二多见的形式，但远低于主动脉瓣狭窄。其狭窄位置通常位于左心室内主动脉瓣下 1cm 以内，表现为纤维肌性膜，中央有一个小孔（图 5-3）。血液穿过小孔并撞击主动脉瓣。由于血流撞击主动脉瓣时射流的能量消散，导致升主动脉狭窄后扩张很少发生。然而，主动脉瓣反流往往是由于主动脉瓣膜本身的改变。

1. 病史

杂音通常在婴儿期即可发现。很少发生充血性心力衰竭。梗阻严重的患者可出现胸痛和晕厥症状，但多数患者无明显症状。

2. 体格检查

主要表现为沿胸骨左缘可闻及主动脉瓣收缩期射血杂音，位置通常低于主动脉瓣狭窄的患者。胸骨上切迹震颤较少见。由于升主动脉尺寸通常正常，主动脉收缩期喷射音很少出现。

约 70% 的患者存在主动脉瓣舒张早期的主动脉瓣反流杂音。

3. 心电图

心电图表现与主动脉瓣狭窄相似，左心室肥大、ST 段和 T 波改变提示可能存在脑缺血。部分患者 V_1 导联呈 RSR′ 型，V_6 导联呈 RS 型，原因尚不清楚。

4. 胸部 X 线检查

心影大小正常，升主动脉影无明显增大。肺血管系统正常。

5. 自然病程

局限性膜状主动脉瓣下狭窄病情的进展通常不是由于主动脉瓣下狭窄的加重，而是由于出现了主动脉瓣反流。主动脉瓣反流是由于喷射血流损伤主动脉瓣所致。

6. 超声心动图

超声心动图通常可以发现从室间隔突出至左室流出道的孤立性主动脉瓣下纤维嵴。与主动脉瓣狭窄相比，显示湍流的紊乱彩色多普勒信号始于膜性狭窄部位，位于主动脉瓣近端。用通过流出道的最大血流流速来估算压差。有些患者的压差相对较小（<40mmHg），但主动脉瓣反流较重。

7. 心导管检查

若超声心动图显示有较重的主动脉瓣进行性梗阻和（或）反流，则无须进一步心导管检查评估手术指征。

血氧浓度通常是正常的。左心室内主动脉瓣下水平存在收缩期压差（图 5-6B）。严重主动脉反流会导致主动脉脉压大和左心室舒张末期压力增高。左心室造影可识别膜性梗阻位置，但不如超声心动图确切。若存在主动脉瓣反流，最好采用主动脉造影。

8. 手术

多数患者需切除瓣下膜，除非压差很小。球囊扩张对主动脉瓣下膜性梗阻压差的缓解效果欠佳。手术的目的是缓解左心室收缩压升高、减少主动脉瓣继发损伤。

手术风险是主动脉瓣狭窄的手术方式中最小的。手术的主要风险是损伤二尖瓣室间隔侧瓣叶，因为瓣下膜通常附着在此瓣叶上。手术结果一般较好，术后左心室收缩压接近正常。主动脉瓣反流程度减轻，通常停止进展。主动脉瓣下膜有复发可能，但切除瓣下膜于左室壁附着位置的浅层心肌可消除复发风险。

总结

局限性膜状主动脉瓣下狭窄在临床上许多方面与主动脉瓣膜狭窄相似，但没有狭窄后主动脉扩张的临床和胸部 X 线检查表现。

（三）主动脉瓣上狭窄

主动脉瓣上狭窄也可导致左室流出道梗阻。多数患者的狭窄升主动脉呈沙漏样畸形（图 5-3）。虽然狭窄通常局限于升主动脉，但其他动脉，如头臂动脉和肾动脉，也可能出现狭窄。可能同时合并周围肺动脉狭窄和发育不良，该类患者病情复杂。

梗阻近端升主动脉收缩压升高，因此可引起冠状动脉灌注压升高，导致冠状动脉扭曲和早期动脉粥样硬化。冠状动脉口可能会与主动脉和其他大血管经历相同的梗阻过程而出现狭窄，预后较差。

病因主要有两种：第一种是 Williams 综合征，患者的弹性蛋白基因存在缺陷；第二种则是家族性主动脉瓣上狭窄，患者携带弹性蛋白基因突变，

但无 Williams 综合征（见第 2 章）。

1. 病史

多数患者无明显症状，通过体检发现心脏杂音或 Williams 综合征特殊面容后发现此病。与其他主动脉瓣狭窄相同，充血性心力衰竭或生长迟缓均较为罕见，但也有发生猝死可能，且由于获得性冠状动脉异常，主动脉瓣上狭窄的猝死风险更高。

2. 体格检查

儿童的一般体格检查，尤其是面容特征，有助于主动脉瓣上狭窄的诊断（见第 2 章）。然而，许多儿童看起来很正常。

四肢血压测量时若发现双上肢血压相差 20mmHg 或以上（康达效应），则提示主动脉上瓣狭窄可能。该效应与锁骨下动脉狭窄或主动脉瓣上狭窄时射流流向右锁骨下动脉的压力效应有关。在后一种情况下，右上肢的血压相对较高。

主动脉收缩期射血杂音较为明显，与主动脉瓣膜狭窄不同，其听诊最清晰处位于右锁骨下，而非沿胸骨左缘。由于没有发生狭窄后扩张，故不存在收缩期喷射音。由于不存在瓣膜反流，故没有明显舒张期杂音。

3. 心电图

心电图特征通常与主动脉瓣膜狭窄相似，包括左心室肥大。一些患者的 V_1 导联呈 RSR′ 型，V_6 导联为 RS 型，不符合左心室肥大的标准，原因不明。可能存在 ST 段和 T 波改变，提示可能为冠状动脉异常引起的心肌缺血加重。

4. 胸部 X 线检查

心影大小正常，没有狭窄后扩张。

5. 自然病程

受累动脉的狭窄可能呈进展性变化。该病的主要病程进展是心肌缺血和心肌纤维化的发生及其相关后果，而周围肺动脉狭窄则多进展为右心系统高压。进行随访时，必须关注晕厥或胸痛病史，以及心电图 ST 段和 T 波的改变。

6. 超声心动图

平行于升主动脉长轴的超声切面显示在窦管连接部存在严重的孤立性狭窄，有时可弥漫至远

端升主动脉。不同于主动脉瓣膜狭窄，该病的血流加速和湍流始于瓣上狭窄处。采用频谱多普勒评估压差。相关病变易于检测，如肺动脉分支狭窄和发育不良。存在三尖瓣和肺动脉瓣反流时可估算右心压力。

7. 心导管检查

血氧指标正常。通过测量升主动脉（图 5-6C）和（或）肺动脉内的收缩期压差来明确诊断。血管造影可显示梗阻的解剖细节，更重要的是，可识别一些超声心动图难以发现的相关病变，包括冠状动脉、头臂动脉和周围肺动脉的狭窄。由于冠状动脉受损风险较大，通常避免行选择性冠状动脉造影，首选主动脉造影。

8. 手术

手术指征为梗阻处压差 30～40mmHg（与主动脉瓣膜狭窄的手术指征相比较低），或者存在心肌缺血的相关症状。于狭窄区做纵行切口，放置菱形补片进行拓宽。术中检查冠状动脉开口，但通常很少需要冠状动脉搭桥手术。主动脉瓣上狭窄的手术风险高于主动脉瓣膜狭窄。由于受累血管呈进行性向心性增厚，远期可发生再梗阻。

总结

主动脉瓣上狭窄不同于主动脉瓣膜狭窄，因为没有狭窄后扩张的表现。病变呈进展性，且可累及多条动脉。偶尔合并 Williams 综合征时可有特征性面容和异常的染色体探针检查结果。其他非 Williams 综合征患者看起来面容正常，染色体探针检查结果正常，但通常有多个家庭成员受影响。可通过手术对狭窄区进行拓宽以缓解升主动脉梗阻。

三、肺动脉瓣狭窄

肺动脉瓣狭窄（图 5-7）发生于右室流出道的三个部位：肺动脉瓣下水平（漏斗部）、瓣膜水平（肺动脉瓣膜）、肺动脉瓣上水平（肺动脉瓣上）。漏斗部狭窄很少作为一种孤立性病变出现。婴儿早期之后，肺动脉瓣上狭窄或单独的肺动脉狭窄较为

少见。多数患者的梗阻发生在肺动脉瓣膜水平。

以上不同解剖类型的肺动脉瓣狭窄病理生理结果相似。血流通过狭窄区时呈湍流，并产生杂音。另一个主要影响是右心室收缩压增加，详细情况可参考下列计算狭窄肺动脉瓣开口面积的公式。

$$PVA = \frac{PVF}{K\sqrt{RV-PA}}$$

其中 PVA（pulmonary valve area）为肺动脉瓣口面积（狭窄口面积，cm^2），PVF（pulmonary valve flow）为肺动脉瓣血流（收缩射血期的血流量，ml/s），右心室（right ventricular，RV）为射血时的平均右心室压力（mmHg），肺动脉（pulmonary artery，PA）为射血时的平均肺动脉压力（mmHg），K 为常数。

由于肺动脉瓣开口受限，导致右心室收缩压水平升高以维持正常的心输出量。右心室肥大随右心室收缩压的升高而逐渐发展，肥厚程度与收缩压升高的水平成正比。肥厚严重时，右心室顺应性下降，导致右心房压升高，右心房扩大。由于右心房改变，卵圆孔可能被拉伸并开放，导致

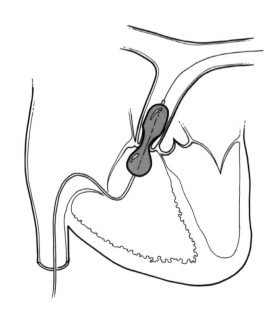

▲ 图 5-7　肺动脉瓣膜狭窄
经导管球囊扩张

心房水平右向左分流。供氧需求量增加导致的心肌供氧不足可继发心肌纤维化，使右心室顺应性降低。

右心室肥大的第二个并发症是漏斗部狭窄，并可能进一步加重导致继发性梗阻。

右心室肥大的临床和实验室表现是判断肺动脉瓣狭窄严重程度的指标。

（一）肺动脉瓣膜狭窄

肺动脉瓣膜狭窄为右室流出道梗阻的常见形式，表现为瓣叶融合，瓣叶在收缩期呈圆顶状，中央可见小的开口，肺动脉表现为狭窄后扩张。

1. 病史

肺动脉瓣狭窄的发病不存在性别差异。多数患者在儿童时期无明显症状，但狭窄程度较重的患者活动耐力较差。在新生儿期经常听到肺动脉瓣狭窄的杂音。严重的肺动脉狭窄可有发绀表现。较年长的患者很少出现发绀和心力衰竭。对于肺动脉瓣狭窄伴室间隔完整的患者，发绀和心力衰竭可能发生于任何年龄段，但通常发生于生后第 1 年的早期，提示狭窄严重、右心室失代偿。

2. 体格检查

多数患儿外观无明显异常，少数存在心房水平右向左分流的患儿可有发绀和杵状指。心尖通常不发生移位。在左锁骨下和胸骨左上缘的下方通常可出现收缩期震颤，偶尔也出现于胸骨上切迹处。

沿胸骨左上缘和锁骨下可闻及收缩期射血杂音，并可传导至左上背部。由于跨瓣血流量正常，杂音通常很响（4/6 级）。但对于严重狭窄的患者，特别是合并发绀或心力衰竭的患者，由于心输出量降低，杂音相对较为柔和。

可根据第二心音的性质和特征来评估狭窄的严重程度。狭窄严重时，肺动脉瓣关闭声延迟且柔和（第二心音可近似单一）。

若出现肺动脉收缩期喷射音，则提示有肺动脉狭窄后扩张。肺动脉收缩期喷射音见于轻至中度肺动脉瓣狭窄，但可能不出现于严重肺动脉瓣狭窄。

3. 心电图

心电图（图 5-8）有助于评估肺动脉瓣狭窄的严重程度。轻度肺动脉瓣狭窄的心电图表现可能正常。狭窄程度较重时，可出现电轴右偏和右心室肥大，同时可见 V_1 导联高 R 波、V_6 导联明显的 S 波，其中 R 波的高度与右心室收缩压水平大致相关。

常伴有右心房扩大表现，反映右心室充盈压力升高。

严重狭窄的患者中，可出现右心室劳损模式，表现为右心前区导联 ST 段压低和 T 波倒置加深。$V_1 \sim V_4$ 导联 T 波倒置在年龄较小的儿童中是正常的，故本身不能提示右心室劳损。

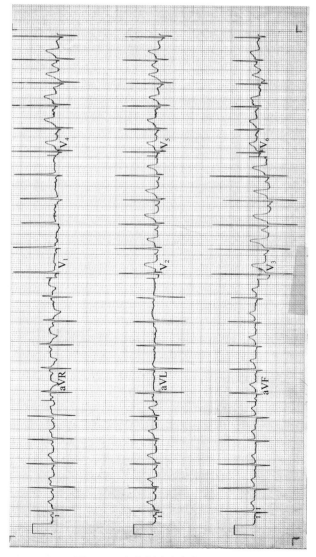

▲ 图 5-8 肺动脉瓣狭窄患者的心电图

V_1 导联高 R 波和电轴右偏，提示右心室肥大

4. 胸部 X 线检查

由于右心体积正常，心影大小通常是正常的。发生充血性心力衰竭或发绀时，右心体积增加而导致心影增大。除发绀患者外，肺动脉血管纹理分布正常，无明显减少，因为肺动脉瓣狭窄患者的体循环输出量正常，通过肺动脉瓣的血流量也是正常的。

肺动脉瓣狭窄的一个显著特征是肺动脉干和左肺动脉狭窄后扩张（图 5-9），可表现为沿心脏左上缘有明显的膨出影，但在严重狭窄的患者中可能不存在。

临床表现总结

收缩期射血杂音提示有通过狭窄肺动脉瓣的湍流。肺动脉收缩喷射音和肺动脉干增粗的胸部 X 线表现提示有肺动脉狭窄后扩张。心电图是评估右心室肥大程度的最佳方法。右心房扩大、发绀和充血性心力衰竭提示严重右心室肥大和（或）纤维化导致右心室顺应性发生改变。

5. 自然病程

狭窄肺动脉瓣的开口随儿童年龄的增长而变大，故其梗阻程度通常不会随着年龄增长而加重。一些患者的病情恶化与右心室心肌的纤维化改变有关。这种并发症可发生于婴儿期或成年期，但很少发生于儿童中期。婴儿或幼儿有时伴有漏斗部狭窄进展加重而瓣膜狭窄的程度没有明显变化。

6. 超声心动图

超声心动图显示肺动脉瓣叶增厚呈圆顶状。主肺动脉和动脉导管"憩室"可有显著的狭窄后扩张。多普勒超声显示跨肺动脉瓣高速湍流，其最大流速可用于估算右心室和肺动脉间的压差。可能发生右心室肥大，但相比左心室肥大，其定量评估较为困难。这是由于右心室的几何学特征，以及右心室壁与胸壁之间的对抗作用，区分该两种结构之间的边界较为困难。

超声心动图易于发现严重的漏斗部肥厚和管状右室流出道。每次心肌壁收缩结束时，右室流出道几乎被挤压至关闭状态。

7. 心导管检查

除少数心房水平有右向左分流的患者，血氧浓度通常正常。右心室收缩压升高，肺动脉压正常或偏低。为评估狭窄的严重程度，需对压力和心输出量进行测量，并计算肺动脉瓣口面积以进行评估。在心输出量正常的儿童中，压差可用于明确是否具备干预指征。右心室造影可用于明确肺动脉瓣和漏斗部狭窄的详细情况。

球囊扩张是缓解压差的首选干预方法。任何肺动脉瓣膜狭窄且右心室 – 肺动脉收缩压差大于 35mmHg 的患者均应考虑行球囊瓣膜成形。该手术风险低，多数情况下效果良好，可将右心室收缩压降低至正常或接近正常水平。尽管肺动脉瓣成形术后肺动脉瓣反流可能加重，但由于肺动脉压较低，反流通常为轻度，耐受良好。

对于有明显漏斗部狭窄的患者，球囊扩张可能不会使右心室压力即刻下降。漏斗部狭窄通常会在几周内消失。

8. 手术

球囊扩张失败的患者（例如瓣膜发育不良的 Noonan 综合征患者）或不适合球囊扩张的患者（例如狭窄严重和肺动脉瓣环严重发育不良需要补片拓宽流出道的新生儿）可考虑手术瓣膜成形。有些患者的漏斗部狭窄可能需要行手术切除。

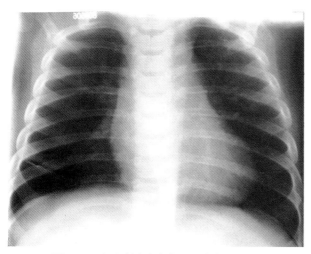

▲ 图 5-9　**肺动脉瓣狭窄患者的胸部 X 线检查**
心影大小正常，肺血管系统正常，肺动脉狭窄后扩张

总结

肺动脉瓣狭窄通常可根据临床表现和实验室结果进行诊断。对于中度或重度狭窄的患者，需要心导管检查来精确评估狭窄严重程度并进行球囊扩张成形，风险较低且效果良好。

（二）继发于肺动脉瓣发育不良的肺动脉瓣狭窄

此类肺动脉瓣狭窄占比不到 10%。其肺动脉瓣叶交界的解剖学特征不同于多数肺动脉瓣狭窄的瓣叶交界融合。相反，其肺动脉瓣叶交界处呈开放状态，但每个瓣叶均明显增厚冗余。肺动脉瓣环内大量瓣膜组织可导致梗阻，也可能伴有肺动脉瓣环内径减小。通常不伴狭窄后扩张。

1. 病史

病史与圆顶状肺动脉瓣狭窄患者相似。

2. 体格检查

肺动脉瓣发育不良常与各种综合征有关，如 Noonan 综合征（见第 2 章）。听诊可闻及肺动脉瓣收缩期射血杂音，通常为 2/6～4/6 级。无狭窄后扩张和收缩期喷射音。P_2 柔和且延迟。

3. 心电图

心电图表现较特殊。绝大部分情况下，QRS 电轴向上（$-150°$～$-60°$），此特征可用来区分肺动脉瓣发育不良和圆顶状肺动脉瓣狭窄，后者的 QRS 电轴很少超过 $+180°$。QRS 电轴改变的原因目前尚不清楚，但其可能代表传导系统位置异常。

存在右心室肥大，其程度反映了右心室收缩压的水平。可能出现右心房扩大。

4. 胸部 X 线检查

心影大小正常，血管分布正常。与圆顶状肺动脉瓣狭窄相比，肺动脉段大小正常。

5. 自然病程

在该种形式的肺动脉瓣狭窄中，狭窄的肺动脉瓣口可能随儿童生长而一同生长。该情况可能与右心室收缩压的升高、右心室肥大对右心室的

影响、严重漏斗部狭窄的加重和增厚瓣叶本身的柔韧性变化有关。

6. 超声心动图

肺动脉瓣发育不良患者的瓣叶可能较厚，呈球状，在收缩期几乎无法打开。部分患者的双心室肥大与流出道梗阻程度不成比例。尽管此发现可能代表 Noonan 综合征患者的肥厚型心肌病，但该病的自然病程比常见的肌节蛋白基因突变引起的肥厚型心肌病相对良好。

7. 心导管检查

检查结果与圆顶状肺动脉瓣狭窄相似。血管造影可见瓣叶出现增厚、活动度差，证实瓣膜发育不良。肺动脉可能仅有轻微扩张。球囊扩张对多数患者无效。

8. 手术

手术指征与圆顶状肺动脉瓣狭窄相似，但手术方式不同。由于没有瓣叶交界融合，故不能进行瓣膜切开成形。手术必须切除一个或两个瓣叶，部分患者须行跨环补片拓宽右室流出道。瓣膜成形术中通常同期行漏斗部肥厚肌肉切除。

（三）周围肺动脉狭窄

肺动脉分支也会发生狭窄。狭窄可累及一个或多个主要分支，通常狭窄范围较长，也可表现为整个肺动脉系统发育不全。

- 生理性：最常见于新生儿肺动脉狭窄，为正常生理表现。肺动脉分支相对于肺动脉干较细，因内径差异而有轻度梗阻。在出生后 3～6 个月，由于肺动脉分支内径增加，血流加速（杂音）逐渐消失。生理性肺动脉分支血流杂音在 1 岁以上的儿童中较为少见。

- 病理性：其他情况下的周围肺动脉狭窄，包括先天性风疹综合征、主动脉瓣上狭窄，尤其是 Williams 综合征和 Alagille 综合征患者（临床表现类似于胆道闭锁）。肺动脉发育不良常伴有法洛四联症合并肺动脉瓣闭锁，这些患者常患有 Digeorge 综合征。

1. 病史

多数患者无明显症状，除非合并其他情况，如 Williams 综合征。

2. 体格检查

可能会发现上述综合征的临床特征。听诊发现周围肺动脉"狭窄"的正常新生儿中，杂音会随时间推移而消失（见第 1 章），肺动脉实际上是正常的。

典型表现为锁骨下收缩期射血杂音，于整个肺野和腋窝均可闻及。通常情况下，心前区没有杂音或只有轻微杂音。第二心音正常，由于肺动脉没有扩张，故无收缩期喷射音。

3. 心电图

无区分周围肺动脉狭窄和肺动脉瓣狭窄的心电图特征。右心室肥大与狭窄程度成正比。

4. 胸部 X 线检查

通常表现正常。肺血流呈对称性，因为多数患儿为对称性狭窄。

5. 自然病程

不同患者预后情况不一。

• 生理性：通常多数患者为轻微狭窄，且狭窄不会随年龄增长而加重，故其本质上是一种良性情况，是功能性杂音的一种形式。

• 病理性：在某些情况下（包括 Alagille 综合征），一些患者的肺动脉可明显生长，导致其临床表现和实验室特征随着年龄增长而愈发正常。少数情况下（尤其是 Williams 综合征），部分患者的狭窄可明显加重，并可导致右心室压力高于体循环压力，最终导致右心衰竭。

6. 超声心动图

超声心动图可轻易看到近端几厘米的肺动脉分支，尤其是在婴儿中，可精确测量其直径。采用多普勒超声可评估肺动脉分支内压差。但伯努利方程更适用于孤立性狭窄，因此对长管状（或连续性）狭窄的压差估计常不准确。

7. 心导管检查

血氧浓度正常。压力监测显示肺动脉内有收缩期压差。梗阻近端和远端的舒张压相同。肺动脉造影可显示解剖细节。

导管球囊扩张已被广泛应用，有时同期植入血管内金属支架，干预效果很大程度上取决于病因和狭窄的严重程度。

8. 手术

多数患者的狭窄程度不严重，不需手术干预。梗阻严重的患者常具有肺动脉弥漫性发育不全、多区域狭窄等解剖特点，故不适合行手术治疗，最好采用导管球囊扩张。

梗阻性病变总结

在上述各种情况下，血流通过狭窄口时导致湍流形成，引起收缩期射血杂音。除梗阻外，还会发生狭窄后扩张。可通过胸部 X 线检查或喷射音加以佐证。开口狭窄导致其近端收缩压升高和心室肥大。可用心肌肥厚相关的临床表现或实验室结果对病情的严重程度进行评估（表 5-1）。对于中度或重度梗阻的患者，可通过手术和心导管成功进行干预。

表 5-1 梗阻性疾病总结

畸形	性别	病史		充血性心力衰竭	症状	体格检查			
		主要相关的综合征	首次听到杂音年龄			血压	震颤	杂音	收缩期喷射音
主动脉缩窄	男＞女	Turner 综合征	婴儿期	±	无症状或头痛	上肢高血压	胸骨上切迹	收缩期杂音，心前区和背部	主动脉收缩期喷射音（若合并二叶瓣畸形）
主动脉瓣狭窄	男＞女	Williams 综合征（主动脉瓣上狭窄）	生后	±	无症状或胸痛、晕厥、猝死	正常或脉压小	胸骨上切迹和主动脉瓣听诊区	收缩期杂音射血杂音，主动脉瓣听诊区和胸骨左缘	主动脉收缩期喷射音
肺动脉瓣狭窄	男＝女	Noonan 综合征	生后	±	无症状或运动耐力差，不同程度发绀（新生儿）	正常	肺动脉瓣听诊区	收缩期杂音射血杂音，肺动脉瓣听诊区和左背部	肺动脉收缩期喷射音

畸形	心电图				胸部 X 线检查			
	电轴（QRS）	心房扩大	心室肥大 / 扩大	其他	主动脉扩张	肺动脉扩张	心腔扩张	其他
主动脉缩窄	正常	正常或左房	右心室（新生儿和婴儿）左心室（较大的儿童）	狭窄严重时出现心室劳损模式	无（除非合并二叶瓣畸形）	无	± 左心室	降主动脉狭窄后扩张
主动脉瓣狭窄	正常	正常或左房	左心室	狭窄严重时出现心室劳损模式	有	无	± 左心室	无
肺动脉瓣狭窄	正常或右偏	正常或右房	右心室	狭窄严重时出现心室劳损模式	无	有	± 右心室	无

±. 可能存在或不存在

第6章 右向左分流儿童先天性心脏病
Congenital heart disease with a right-to-left shunt in children

邢泉生 武 钦 译

大多数发绀类先天性心脏病患者中，心血管异常常导致部分静脉系统回流血液绕过肺部，直接进入体循环。由此产生了右向左的分流，这主要由两种常见类型的心脏畸形引起，即体循环和肺循环回流的混合，或心内缺陷和肺血流梗阻的组合。第一组提示肺血流增加，而第二组提示肺血流减少。因此，导致发绀的最常见情况分为这两类（表6-1）。

表6-1 发绀型先心病的病理生理分类

- 体肺循环混合（肺血增多）
  - 完全型大动脉转位
  - 完全型肺静脉异位连接
  - 永存动脉干
- 肺血流梗阻合并心内畸形（肺血减少）
  - 法洛四联症
  - 三尖瓣闭锁
  - 室间隔完整型肺动脉闭锁
  - 三尖瓣 Ebstein 畸形

无论导致发绀的心脏畸形类型如何，都存在红细胞增多症、杵状指（趾）、生长缓慢和脑脓肿的风险。第1章讨论了与组织缺氧有关的前3个临床表现。脑脓肿则是由细菌从右向左的静脉血分流直接进入体循环导致的。

发绀症状通常出现在新生儿早期，需要及时识别和处理。大多数可以通过使用前列腺素来缓解，直到患儿转移到儿童心脏中心或病情稳定下来，以为手术做准备。

早期认识、严密监护并保持病情稳定、及时手术矫治是取得良好治疗效果的关键。

一、体肺循环混合（发绀并肺血多）型先天性心脏病

发绀和肺血流量增加提示体肺循环混合型先心病。在这一组的大多数心脏畸形中，单个心腔接收整个体循环或肺循环血流。两种血流混合后，离开心脏进入主动脉和肺动脉。血液混合可以发生在任何心脏水平：静脉［如完全型肺静脉异位连接（total anomalous pulmonary venous connection, TAPVC）］、心房（如单心房）、心室（如单心室）或大血管（如永存动脉干）。

两种静脉回流几乎均匀混合。完全型大动脉转位被纳入混合组，是因为患儿发绀，肺血流量增加。但是该疾病的两种静脉回流仅有部分混合，这种不完全的混合会导致严重的缺氧症状。

体肺循环混合型先天性心脏病的血流动力学与在相同水平混合的左向右分流相似。TAPVC 和单心房中血流的方向和大小由相对应心室的顺应性决定，这与单纯房间隔缺损类似。体循环和肺循环的相对阻力决定了单心室和永存动脉干患者的血液分布，类似于室间隔缺损（VSD）。因此，该类先心病的自然病程、许多临床症状和实验室结果与类似的左向右分流先心病相似，包括肺血管疾病的进展。

体肺循环混合型先心病中，全身动脉血氧饱和度是评估肺血流量的重要指标，因为发绀的程度与肺血流量成反比。

在肺血流量大的患者中，发绀的程度很轻，因为大量完全饱和的血液从肺部回流，并与相对较少的体静脉回流混合（图 6-1）。如果患者出现肺血管疾病或肺动脉狭窄，限制了肺血流量，从肺部返回并与体循环静脉回流混合的充氧血液量减少，因此患者变得更加发绀，血红蛋白和血细胞比容升高。

（一）完全型大动脉转位或大动脉错位

这是最常见的发绀和肺血流量增加的先心病。

"转位"这个术语表示前后关系的解剖学逆转，而不是左右关系。正常情况下，肺动脉位于主动脉的前方，略偏左。在完全型大动脉转位（complete transposition of the great arteries，d-TGA）（图 6-2A）中，主动脉位于肺动脉的前方。通常，前方的血管来自漏斗，漏斗是右心室的圆锥部分。完全转位的主动脉起自右心室漏斗。肺动脉干起

自于后方的左心室。

由于大动脉转位及其与心室的异常关系，存在两个独立的血液循环。体循环静脉血回流入右心房，进入右心室，并被泵入主动脉中，而肺静脉血通过心脏左侧流入肺动脉并返回肺部。

心脏左侧和右侧之间必须存在交通，以允许这两侧静脉血流之间的双向分流。交通存在于以下一种或多种：卵圆孔未闭、房间隔缺损、VSD或动脉导管未闭。在大约 60% 的患者中，室间隔是完整的，分流发生在心房水平。另外 40% 的患儿合并 VSD，也可能合并肺动脉狭窄，通常位于瓣膜或瓣下。

在室间隔完整的患者中，两侧循环之间的交通（卵圆孔未闭或动脉导管未闭）通常很小。当这些交通遵循正常新生儿生理过程出现关闭时，室间隔完整型 d-TGA，新生儿会发展为严重的发

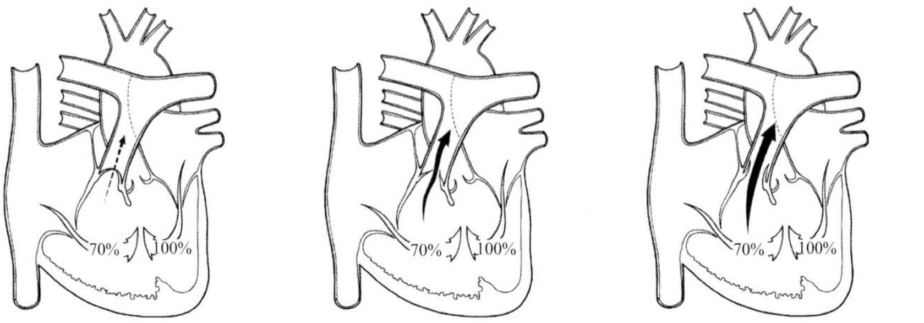

	重度肺动脉狭窄	轻中度肺动脉狭窄	无肺动脉狭窄
	$Q_P/Q_S=0.5/1=0.5$	$Q_P/Q_S=1/1=1$	$Q_P/Q_S=4/1=4$
肺静脉血氧饱和度（100%）	0.5	1	4
+			
体静脉血氧饱和度（70%）	1	1	1
=			
计算所得体动脉血氧饱和度	80%	85%	94%

▲ 图 6-1　体肺循环混合型先天性心脏病中肺血流量的估计

以单心室为例，给出三种临床病例类型，每种有不同程度的肺动脉狭窄和肺血流。发绀程度与肺血流量呈负相关。假设患儿的肺是健康的且体静脉和肺静脉回流的血液完全混合，通过测量体循环动脉氧饱和度，则可计算出由肺静脉回流表示的肺循环血流量（Q_P）和由体静脉回流代表的体循环血流量（Q_S）的混合情况。Q_P/Q_S 可以根据脉搏血氧测定值来估计。PS. 肺动脉狭窄；Q_P/Q_S. 肺血流量与全身血流量的比率

绀。由于合并 VSD 的患儿通常会有更大程度的血液混合，因此这种患儿的发绀是轻微的，诊断有时会延迟。

1. 病史

d-TGA 男性发生率更高。发绀往往在出生后不久就变得很明显。在没有干预的情况下，几乎所有的婴儿在出生的第一个月就会出现呼吸困难和心力衰竭的症状；室间隔完整的婴儿在出生后的前 2 天即可出现症状，并且比合并 VSD 的婴儿更容易发绀。在没有手术的情况下，死亡通常发生在新生儿身上，几乎所有患儿 6 个月以内都会死亡。合并 VSD 和肺动脉狭窄的患儿通常症状最轻，因为肺动脉狭窄可以防止过多的肺血流量，并促使更多的完全氧饱和血液通过 VSD 流入主动脉，这些患儿与法洛四联症患者症状相似。

2. 体格检查

相对胎龄而言，出生婴儿可能体型较大。抛

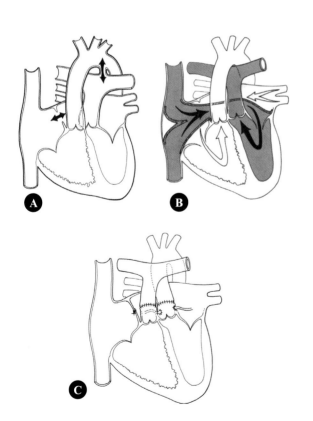

▲ 图 6-2 **完全型大动脉转位**
A. 中心分流。手术选择：静脉调转（B）；动脉调转（C）

开发绀和充血性心力衰竭不谈，体格检查的结果取决于合并缺损的情况。除了发绀，新生儿出生第一天通常没有症状，但很快就会出现呼吸急促。

室间隔完整但存在房间隔分流者，没有心脏杂音或出现柔和的非特异性杂音。合并 VSD 时，可出现较大的杂音。胸骨左缘上端的第二心音单一且响亮，代表位于前方的主动脉瓣闭合。虽然杂音不能诊断 d-TGA，但它可以提示合并缺陷的类型。如果同时存在肺动脉狭窄，杂音通常会传导到背部右侧。

3. 心电图检查

由于主动脉起源于右心室，右心室压力升高至体循环水平，致使右心室壁增厚，心电图表现为电轴右偏和右心室肥大。

后者表现为右心前区的高 R 波。右心房扩大也是可能的。在新生儿中，就年龄而言，这可能与正常情况难以区分。

肺血流量大的患者，如同时存在 VSD 者，也可能由于左心室容量负荷增加而出现左心室扩大 / 肥厚。

4. 胸部 X 线片

心脏增大普遍存在。心脏轮廓具有典型的鸡蛋形外观（图 6-3）；上纵隔狭窄，因为两大血管前后排列；胸腺通常很小。未经手术的患儿左心房扩大。

临床发现总结

d-TGA 的诊断通常需要综合新生儿时期相当严重的发绀、肺血增多的胸部 X 线片检查结果和特征性的心脏轮廓做出判断。

5. 超声心动图

超声心动图诊断 d-TGA 的关键是识别前方出现的主动脉和后方出现的肺动脉。在平行于左心室长轴切面，两条动脉距离很近且平行走行。这种现象在正常心脏中是看不到的，因为正常情况下，大动脉以锐角相互交叉。在左心室短轴切面，主动脉出现在位于中央和后侧的肺动脉的前方和

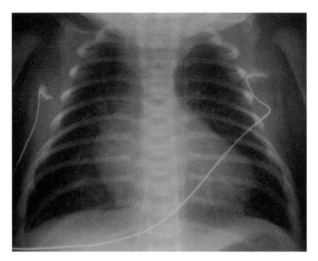

▲ 图 6-3　完全型大动脉转位胸部 X 线片：心脏增大，纵隔变窄，肺血增加

右侧（因此称为右旋转位，即 d-TGA）。主动脉根部的短轴切面可显示冠状动脉的起源、分支和近端走行。

在 d-TGA 新生儿中，从短轴切面上看，室间隔通常具有平坦的轮廓。然而，随着婴儿年龄的增长，室间隔逐渐偏离右心室，并向左心室凸出。

VSD 是超声心动图诊断时最需要关注的合并畸形。通过它和任何房间隔缺损或动脉导管的分流是双向的，与前面描述的病理生理学一致。球囊房间隔造口术前，房间隔缺损可能较小且具有局限性（多普勒信号为高速血流）。造口术后，它通常很大，没有限制，被撕裂的卵圆窝瓣在缺损处来回摆动。球囊房间隔造口术可以在超声心动图的引导下进行。

6. 心导管介入术

由于超声心动图已经做出了诊断，心导管介入术的主要目的则是进行球囊房间隔造口术（Rashkind 手术）。在房隔完整的患者中，血氧测定数据显示，心脏右侧的血氧饱和度几乎没有增加，左侧的血氧饱和度也几乎没有下降。合并 VSD 的患者中，血氧指标变化较大。肺动脉的血氧饱和度高于主动脉，这一发现实际上诊断了 d-TGA。

所有患者的右心室收缩压均升高。室间隔

完整时，左心室压力可能较低，但在大多数合并 VSD 或大的动脉导管未闭患者中，左心室压力升高，与右心室（全身）压力相等。

血管造影通过显示右心室发出的主动脉和左心室发出的肺动脉来确认诊断，并确定合并的畸形。主动脉根部造影可以显示冠状动脉的解剖，为手术做准备。左心室造影用于显示 VSD 和肺动脉狭窄。

7. 姑息性手术

缺氧是 d-TGA 患儿的主要症状之一，是由于体肺静脉回流混合不足引起的，可以通过改善混合缓解缺氧症状。除非缺氧得到治疗，否则会变得严重，最终导致代谢性酸中毒和死亡。

(1) 静脉注射前列腺素：该药物可以打开和（或）保持动脉导管开放，从而增加从主动脉到肺动脉的血流。

(2) Rashkind 球囊房间隔造口术：血液混合不足的患儿可以通过房间隔缺损（卵圆孔扩大）获益。在心导管介入或超声心动图引导下，通过体静脉插入球囊导管，通过卵圆孔进入左心房。球囊充气，然后迅速而有力地穿过房间隔抽出，制造更大的缺损，通常可以改善缺氧情况。

尽管有较大的心房缺损和导管未闭，但仍有极少数患儿的发绀症状并没有得到充分缓解。导致这种情况的因素包括心室顺应性差限制房水平血液混合，以及肺血管阻力升高限制导管分流和肺血流量。这种情况可以通过增加静脉输液来增加血容量，使患儿受益。

(3) 外科房间隔切除术：房间隔切除术是一种心脏直视手术，很少采取这种方法进行。以前曾使用过 Blalock-Hanlon 手术，但经常导致肺静脉瘢痕的形成。

8. 矫治性手术

(1) 心房调转术：第一例成功的矫治术是在 20 世纪 50 年代由 Senning 完成的，后来 Mustard 进行改良。这类手术援引了一个原则，即两个否定构成一个肯定。由于大动脉转位的循环是在动脉水平上的颠倒，该类手术则在心房水平上再进行一次颠倒。该类手术包括切除房间隔和创建心房内板障，以将全身静脉血引流至左心室，从而被泵入肺部，而肺静脉回流则被引流至右心室，从而被泵入主动脉（图6-2B）。

该类手术在室间隔完整患儿中风险较低，但在合并VSD的患儿中则存在较高风险。心房调转术通常在患儿出生3~6个月后进行，但这之前，患儿可能已经出现严重的并发症、脑卒中或死亡。

心房调转术的长期结果已经确定。心律失常是最常见的远期并发症，这通常与窦房结异常和心房手术瘢痕等有关。尽管极少数术后猝死患儿的确切致死机制并不明了，但是有时心律失常确实也会危及生命。心房手术瘢痕还可引起体肺静脉回流的阻塞。最常见的重大并发症并不是猝死，而是右心室进行性功能障碍，导致成年后死于慢性心力衰竭。这种并发症与右心室作为负担体循环功能有关。预测哪些患者会在术后出现衰竭以及在什么年龄出现衰竭是不可能的。

（2）动脉调转术（Jatene）：这种手术始于20世纪70年代，是将主动脉和肺动脉移植到正常心室位置（图6-2C），从而避免心房调转术固有的并发症。两大血管被横断并重新吻合至相应心室，从而使血液从左心室流到主动脉，从右心室流到肺动脉。由于冠状动脉起源于主动脉根部，它们同时也被转移到新的主动脉根部。冠状动脉起源或分支的某些变化增加调转的风险。动脉调转手术必须在出生后早期（前两周内）进行，否则随着肺阻力的下降，左心室可因后负荷降低而出现功能减退的情况。

动脉调转术并非没有并发症，例如，冠状动脉病变可能导致左心室梗死或衰竭；肺动脉狭窄可由大血管手术复位过程中的拉伸或扭曲引起；手术死亡率可能更高，部分原因是新生儿心脏直视手术的风险。

从短期和长期结果来看，患儿接收动脉调转术获益更多。

总结

d-TGA是一种常见的心脏畸形，可导致新生儿发绀，最终导致心力衰竭。许多新生儿最初没有症状，但很快就会发绀。体格检查结果和心电图随合并心脏畸形而变化。胸部X线片显示心脏增大和肺血增多。治疗方法有姑息性和矫治性手术。

（二）完全型肺静脉异位连接/回流

肺静脉不是进入左心房，而是与接收体静脉回流的右心房相连接（图6-4）。从发育角度来看，这种异常是由于肺静脉未能并入左心房造成的，因此肺静脉系统保留了早期与体静脉系统的胚胎交通。

胚胎时期，肺静脉与左右前主静脉和脐卵黄静脉相通，这两个静脉系统都是体静脉的前身。肺静脉与肺同步发育并均起源于前肠，如果肺静脉没有并入左心房，且与以下结构之一异常连接：右上腔静脉（右前主静脉）、左上腔静脉或膈下的静脉（脐卵黄静脉，通常是门脉系统的一个分支），则形成完全型肺静脉异位连接。

因此，右心房不仅接收整个体静脉血液回流，还接收整个肺静脉的血液回流。左心房没有直接的静脉血汇入，而是通过卵圆孔未闭或房间隔缺损（更常见）在心房水平存在强制性的右向左分流。

从右心房分流到左心房的血液量和进入每个心室的血液量取决于它们的相对顺应性。心室顺应性受心室压力和血管阻力的影响。出生后，随着肺血管阻力和肺动脉压的下降，右心室顺应性通常会增加。因此，在大多数TAPVC或完全型肺静脉异位引流（total anomalous pulmonary venous return，TAPVR）患者中，全身血流量通常是正常的，但肺血流量明显大于正常值。由于心脏左右两侧携带的血液量存在差异，右侧心脏扩张、肥大，而左侧相对较小，但接近正常大小。

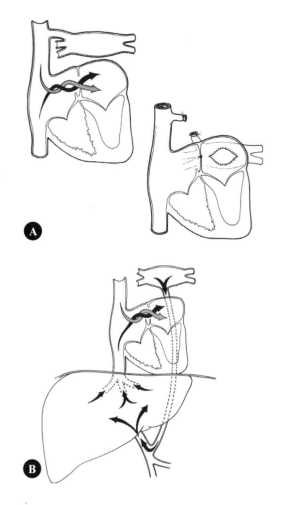

▲ 图 6-4 **完全型肺静脉异位连接（TAPVC）**
A. 心内循环和无梗阻型 TAPVC 的外科矫治；B. 阻塞型 TAPVC 心内循环

TAPVC 患者的发绀程度与肺血流量成反比。随着肺血流量的增大，返回右心房的肺静脉血占总静脉血的比例也增大。因此，分流到心脏左侧的血氧饱和度更高，仅比正常情况略有降低。

另外，当血流动力学表现为肺血管阻力增加时（新生儿期），经过肺部的血流量几乎是正常的（等于全身血流量）。因此，肺静脉系统和体静脉系统汇入右心房的血液量几乎相等，这些新生儿表现出明显的发绀。

TAPVC 是双向分流的一个例子：静脉水平的左 - 右分流和心房水平的右 - 左分流，因为所有的肺静脉血液都会流入右心房。

TAPVC 呈现出两种临床表现。一种类似于房

间隔缺损，静脉通道没有阻塞（图 6-4A）。另一种则表现为严重的发绀和肺静脉阻塞的情况，即连接静脉通道变窄和阻塞（图 6-4B）。这两种情况将分别讨论。

（三）无阻塞型完全型肺静脉异位连接

1. 病史

临床表现差异很大。通常，该心脏畸形是在新生儿时期或胎儿超声心动图检查中发现的。如果在婴儿早期不进行手术，大多数患者会出现充血性心力衰竭，生长缓慢，并有频繁的呼吸道感染，但也有少数患儿直到儿童后期才出现症状。

2. 体格检查

发绀的程度因肺血流量的不同而不同。尽管全身动脉氧不饱和会持续存在，但肺血流量大幅增加的儿童则不表现青紫或仅表现为轻微的青紫。

体格检查结果与单纯房间隔缺损类似。年龄较大的未手术患儿会出现心脏肥大、心前区隆起。胸骨左上缘出现 2/6～3/6 级收缩射血杂音，原因是肺动脉瓣水平血流量过大。可以听到第二心音广泛而固定的分裂，肺动脉瓣的成分可能会加重，反映出肺动脉压力的升高。胸骨左下缘出现由于三尖瓣水平血流量增加引起的舒张中期杂音，并与肺血流量大幅增加有关。心上型 TAPVC（肺静脉异位连接至上腔静脉）患儿中，由于静脉血流量大，胸骨右上缘可能存在静脉嗡嗡音。

3. 心电图

心电图显示右心房扩大和右心室扩大 / 肥厚，伴有电轴右偏。通常，反映容量负荷的典型心电图表现为 V_1 导联中的 RSR′ 模式。

4. 胸部 X 线片

胸部 X 线检查结果也类似于单纯房间隔缺损，表现为心脏增大，右心室为主，肺血增多。与大多数其他体肺静脉混合型先心病相比，左心房不大，因为通过该心腔的血流是正常的。

除上腔型 TAPVC 外，心脏的轮廓并不具有特征性。在上腔型 TAPVC，心脏轮廓可以描述为 8 字形或雪人征（图 6-5A）。心脏轮廓的上部由增

粗变大的左右上腔静脉形成，轮廓的下部由心腔形成。

临床发现总结

临床、心电图和放射学表现与房间隔缺损相似，因为血流动力学对心脏的影响相似，可以通过是否有发绀来区分；尽管发绀可能很轻或临床上不明显，但通过脉搏血氧仪很容易检测到。与无并发症的房间隔缺损不同，TAPVC可能会出现充血性心力衰竭和肺动脉压升高。

5. 超声心动图

横断面超声心动图显示房间隔缺损，右心房、右心室和肺动脉增大。左心房和左心室看起来比

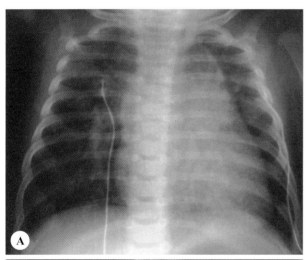

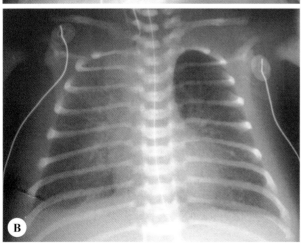

▲ 图 6-5　完全型肺静脉异位连接的胸部 X 线片
A. 无梗阻（心上型）（雪人征心影），心脏轮廓的上部由扩张的左右上腔静脉形成；B. 梗阻型（膈下型），肺血管充血、胸腔积液和小心影

正常情况下要小。与大多数正常新生儿不同，房间隔缺损的分流是从右心房到左心房。多普勒显示从右到左的房间隔缺损血液分流，因为进入左心房的唯一血液是通过房间隔缺损。连接共同肺静脉的单支肺静脉可以在超声切面上被显示，共同肺静脉通过垂直静脉（左侧上腔静脉）连接到冠状静脉窦、上腔静脉或下降到腹部后与肝门静脉系统相连接。

6. 心导管介入

每个心室和两个大血管中的氧饱和度值实际上是相同的。肺静脉血液汇入的腔静脉、冠状静脉窦或其他体静脉部位显示氧饱和度增加。左心房和左心室的血氧饱和度由于右向分流而降低。

肺动脉高压可能在婴儿中发现，但一些患儿，尤其是年长儿，肺动脉压接近正常水平。

进行肺血管造影，在血管造影的后期（所谓的左旋项），肺静脉显影，随后共同静脉显影，可以显示异常肺静脉连接的解剖形式。

7. 手术治疗

体外循环下，位于左心房正后方的肺静脉共汇处被打开并与之相吻合（图 6-4A）。房间隔缺损被关闭，垂直静脉（连接血管）被结扎。这种手术的风险很低，甚至对新生儿和更小的婴儿也是如此。

总结

TAPVC 的每种解剖类型都与不同程度的发绀有关。体格检查结果同房间隔缺损；也可能发现肺动脉高压。心电图和胸部 X 线片均显示右侧心腔增大。对于每种类型的 TAPVC，都可以成功地进行外科矫治。

（四）梗阻型完全型肺静脉异位连接

在 TAPVC 中，肺静脉血回流至心脏右侧的通道可能存在阻塞（图 6-4B）。心下型（膈下连接）患儿均存在梗阻，心上型或心内型（膈上连接）患儿偶尔也会出现梗阻。后者中，梗阻可能发生在回流通道的内部，也可能发生在通道的外部，

如回流通道位于支气管和同侧分支肺动脉之间。

在心下型 TAPVC，导致肺静脉回流梗阻的机制有以下四种：①静脉回流通道过长；②回流通道穿过膈肌时通过食管裂孔，并且被食管或膈肌收缩所压迫；③通道在其与门静脉系统的汇合处变窄；④肺静脉血液在经由肝静脉返回右心房之前必须流经肝内毛细血管系统。

梗阻使肺静脉压升高。因此，肺毛细血管压力升高，导致肺水肿和肺淋巴系统扩张。肺动脉压升高是因为肺毛细血管压升高和反射性肺血管收缩。由于肺动脉高压，右心室持续肥厚，出生后没有进行正常的演变，从而导致顺应性差。因此，右心室回心血流量受限。由于肺血流量减少，患儿比没有梗阻的患儿表现出更严重的发绀。

梗阻型 TAPVC 的临床特征与肺静脉梗阻的后果和肺血流受限有关。

1. 病史

梗阻型 TAPVC 患儿均为新生儿，有严重的发绀和呼吸窘迫。由于肺血流有限，发绀通常很严重。肺水肿影响肺泡至肺毛细血管的氧气弥散，进一步加重了发绀。呼吸急促和呼吸困难等呼吸道症状是由肺水肿和肺动脉高压所致肺顺应性改变引起的。

2. 体格检查

存在发绀，呼吸急促和肋间肌收缩等均提示呼吸费力。体格检查发现心脏大小可正常。由于右心血流量正常，因此不会出现杂音。肺动脉瓣第二心音增强提示肺动脉高压。无心脏体格检查阳性体征，仅有发绀的新生儿提示肺部疾病可能，而不是心脏病。

新生儿刚出生不久，就表现得骨瘦如柴，营养不良。

3. 心电图

提示右心室肥大、心电轴右偏和右心房扩大。然而，在正常新生儿中，QRS 电轴通常指向右侧，P 波振幅可能接近 3mm，R 波在右侧心前区导联较高。因此，梗阻型 TAPVC 患儿的心电图与正常新生儿的心电图相似。但这些特点与疾病的诊断

也是一致的。

4. 胸部 X 线片

心脏大小是正常的，因为全身和肺部的血流量是正常的。肺血管系统显示弥漫性网状肺水肿（图 6-5B）。即使在幼儿中，也存在 Kerley B 线，这是胸膜边缘的小水平线，主要位于下肺野。影像学特征虽然与透明膜病相似，但与之不同，因为它通常不会显示支气管充气征。

临床发现总结

由于类似的临床和实验室发现，该类型 TAPVC 很难与新生儿肺部疾病区分开来。在这两种情况下，患儿在新生儿期都会出现呼吸窘迫和发绀，没有杂音。心电图对患儿年龄来说可能是正常的，胸部 X 线片显示心脏大小正常，肺野模糊且呈弥漫性。超声心动图可能具有误导性。因此心导管介入和血管造影可能是区分肺部疾病和该类心脏畸形的必要手段。

5. 超声心动图

由于心内解剖结构看起来正常，并且这些新生儿所使用的积极机械通气引起的肺部过度充气往往限制了高质量超声图像的获取，因此超声心动图检查该类病变颇具挑战性。房间隔缺损伴右向左分流，是典型的 TAPVC 超声特征，但这也见于严重的原发性肺病或持续性肺动脉高压。梗阻型 TAPVC 房间隔缺损的流量远低于无梗阻型，因为肺静脉梗阻导致肺血流量非常低。动脉导管可能非常粗大，并且由于肺小动脉阻力升高而具有双向或主要是肺动脉至主动脉的分流。多普勒显示没有肺静脉回流到左心房。最常见的类型是，肺静脉汇入一个共同肺静脉，该静脉从尾部延伸到腹部，通常略向脊椎左侧。

6. 心导管介入

与无梗阻型一样，每个心腔的氧饱和度都是相同的，但这种病变的氧饱和度极低。存在肺动脉高压，并且肺毛细血管楔压升高。血管造影显示异常的肺静脉连接，通常连接到膈下部位。

总结

TAPVC 虽然有几种解剖形式，但一般表现为以下两种临床特征中的一种：一是肺动脉压力和右心室顺应性正常或略有升高，这些患儿的特征类似于单纯房间隔缺损，但表现为轻度发绀；二是由于肺静脉梗阻，肺动脉压力和肺血管阻力升高，因此，右心室顺应性降低，肺血流量受限。这些患者表现出肺静脉淤血或严重发绀的放射学特征和典型呼吸道症状为主。临床和实验室结果类似于新生儿呼吸窘迫综合征或肺动脉高压持续状态。

7. 手术治疗

患有心下型 TAPVC 的婴儿通常在新生儿期死亡。一旦做出诊断，即需采取之前描述的外科方法进行矫治。有些婴儿，术后肺动脉高压将持续数日，需要通过机械通气、维持偏碱内环境以及给予一氧化氮和其他肺血管舒张药来进行管理。

（五）共同动脉干（永存动脉干）

共同动脉干或永存动脉干（图 6-6）中，单一动脉血管起自心脏并产生三个主要循环：肺循环、体循环和冠状动脉循环。这种畸形合并 VSD，通过 VSD，两个心室的血液泵入共同动脉干中。由于缺损较大，共同动脉干来源于两个心室，因此，右心室收缩压与左心室收缩压相同。

血流动力学与 VSD 合并动脉导管未闭相似。体循环和肺循环血流量取决于体循环和肺循环血管的相对阻力。

肺循环血管阻力由两个因素决定：①由共同动脉干发出的肺动脉分支口径；②肺血管阻力。尽管肺动脉分支的大小差异因其来源于共同主干而有所不同，但通常它们的大小不会对肺血流产生显著阻力，因此肺动脉压力等于主动脉压力。因此，肺小动脉阻力是决定肺血流量的主要因素。在新生儿期，当肺血管阻力升高时，通过肺部的血流量与全身血流量相似。随着肺血管系统的成熟，肺血流量逐渐增加。

共同动脉干的许多临床和实验室结果取决于

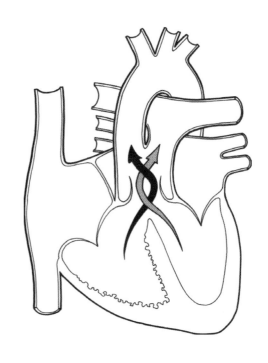

▲ 图 6-6 共同动脉干，心内循环

肺血流量。肺血流量增加会导致三种结果：①发绀程度和肺血流量呈负相关，由于大量完全饱和的肺静脉血回流与相对固定的体静脉回流混合，发绀程度随着肺血流量的增加而减轻；②充血性心力衰竭是由于左心室容量超负荷引起的；③由于血液在舒张期离开共同动脉干进入肺动脉，因此脉压增大。

尽管共同动脉干的瓣膜是三叶瓣，但在一些患者会出现反流。因此，反流会给心室造成额外的容量负荷。有些共同动脉干的瓣膜是四叶瓣或更多叶，均可能造成狭窄和反流，进而增加心室的后负荷和前负荷。

大约 40% 的共同动脉干患者表现为 22 号染色体部分缺失和 DiGeorge 综合征相关的实验室检查特点，如低钙血症和 T 淋巴细胞减少。

1. 病史

症状随肺血流量的变化而变化。在新生儿期，发绀是主要症状，因为肺血管阻力升高限制了肺血流量。随着肺血管阻力的下降，发绀症状减轻，但充血性心力衰竭通常在几周后出现。此时，由于发绀症状轻微或不存在，患有共同动脉干和充血性心力衰竭的患者与 VSD 相似。运动时呼吸困难、易疲劳和频繁的呼吸道感染是常见的症状。

由于肺血管疾病的进展或由共同动脉干发出的细小肺动脉的存在，肺血流受限的患儿表现出以发绀为主的症状，而不是充血性心力衰竭，除非同时存在通过共同动脉干瓣膜的明显反流。

2. 体格检查

发绀在临床上可能很明显，也可能不明显，但通过脉搏血氧仪很容易检测到。如果肺血流量增加或存在明显的瓣膜反流，则可能出现脉压增加的表现。心脏肥大和心前区隆起是常见的。听诊结果最初可能类似于 VSD。主要的听诊发现是胸骨左缘响亮的收缩期杂音。大多数患者心尖区可闻及舒张期中期隆隆样杂音，这是肺血流量增加导致二尖瓣血流过大引起的。

共同动脉干表现出三种不同的听诊结果：①第二心音单一，因为只有一个半月瓣；②如果存在瓣膜反流，则存在舒张早期高调且递减的杂音；③通常在心尖区可闻及收缩期咔嗒音，提示存在扩张的大血管，即共同动脉干。这种咔嗒声，尤其是在很小年龄的患儿，提示瓣膜在某种程度上存在狭窄。

3. 心电图

心电图通常显示正常的 QRS 电轴和双心室扩大 / 肥厚。左心室扩大与左心室容积超负荷有关；右心室肥大与右心室收缩压升高有关。如果肺血管疾病进展导致肺血流量减少，左心室扩大可能会消失。共同动脉干瓣膜反流和狭窄分别通过增加心室的容积和压力负荷使相应的心电图表现更加明显。

4. 胸部 X 线片

肺血增多。通常可见突出的"升主动脉"，提示增大的共同动脉干。因为分支肺动脉来自共同动脉干，所以没有主肺动脉的轮廓。大多数患者的心脏肥大与肺血流量和动脉干反流量成正比。肺血流量增加的患者左心房扩大。

约 1/4 的患者为右主动脉弓；当这一发现与肺血增加和发绀同时存在时，实际上明显支持共同

动脉干的诊断（图 6-7）。

临床发现总结

当发现发绀患者伴有 VSD 杂音，并存在以下两种特征时，就应该怀疑为永存动脉干患者：单一心音和收缩期咔嗒声。发绀和左心房扩大程度反映肺血流量多少。胸部 X 线片心脏肥大或心电图左心室肥大的程度并不是肺血流量多少的唯一反映，因为合并瓣膜反流的共同动脉干也会导致这些特殊情况的发生。DiGeorge 综合征很常见。

5. 自然病程

共同动脉干的病程与 VSD 相似，但更为严重，肺血管病变的进展大大加快，而肺血管病变程度是寿命和是否可以手术的决定性危险因素。共同动脉干半月瓣反流通常持续进展。

6. 超声心动图

与左心室流出道长轴平行的横断面超声心动图显示，单一大血管（共干）"骑跨"在一个 VSD 上，类似于法洛四联症的图像。超声扫查无法证实起自于心室的单独肺动脉；肺动脉起源于共同动脉干，超声心动图可以显示其起源的形式。除非同时存在主动脉弓中断，否则动脉导管通常不

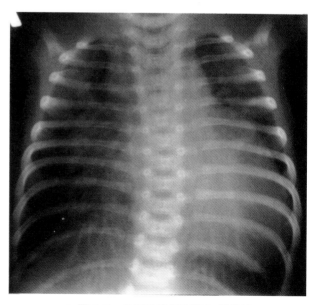

▲ 图 6-7　共同动脉干胸部 X 线检查
心脏肥厚，右主动脉弓，肺血流量增加

存在。共干瓣膜可能是三叶瓣，其启闭活动与正常主动脉瓣相似，也可能发生变化，通常为四叶瓣或多叶瓣，可合并狭窄和反流。左心房扩大与肺循环负荷程度相匹配。

7. 心导管介入

通常，静脉介入导管可以通过右心室进入共干，然后进入肺动脉。心室和共干的收缩压相同，除非存在瓣膜狭窄。在这种情况下，心室收缩压大于共干收缩压。共干中通常存在较宽的脉压。右心室的血氧饱和度增加，共干的血氧饱和度进一步增加。血液在后一个部位并没有完全饱和。根部造影证实肺动脉的起源和走行，但需要大量的对比剂，必须迅速给药，以克服高速肺血流量造成的过度稀释。

8. 手术治疗

对于出现严重心力衰竭但对保守治疗效果欠佳的患儿，有时需要对肺动脉或单个肺动脉分支进行环缩手术。尽管心力衰竭得到了控制，但随着患儿的长大，肺动脉环扎束带可能会使情况复杂化，增加进一步手术的风险。当肺动脉分支起自于共干不同位置时，环缩手术可能比较困难。

矫治手术几乎总是可行的。手术过程中，VSD被关闭，这样左心室的血液就可以进入共干。肺动脉及其分支从共干上分离，并连接到带瓣管道的一端，另一端吻合到右心室切口上。如果需要，可以通过瓣膜成形术或植入人工瓣膜同时纠正共干瓣膜反流。共干瓣膜反流、狭窄或任何肺血管病变等因素都会明显增加手术的风险。由于从右心室到肺动脉的管道直径固定，随着孩子的成长，需要再次手术。

总结

共同动脉干（永存动脉干）是一种罕见的心脏畸形，其临床和实验室特征类似于VSD和动脉导管未闭，其血流动力学和自然病程特征有较多相似之处。建议早期进行矫治手术，但仍存在相当大的手术风险，部分原因是患儿多合并DiGeorge综合征。

二、发绀并肺血少型先天性心脏病

有发绀和肺血减少X线征象的患者有心脏畸形，在这部分患者中会发现肺血流梗阻和右向左分流的心内畸形。发绀的程度与肺血流量成反比。肺血流量减少的量等于右向左分流的血液量。

心内右向左分流可发生在心室或心房水平。有心室分流的患者中，心脏大小通常是正常的，如法洛四联症，而有心房分流的患者通常表现为心脏肥大，如三尖瓣闭锁或Ebstein畸形。

（一）法洛四联症

这可能是最广为人知的导致发绀的心脏病，也是这一类别中最常见的心脏畸形（图6-8）。

法洛四联症通常有四个组成部分：VSD、主动脉骑跨、肺动脉狭窄（一般位于右心室漏斗部）右心室肥大。由于VSD较大，右心室收缩压等于体循环血压。

血流动力学上，法洛四联症可被认为是两种病变的组合：大的VSD，使心室收缩压平衡，以及严重的肺动脉狭窄。

通过心室水平的血液分流量多少取决于肺动脉狭窄和体循环的相对阻力。因为肺动脉狭窄通常与漏斗狭窄有关，它对儿茶酚胺和其他刺激有反应。因此，分流的量和发绀的程度随着情绪或运动等因素的不同而有很大差异。法洛四联症的许多症状与这两种抵抗因素中的任何一种的突然变化有关。

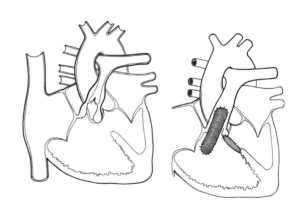

▲ 图 6-8　法洛四联症
心内循环和外科修复

法洛四联症合并肺动脉瓣闭锁（图 6-9）也称为假性永存动脉干。在这种情况下，血液不能直接从右心室泵入肺动脉，因此两个心室的全部输出都进入主动脉。肺循环由多个主要主动脉 – 肺侧支动脉（major aortopulmonary collateral arteries，MAPCA）和（或）动脉导管未闭提供。如果动脉导管未闭或 MAPCA 狭窄，新生儿期可能会出现严重的缺氧症状。

大约 75% 的法洛四联症患者是非综合征患者，另外 25% 的患者患有 21– 三体综合征或 DiGeorge 综合征。

1. 病史

患儿出生的第 1 年，通常在新生儿时期，经常会发绀。出现的时间和发绀的严重程度与肺动脉狭窄的严重程度和肺血流量减少的程度直接相关。

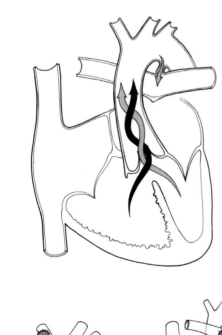

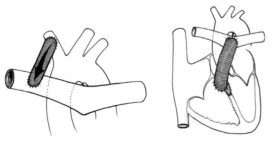

▲ 图 6-9 **法洛四联症伴肺动脉闭锁**
心内循环，显示动脉导管未闭。姑息性手术修复

法洛四联症患者有三种特征性症状群。

(1) 发绀的程度和症状各不相同，任何降低全身血管阻力因素都会增加右向左的分流，并导致低氧血症等相关症状。例如，运动、饮食和炎热的天气会降低全身血管阻力，增加右向左分流，并导致发绀加重。

(2) 如今，由于患儿接受矫治手术或姑息性分流手术的年龄较早，因此出现严重发绀或"缺氧"发作症状不再常见。但在未手术者中仍然可见，包括患儿突然出现呼吸困难和严重发绀，除非得到适当治疗，否则可能导致缺氧死亡。"缺氧"发作的产生机制可能是多因素的。一些人认为是由于右心室漏斗部痉挛收缩，从而加重肺动脉狭窄的程度而引起的。这一理论得到了临床观察证据的支持，即 β 受体拮抗药，如普萘洛尔，可以降低心肌收缩力，缓解症状。其他证据表明，体循环血管阻力的下降在"缺氧"发作的发生中起着重要作用；另有其他人将其归因于呼吸暂停。

(3) 蹲踞现象实际上是法洛四联症的诊断性症状。幸运的是，如今该疾病均在早期做出诊断和接受手术，现在很少再看到这种情况。在运动或用力时，未经手术的患儿会蹲下休息。蹲踞会增加全身血管阻力，从而减少右向左的分流。另外，蹲踞还短暂地增加了全身静脉回流。因此，右心室射血容量和肺血流量可以得到改善。

法洛四联症患者不会出现充血性心力衰竭。左心室循环血液量是正常的。尽管右心室内压力和体循环压力相等，但它能很好地耐受这种收缩压的升高，因为它从出生起就一直承受这种压力负荷。此外，无论肺动脉狭窄有多严重，右心室收缩压都不能超过体循环压力水平，因为右心室通过 VSD 与左心室自由连通。只有当出现另一种异常，如贫血或细菌性心内膜炎时，才会发生充血性心力衰竭。

未经手术的法洛四联症患儿容易疲劳，与所有类型的发绀型心脏病一样，严重的发绀可能与脑卒中或脑脓肿有关。

2. 体格检查

体格检查显示，年龄较大的儿童会出现发绀和杵状指（趾）。心脏大小正常。最重要的听诊阳性发现为心脏杂音是位于胸骨左缘中上部边界的收缩期喷射性杂音。偶有震颤。杂音是由肺动脉狭窄引起，而不是由 VSD 引起的。尽管杂音不能诊断为法洛四联症，但杂音的响度与狭窄严重程度成反比。狭窄程度更严重的患儿杂音反而较轻，因为通过狭窄区域的血流减少。这一有用的临床事实可以评估病情的严重程度，并验证杂音来源于右心室流出道，而不是 VSD。

在"缺氧"发作期间，杂音会减弱并可能消失。

法洛四联症合并肺动脉瓣闭锁的患儿有动脉导管未闭、MAPCA 或手术分流的持续性杂音，并不能听到喷射性杂音。

3. 心电图

心电图显示心电轴右偏，在更严重的情况下，右心房扩大（图 6-10）。右心室肥大始终存在，通常与 V$_1$ 导联的正向 T 波有关。

4. 胸部 X 线片

心脏大小正常（图 6-11）。心脏轮廓具有特征性，呈"靴形"。因为肺动脉很小，所以心尖向上，肺动脉段是凹的。右心室肥大和右心房扩大明显。升主动脉经常增大，至少 25% 的患者存在右主动脉弓。

临床发现总结

病史和影像学表现通常能明确诊断法洛四联症。一旦做出诊断，杂音的响度，症状的特征、严重程度和发作频次，血氧饱和度，血红蛋白和血细胞比容水平为患者的病情判断提供了最可靠的指标。

5. 自然病程

右心室漏斗部狭窄越重，症状越重。症状的发作频次或严重程度增加、血红蛋白升高和杂音强度降低是疾病进展的征象。心电图和胸部 X 线

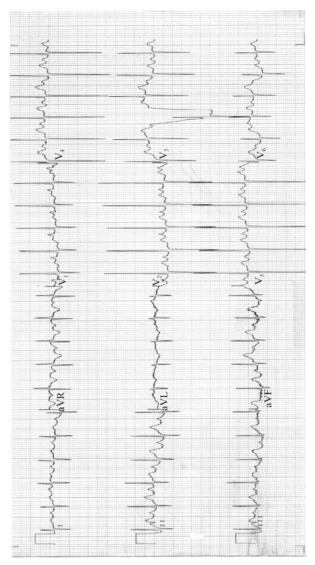

▲ 图 6-10　法洛四联症的心电图
心电轴右偏。V$_1$ 表现为高 R 波，V$_6$ 表现为深 S 波。高 P 波表示右心房扩大

片并没有变化。

6. 超声心动图

与左心室流出道长轴平行的切面显示，主动脉根部"骑跨"于大的 VSD 之上，类似于共同动脉干和右心室双出口的超声图像（图 6-12）。肺动脉起源于右心室，但漏斗部、肺动脉瓣环，以及肺动脉看起来都很小。

彩色多普勒显示，通过右心室流出道的加速湍流；从层流到紊乱的颜色信号来看，梗阻一般在近端，即漏斗部。

横断面超声心动图可以确定主动脉弓的侧面

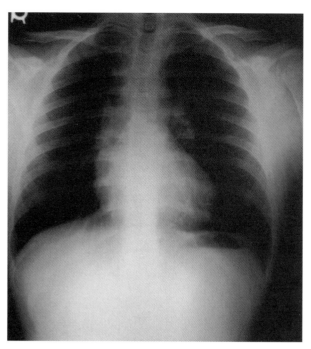

▲ 图 6-11　法洛四联症的胸部 X 线片
正常大小的心脏和上翘的心尖。肺血减少，肺动脉段凹陷

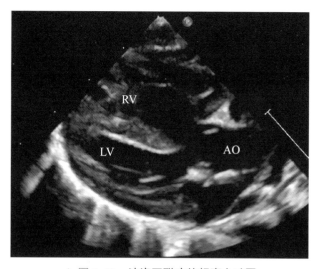

▲ 图 6-12　法洛四联症的超声心动图
胸骨旁长轴切面显示主动脉"骑跨"于室间隔缺损上。共同动脉干和右心室双出口也显示出类似的主动脉骑跨。需要通过其他解剖特征来区分和鉴别。LV. 左心室；RV. 右心室；AO. 主动脉

及近端肺动脉分支的解剖结构和大小。在法洛四联症新生儿中，动脉导管未闭通常表现为一个长而复杂的结构，而正常新生儿的动脉导管更短、更直。

7. 心导管介入

心脏右侧心腔内血氧指标并没有显示出左向右分流的迹象，但发现主动脉内血氧不饱和。右心室流出道区域出现压力阶差；右心室与左心室压力相同，肺动脉压低于正常值。然而，为了将漏斗部痉挛和"缺氧"发作的风险降至最低，应避免在右心室流出道内放置导管。

右心室血管造影可以明确右心室流出道的解剖细节，显示了右心室狭窄的部位，展示了肺动脉树的形状，还可以显示混有对比剂的血液通过 VSD 进入主动脉。主动脉根部造影可用于确定偶尔发生的冠状动脉分支异常，如果未被识别，可能会导致手术灾难。对于一些不适合早期手术修复的新生儿来说，通过导管进行动脉导管支架置入术是姑息手术的替代方案。

8. 患者管理

大多数患有法洛四联症且适合解剖矫治的患儿在矫治手术前不需要药物治疗。

与所有患有发绀型心脏畸形的患者一样，必须预防缺铁性贫血的发生，一旦发生应及时治疗，因为贫血患者的症状会加重。

请记住，血红蛋白浓度"正常"（例如 12g/dl）的发绀患者也是功能性贫血；因为该类患者没有足够的血红蛋白来抵消他们的低氧血症水平。

应通过给予 100% 氧气（这会增加体循环阻力，同时降低肺循环阻力）、将患儿胸膝位，以及让父母安慰并让患儿安静下来，都是治疗"缺氧发作"患儿的有效方法，也可能需要使用吗啡或超短效 β 受体拮抗药等。α 受体激动药，如去氧肾上腺素可增加全身血管阻力。静脉滴注液体可以改善右心室功能；利尿药是禁忌。插管、镇静和辅助通气可以改善持续性"缺氧发作"状态，以减少氧气消耗，并为紧急手术做准备。

"缺氧发作"的治疗，从最轻到最重

- 让父母抱着孩子，让孩子安静下来。
- 胸膝位。
- 避免医源性躁动。
- 限制检查、静脉穿刺等。
- 禁用强心药（如地高辛、多巴胺或多巴酚丁胺）和禁用利尿药。
- 氧气（增加体循环阻力，降低肺循环阻力）–使用温和的给氧方式。
- 吗啡皮下注射 0.1~0.2mg/kg（降低交感神经张力，降低耗氧量）或氯胺酮 1~3mg/kg 肌内注射（镇静并增加体循环阻力）。
- 液体推注（加温输注）。
- 纠正贫血。
- 纠正快速性心律失常。
- 去氧肾上腺素（作用：增加体循环阻力）。
- 单次给药：0.1mg/kg 肌内注射或皮下注射或静脉注射。
- 开始输注：0.1~0.5μg/（kg·min）静脉滴注，直至有效（反射性心动过缓表明血压升高；血氧饱和度增加）。
- β 受体拮抗药（作用：减少氧耗；可能减轻漏斗部"痉挛"）。
- 艾司洛尔（Brevibloc@），负荷量 500μg/（kg·min），然后持续注入 50~950μg/（kg·min）（25~50μg 递增）。
- 普萘洛尔（Inderal@）0.05~0.25mg/kg 静脉注射 5min。
- 碳酸氢钠每次 1~2mEq/kg 静脉注射。
- 插管/镇静/麻醉（将耗氧量降至最低）。
- 体外膜肺氧合（ECMO）。
- 紧急分流手术。

9. 手术和介入治疗

(1) 姑息治疗：对于体重非常小，肺动脉非常细小的患儿，或者能力有限的心脏中心，姑息性手术可能是最初的手术方法。

自 1945 年首次开展 Blalock-Taussig 分流（将锁骨下动脉与肺动脉分支吻合）以来，有几种姑息性手术方法可以用于法洛四联症的姑息治疗。由于早期锁骨下动脉吻合比较困难，出现了 Waterston 分流（在右肺动脉和升主动脉之间建立通路）和 Potts 手术（在左肺动脉和降主动脉之间建立通路）。Potts 和 Waterston 方法目前都不再使用，因为它们往往会产生过大的分流，从而导致肺血管病变发生。

改良的 Blalock-Taussig 分流术，即在锁骨下动脉和肺动脉分支之间吻合一根直径通常为 4mm 的人工血管（聚四氟乙烯或 Gore-Tex@）。这种方法通常用于缓解发绀严重的患儿。该手术也适用于肺动脉太小而无法进行矫治手术的年龄较大的法洛四联症患儿。

对于一些新生儿来说，心导管介入放置动脉导管支架是姑息性手术的替代方案，支架可以保持动脉导管通畅。

以上手术方式均可以通过增加肺血流量提高动脉血氧饱和度。

(2) 矫治性手术：法洛四联症的矫治手术是关闭 VSD，解除肺动脉狭窄，通常需要右心室流出道补片拓宽。目前，针对大多数患儿均采取矫治手术治疗，而不是采取姑息性手术。在没有复杂解剖结构（如肺动脉细小）的情况下，几个月大婴儿的手术死亡率低于1%。早期手术效果良好；极少数患儿因右心室切开而出现充血性心力衰竭或因残余心脏畸形（如残余流出道梗阻或 VSD 残余漏）而需要再次手术。

法洛四联症合并肺动脉闭锁患者可能需要多次手术来解除狭窄或不连续的肺动脉段，最终可能需要从右心室连接外管道至肺动脉。当这些患者长大和（或）外管道出现狭窄时，经常需要再次手术。

肺动脉瓣环直径正常的患者可以在不进行右心室切开的情况下解除漏斗部的狭窄，术后肺动脉瓣功能良好。用这种方法矫治的患儿，其长期并发症比传统矫治方法要少，因为传统矫治伴有透壁右心室瘢痕、切除瓣膜后明显的肺动脉瓣反流，以及使用流出道补片扩大瓣环。

尽管法洛四联症的矫治手术已经开展了多年，但仍然存在长期风险，如左右心室功能障碍、心律失常和猝死。

总结

法洛四联症是一种常见的发绀型先天性心脏病。症状、体格检查和实验室结果是有特征性表现的。几种体征和症状可以用于评估肺动脉狭窄的自然进程。有几种不同的治疗可供选择，其最终目标是完全矫治。即使是矫治效果良好的患者，长期风险仍然存在。

（二）"非典型"法洛四联症

任何 VSD 合并严重肺动脉狭窄的先心病，即使不是典型的法洛四联症，但也可以被认为是法洛四联症的一种变化形式（variants）。如单心室合并肺动脉狭窄，以及右心室双出口合并肺动脉狭窄。这类疾病的血流动力学、临床及许多实验室结果均相似。因此，当面对这样一个患儿时，可以应用法洛四联症的诊疗思路想法，这将有助于对该患者的理解。显然，超声心动图检查和手术相关需要考虑的因素会有所不同。

（三）三尖瓣闭锁

在这种畸形中（图 6-13），三尖瓣和右心室的流入道部分均没有发育，右心房和右心室之间不存在直接连通。因此，血液循环发生了严重变化。进入右心房的体静脉回流全部通过房间隔缺损或卵圆孔未闭自右向左流入左心房。由于血液不能通过其他途径流动，心房水平的右向左分流是一种强制性的分流。

体静脉回流与肺静脉回流的血液在左心房混合后进入左心室。左心室将血液泵入主动脉，多数情况下，血液还通过 VSD，进入发育不全的右心室，然后进入肺动脉。通常 VSD 较小，右心室发育不全，并常合并肺动脉狭窄。由此可见，自左心室进入肺动脉路径上的高阻力致使大多数三尖瓣闭锁患儿的肺血流量减少。

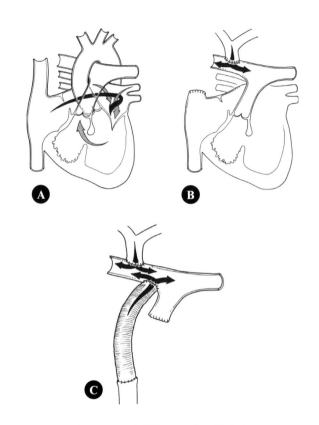

▲ 图 6-13　三尖瓣闭锁和大血管关系正常
A. 心内循环，手术选择；B. 双向 Glenn 术；C. Fontan 手术

1/4 的三尖瓣闭锁患儿同时合并大动脉转位，肺动脉起源于左心室，主动脉起源于发育不全的右心室。该类患儿，由于相对较低的肺血管阻力，以及由于小的 VSD 和发育不全的右心室造成体循环阻力增加，致使肺血流量大大增加。

在所有类型的三尖瓣闭锁中，体静脉和肺静脉回流都混合于左心房；三尖瓣闭锁是一种血液混合性病变，发绀程度与肺血流量呈负相关。因此，三尖瓣闭锁但大血管关系正常的患儿比三尖瓣闭锁合并大动脉转位的患儿发绀更严重。发绀的程度有助于跟踪患者的病程。

影响患者的临床病程和治疗策略的因素有两个。一个是房间隔交通的大小。大多数患者存在较大的房间隔缺损，但少数患者只有卵圆孔未闭，这会导致严重的梗阻。另一个是肺血流量。通常情况下，肺血流量较少，缺氧及其相关症状需要接收对症治疗。然而，肺血流量显著增加的患儿，通常是由于同时合并大动脉转位，会因左心室容量超负荷而发展为充血性心力衰竭。

三尖瓣闭锁通常不与遗传综合征相关。

1. 病史

患有三尖瓣闭锁的儿童通常在婴儿期出现症状，并表现为发绀。缺氧可能会出现，但蹲踞是很少见的。在肺血流量增加的患者中，发绀可能是轻微的，主要临床特征与充血性心力衰竭有关。另外一种比较少见的情况是，如果肺动脉狭窄程度"适当"，肺部和全身血流"平衡"，患儿可能会在数年内相对无症状。

2. 体格检查

体格检查阳性体征没有诊断特异性。发绀通常比较明显，并且比较严重。肝脏肿大伴有充血性心力衰竭或房水平分流受阻。1/3 的患者没有杂音或仅有非常轻微的杂音，表明肺血流量明显减少。VSD 较大或合并大血管转位的患者，胸骨左缘可以听到 3/6～4/6 级的杂音。在这些患者中，还可能发现心尖舒张期中期杂音。第二个心音是单一的。

3. 心电图

心电图通常具有三尖瓣闭锁诊断特异性（图 6-14）。心电轴左偏几乎一致，通常在 -60°～0°。右心房扩大的高峰值 P 波和短 PR 间期是常见的。由于右心室发育不良，它对形成 QRS 波群的贡献很小。因此，心前区导联显示左心室肥大，在 V_1 导联中有 rS 复合波，在 V_6 导联中有高 R 波。这种心前区导联特点在婴儿期尤其值得注意，因为右心前区的高 R 波与正常婴儿心电图有明显区别。在年长患儿中，左心前区导联的 T 波可能会倒置。

4. 胸部 X 线片

大多数患儿肺血减少，但在合并大动脉转位或大 VSD 的患儿中，肺血会增加，心脏增大。心脏轮廓高度提示三尖瓣闭锁，因为右心边界（右心房扩大）和左心边界（左心室扩大）比较凸出。

临床发现总结

对于发绀患者，心电图是最重要的诊断线索。心电轴左偏结合左心室扩大 / 肥厚高度提示三尖瓣闭锁。如果胸部 X 线片提示肺血减少，这对诊断会有所帮助。听诊杂音和病史不具有诊断特异性，但有助于提供有关病情严重程度的线索。

5. 超声心动图

可以通过心尖四腔切面证实三尖瓣缺如，就可以很容易进行确诊。超声可见房间隔缺损，多普勒显示右向左的分流。如果大血管位置关系正

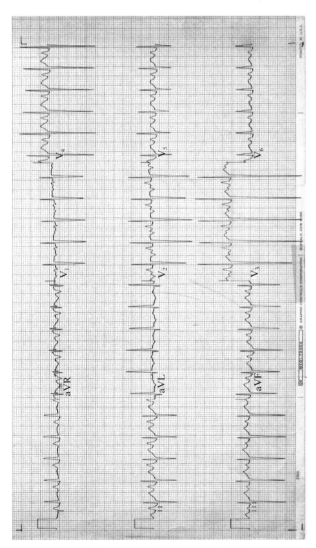

▲ 图 6-14　三尖瓣闭锁的心电图
心电轴左偏（-45°），右心房扩大

常，可用多普勒确定肺血流梗阻的程度〔VSD、右心室漏斗部和（或）肺动脉瓣处〕。如果大血管错位，可用多普勒来估计主动脉流出道的梗阻程度。对患有三尖瓣闭锁的新生儿采用多普勒评估梗阻程度可能会误导医生，因为在生命的这个阶段，在存在粗大动脉导管和相对较高肺血管阻力的情况下，压力梯度会减小，此外流出道肌性部分（VSD 和漏斗部）的狭窄程度也会随着年龄的增长而增加。

6. 心导管介入

血氧数据显示房水平存在右向左的分流。左心室、主动脉和肺动脉的血氧指标相似，它们与肺血流量呈负相关。在一些患儿中，右心房压力升高，提示房水平交通受限。作为腔静脉 – 肺动脉连接术的候选患儿应具有正常的左心室舒张末期压力和肺血管阻力。

左心室造影显示两条大血管同时显影，可根据显影情况识别肺血流梗阻的程度。

如果在婴儿期进行心导介入检查，手术过程中可以进行球囊心房间隔造口术，以增加右向左的分流。

7. 手术治疗

三尖瓣闭锁患者可采用各种姑息性手术进行治疗。

(1) 肺动脉环缩术：这种手术适用于肺血流量增加的婴儿，通常在 1～3 个月大时进行。这是保护肺血管床免受高流量和高压力影响的重要步骤，也为未来的姑息手术做准备。

(2) 改良 Blalock-Taussig（Gore-Tex® 人工血管植入）分流术：在肺血流量明显减少的新生儿中进行该手术或类似的分流手术。在一些新生儿中，也可植入动脉导管支架作为替代。

几周至几个月大后，当肺阻力充分下降时，可以考虑进行腔 – 肺吻合术（将全身静脉回流绕过心室泵直接连接到肺动脉）。

(3) 双向 Glenn 手术或半 Fontan 手术：在该手术中（图 6–13B），上腔静脉与右肺动脉上缘吻合，使体静脉血液进入两条肺动脉。这是分阶段腔静脉 – 肺动脉吻合术的第一部分。

(4) 全腔静脉 – 肺动脉吻合术（Fontan 手术）：该手术适用于之前行双向 Glenn 手术后的三尖瓣闭锁且大动脉关系正常的年长儿。通过该手术（图 6–13C），下腔静脉回流通常通过穿过右心房或位于右心房外部的管道引流入肺动脉。这有效地分离了肺静脉和体静脉的血液回流，就像在正常心脏中一样。但与正常情况不同的是，心室不会将血液从体静脉泵入肺动脉。因此，Fontan 手术被认为是姑息性的，而不是矫正性的手术。

Fontan 手术的长期结果各不相同。一些患儿因体静脉压长期升高而出现并发症，包括胸膜腔积液、心包积液和腹水、肝功能障碍和蛋白质丢失性肠病等。脑卒中和心律失常是长期风险。许多患者在 Fontan 手术后多年虽然表现良好，但会出现不明原因的左心室功能障碍和心力衰竭。这可能与姑息手术的类型无关，因为 Blalock-Taussig 分流，以及其他主动脉 – 肺动脉分流的患者也会出现心室功能障碍。有人推测三尖瓣闭锁患者心肌问题属于先天性心肌病。

总结

三尖瓣闭锁患儿表现为发绀和心力衰竭。杂音可能存在，也可能不存在。心电图显示心电轴左偏、右心房扩大和左心室扩大 / 肥厚。胸部 X 线片显示右心房和左心室扩大。可以进行姑息性手术治疗，而不是纠正性手术。

（四）室间隔完整的肺动脉闭锁

在这种畸形中（图 6–15），肺动脉瓣闭锁，没有血液直接从右心室流到肺动脉，右心室通常发育不良。少数新生儿出现明显的三尖瓣反流，该类患儿右心室扩大，心房水平存在交通，无论是卵圆孔未闭还是房间隔缺损，都是右向左的分流。肺血流量完全取决于动脉导管未闭。当动脉导管在新生儿时期闭合时，患儿的缺氧情况会加剧。

右心室常通过心肌窦状隙与冠状动脉系统

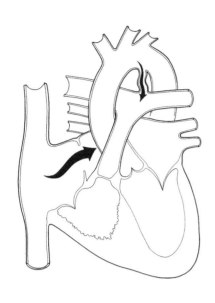

▲ 图 6-15 室间隔完整的肺动脉闭锁

交通。在收缩期，血液从高压的右心室流入主要的冠状动脉分支，甚至流到主动脉根部。生后第1年，窦状隙开放逐渐增大，形成右心室减压的途径。

1. 病史

新生儿期出现进行性发绀及相关并发症。如果心房水平交通受限或存在左心室功能障碍，则可能出现充血性心力衰竭。

2. 体格检查

婴儿出现严重发绀和呼吸困难。通常没有杂音，但在一些患者可以听到动脉导管未闭的柔软、持续的杂音。三尖瓣反流新生儿中，胸骨左下缘和右下缘可听到全收缩性杂音。第二个心音是单一的。如果房间隔缺损是限制性的，会出现肝脏肿大。

3. 心电图

心电图通常显示正常的 QRS 电轴。右心房扩大常出现峰值 P 波。由于右心室发育不良，胸前 V$_1$ 导联显示 rS 复合波，V$_6$ 导联显示 R 波。这种心电图特征类似于左心室肥大，与新生儿的正常心电图形成鲜明对比。T 波通常是正常的。如果存在三尖瓣反流和右心室扩大，则发现右心室肥大特征。

4. 胸部 X 线片

肺血减少。心脏轮廓类似于三尖瓣闭锁，表现为凸出的右心房和左心室边界，心脏增大。

临床发现总结

如遇到一个发绀的婴儿，且胸部 X 线片提示心脏肥大、肺血减少的征象，心电图提示左心室扩大/肥厚，则提示肺动脉闭锁诊断可能。该疾病可以通过心电图 QRS 电轴的差异与三尖瓣闭锁相鉴别，但这种并不总是可靠的。

5. 超声心动图

短轴切面显示右心室小而肥厚，收缩功能不全，肺动脉瓣固定、无启闭活动。三尖瓣的启闭活动可能会因右心室远端为盲端使进入血流有限而受限，以至于超声心动图诊断可能与三尖瓣闭锁相混淆。与三尖瓣闭锁相反，多普勒通常显示三尖瓣反流。如果存在明显的三尖瓣反流，则右心室扩大。右心室收缩压（可以根据三尖瓣反流速度估计）通常是超过体循环血压的（即大于左心室收缩压）。

房间隔缺损伴右向左分流。

动脉导管未闭显示为主动脉至肺动脉的连续分流，看起来既长又弯曲，类似于三尖瓣闭锁和法洛四联症合并肺动脉闭锁中的动脉导管。

左心室功能可能不正常，尤其是存在右心室与冠状动脉异常交通（窦状隙）的情况下。这些异常交通通过彩色多普勒多可证明。

6. 心导管介入

血氧饱和度指标显示右 - 左心房分流，由于肺血流量严重限制，全身动脉氧饱和度明显降低。右心房压力通常因房水平交通受限而升高。导管通过三尖瓣进入发育不良的右心室时，可以显示很高的压力（通常高于体循环压力）。

右心房造影显示在心房水平右向左的分流，类似于三尖瓣闭锁。左心室造影通常能区分这种异常，因为在肺动脉闭锁中，VSD 和右心室流出道不可见。相反，主动脉显影后，肺动脉因动脉导管未闭而显影。右心室造影可以非常谨慎地用手推小剂量对比剂的方法进行，这样可以确定右心室腔和主肺动脉之间的距离（动脉导管显影通过另外的单独造影完成）。右心室腔和冠状动脉之间的异常连接，称为窦状隙，可能通过右心室造影显影。窦状隙开放提示预后不良，因为心肌功能可能依赖于逆行灌注，会对术后右心室压力恢复正常造成严重影响。

在动脉导管中放置支架以保持长期通畅可能是一些新生儿患儿的选择。

7. 手术治疗

新生儿急症需要用前列腺素进行缓解，以保持动脉导管通畅。肺动脉瓣膜切开术，通常通过外科手术进行（或使用各种经导管方法穿刺，然后球囊扩张瓣膜），术后发育不良的右心室的大小和顺应性就会增加。即使肺动脉瓣充分切开，但由于右心室小，顺应性差，右向左的大量分流仍会存在。之后可以进行改良 Blalock-Taussig 分流术以替代不稳定的动脉导管。肺动脉瓣切开术可能禁用于窦状隙开放冠状动脉逆行灌注的患儿，即所谓的右心室依赖性冠状动脉循环。

总结

肺动脉闭锁类似于大血管位置关系正常的三尖瓣闭锁，在血流动力学、临床和实验室检查结果，以及手术注意事项方面均相似。两种疾病，其症状的严重程度都与心房水平的交通是否充分及肺血流量有关。通过 QRS 电轴的差异可以进行鉴别。

（五）三尖瓣 Ebstein 畸形

在 Ebstein 畸形（图 6-16）中，发育不良的三尖瓣瓣叶附着在右心室壁上，而不是附着在三尖瓣环上。三尖瓣移位到右心室，因此三尖瓣环和移位的三尖瓣之间的右心室部分（"房化"部分）在功能上是右心房的一部分。通常存在房间隔缺损。

该心脏畸形造成两个血流动力学后果。首先，

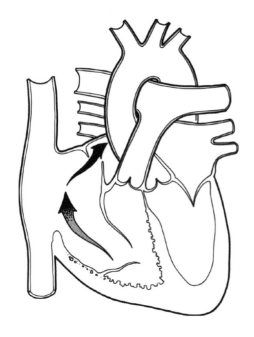

▲ 图 6-16　Ebstein 畸形，心内循环

三尖瓣反流；其次，三尖瓣和肺动脉瓣之间的右心室部分较小且顺应性差。结果导致右心室血液流入受阻，从而在心房水平存在右向左的分流，从而减少肺血流量。

Ebstein 畸形没有特定的遗传学异常相关性，尽管该病多可呈家族性非致密性心肌病表现。

1. 病史

患儿多有发绀病史，常出现在生后 1 周，在随后的一段时间内可无发绀或轻度发绀，但在后期将变得愈加严重。轻症者在成年后首次诊断也并不罕见。随着新生儿期肺血管阻力的降低，有症状的新生儿会随着肺血流量的增加而好转。对于瓣膜畸形和移位更严重的患者，发绀更严重，存活的可能性也更小。重症患儿可出现充血性心力衰竭，但对于畸形较轻的新生儿来说，心力衰竭可能是一过性。患儿多有与右心房扩张相关的室上性心动过速或心房扑动，且可能合并预激（Wolff-Parkinson-White）综合征（1/5 的患者）。

2. 体格检查

发绀可能很少或不存在。可发现心前区隆起。听诊具有特征性，四个心音都可听到。第一心音

和第二心音都是分裂的，且可听到第四心音。通常，可听到强度不等的全收缩期杂音，提示三尖瓣反流。此外，在三尖瓣听诊区常可听到粗糙的舒张中期杂音。

3. 心电图

心电图具有特征性（图 6-17）。右心房明显增大，P 波高度可达 8～9mm。20% 的患者中，由于完全性右束支传导阻滞或 Wolff-Parkinson-White 综合征，QRS 持续时间延长。胸前导联显示心室肥大，V₁ 导联 R 波高度很少超过 10mm。

4. 胸部 X 线片

心脏增大，可能呈箱形。右心房扩大。新生儿右心房严重增大时，心影可能十分巨大（图 6-18），肺血减少。

5. 超声心动图

四腔心切面示三尖瓣顶端移位至右心室。右心房明显扩张。与剩余右心室、左心房和左心室的面积相比，右心房和右心室房化部分的横截面积与生存率相关。三尖瓣移位越多、右心房越大的患儿结局越差。多普勒显示三尖瓣反流的严重程度因患者而异。通常存在房水平的右向左分流。

6. 心导管介入

血氧指标显示房水平有右向左分流。右心室收缩压正常，而右心房压力升高。造影可以明确三尖瓣位置异常、右心室缩小、右心房扩大和房水平的分流。心律失常在心导管介入术中很常见，因此必须密切监测患者，一旦发生及时干预。

7. 手术治疗

首选的治疗方法是避免手术治疗。应避免分流手术，因为生后最初几天，随着肺血管阻力的下降和右心室顺应性的改善，发绀症状会有所改善。分流手术仅适用于肺血流量持续显著减少的患儿。对于一些年长患儿，特别是充血性心力衰竭的，可以进行三尖瓣重建手术，否则需要人工瓣膜置换；巨大的右心房通过切除部分心房壁而缩小。

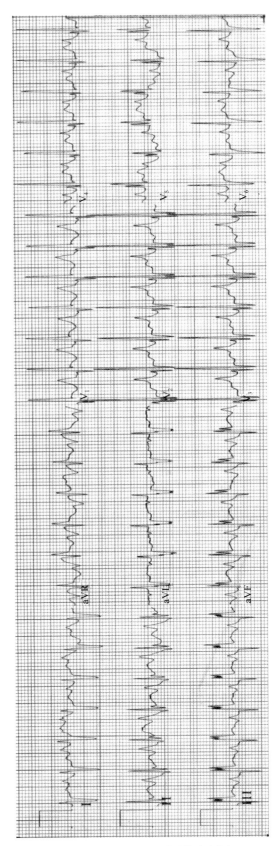

▲ 图 6-17　**Ebstein 畸形的心电图**
额面 QRS 电轴不确定。高 P 波提示右心房扩大。V₁ 导联出现 RSR′ 型右束支传导阻滞

总结

可以根据病史、听诊和心电图检查结果做出 Ebstein 畸形的临床诊断，有姑息性治疗手术可供选择。

发绀类心脏畸形总结

发绀类先心病通常出现在新生儿时期，或者在出生前通过胎儿超声心动图识别。尽管许多是复杂性先心病，但在大多数情况下，仍是可以进行矫正或姑息治疗的。考虑到新生儿的大小和状况，只要能及时识别、做出正确诊断并进行合理的疾病管理（通常包括前列腺素应用），就可以将风险降到相对较低且取得良好的手术效果。

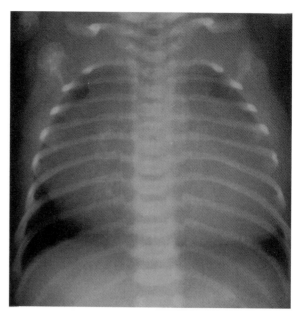

▲ 图 6-18　Ebstein 畸形胸部 X 线片

心影巨大（所谓的胸壁对胸壁的心脏）和肺血减少

第7章 少见类型儿童先天性心脏病

Unusual forms of congenital heart disease in children

邢泉生 武 钦 译

一、先天性矫正性大血管 / 动脉转位

如第 6 章所述，术语"转位"是指前后解剖关系的颠倒。因此，在大血管 / 动脉转位（transposition of the great vessels/arteries，I-TGV/I-TGA）中，主动脉位于前方，肺动脉位于后方。正常情况下，前方血管来自漏斗部，漏斗部是形态上右心室的流出道部分。

在先天性矫正性大动脉转位中，存在这些解剖关系，但是在循环生理上是正确的（即全身静脉回流被输送到肺动脉；肺静脉回流被输送到主动脉）。

先天性矫正性大动脉转位的解剖结构与完全型大动脉转位（d-TGA）不同，因为前者存在心室倒置。术语"倒置"表示左右关系的解剖学变化。因此，心室倒置表明形态上的右心室位于左侧，形态上的左心室位于右侧。矫正性大动脉转位后的心室倒置使血液以正常模式循环流动（图 7-1）。

来自下腔静脉和上腔静脉的体静脉回流进入正常位置的右心房。然后，这些血液穿过二尖瓣流入具有左心室形态学特征的心室：它有细小的肌小梁，房室瓣（二尖瓣）和半月瓣（肺动脉瓣）之间存在纤维连接。这个心室位于另一个心室的右侧。这个解剖的左心室将血液泵入位于后方和内侧的肺动脉中。

肺静脉血液回流到正常位置的左心房。然后，血流经过三尖瓣进入具有右心室形态学特征的心室：它有粗糙的肌小梁，房室瓣（三尖瓣）和半月瓣（主动脉瓣）被漏斗部分开。主动脉起源于漏斗部，位于肺动脉的前方和左侧。

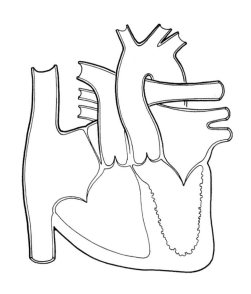

▲ 图 7-1　先天性矫正性大血管 / 动脉转位（I-TGV, I-TGA）除了大血管移位外，还显示有心室倒置。形态学上的右心室（肌小梁）位于左侧，位于左心房（富氧血液）和主动脉之间。形态上的左心室位于右侧，位于右心房（乏氧血液）和肺动脉之间。因此，血液循环在生理上是正确的

因此，血液流动是正常的，大血管的解剖关系符合大动脉转位的定义。这种类型的转位也被称为左转位，因为主动脉位于肺动脉的左侧。

孤立的上述畸形不会导致心血管症状或杂音（尽管有人担心解剖右心室是否有足以维持体循环的能力）。然而，几乎所有先天性矫正性大动脉转位都有合并的心脏畸形。室间隔缺损、肺动脉狭窄和左侧房室瓣膜功能不全是最常见的相关心内异常。

这些合并的心内畸形所致临床症状和实验室异常与合并相同心内畸形但心室大血管关系正常的患者相似。

用于识别潜在先天性矫正性大动脉转位的临床表现主要包括以下三个方面。

(1) 单一且响亮的第二心音，最佳听诊区为胸骨左上缘（即所谓的肺动脉瓣听诊区）。由于主动脉位于前方和左侧，主动脉瓣位于该区域的正下方。第二个声音听起来是单一的，因为肺动脉瓣相对较远（位于后方），所以它的成分多听不到。

(2) 在胸部 X 线片上，左心边界是直的，或者只有两个圆形轮廓（上方是向左异位的升主动脉，下部是倒置的右心室）。这与具有正常大动脉关系的患者形成对比，后者有三个轮廓——主动脉结、肺动脉干和左心室边界。

(3) 心电图表现具有特异性，且与心室倒置有关。His 束也倒置，因此室间隔从右向左去极化，与正常相反。这导致 V_1 导联去极化起始部出现 Q 波，以及 V_6 导联去极化起始部波形出现正向偏转（与正常心电图相反，V_1 导联为 R 波和 V_6 导联为 Q 波）。这种模式几乎存在于所有先天性矫正性大动脉转位的患者中。需要注意的是：严重右心室肥大的患者也可能表现出这种特点的心电图，因此仅凭心电图并不能做出诊断。

先天性矫正性大动脉转位的患者通常还发生自发的部分性或完全性心脏传导阻滞。

先天性矫正性大动脉转位的基本解剖异常不需要治疗，但可以导致显著血流动力学异常的合并畸形需要手术治疗。

（一）手术治疗

尽管手术操作导致心脏传导阻滞的风险很高，但合并畸形的矫治方法与心室大动脉解剖关系正常的心脏畸形的矫治方法基本相同。体循环房室瓣反流，即形态三尖瓣（通常被描述为 Ebstein 畸形）的治疗具有挑战性，因为矫治方法因瓣膜的解剖结构不同需要的基本手术方法也不相同。此外，与其他左侧房室瓣反流患者的手术一样，手术降低反流程度至关重要。由于担心"倒置"的右心室能否长期承受体循环压力，这促使一些中心进行"双调转"手术。这包括进行动脉调转，

使主动脉连接到左心室，肺动脉连接到右心室。这就形成了完全换位的循环模式，进而为了解决这个问题，同时进行心房调转，使体静脉血液回流入右心室，然后至肺动脉。肺静脉血液回流入左心室，然后到主动脉。

（二）自然病程

影响自然病程的因素有三个方面：第一，比较明确的因素是合并心脏畸形的性质和严重程度。如果情况严重，则需要在生命早期进行矫治或减缓病情；第二，每年新增 2% 的心脏传导阻滞需要治疗；第三，承担体循环的右心室功能障碍通常发生在 20—30 岁，需要采取抗心力衰竭治疗。

二、心脏异位

心脏可能位于胸部的左侧或右侧，呈现异常位置。目前发展出来的心脏异位分类方法较多，这里列出的为作者倾向的分类，尽管部分术语可能与其他作者的有所不同。

解剖学特征对理解心脏异位至关重要。在正常患者和几乎所有心脏异位的患者中，某些基本的解剖关系是恒定不变的。

下腔静脉（膈肌处）、解剖右心房和肝大叶位于身体的一侧，而主动脉（膈肌）、解剖左心房和胃位于身体的另一侧。

下腔静脉是我们考虑的关键，因为它是腹部和胸部内容物之间的重要联系。

（一）心脏正位

心脏正位（图 7-2）描述了正常个体的解剖关系，其中肝脏、下腔静脉和右心房位于身体右侧，胃、主动脉和左心房位于左侧。

（二）右位心

这个通用术语表示心尖位于胸部右侧。

本文介绍了与右位心相关的三种解剖学变异。

1. 全反位（镜像右位心）

这种情况与正常的左位心脏完全相反（图 7-2）。下腔静脉、肝大叶和解剖右心房位于身体

左侧，胃、解剖左心房和主动脉（横膈处）位于右侧。这也被称为镜像右位心，因为解剖关系与正常情况正好相反。其他解剖发现包括右肺有两个肺叶，左肺有三个肺叶，以及阑尾位于左下腹。

镜像右位心可能会增加心脏畸形的发生率，但心脏畸形的类型和分布与正常左位心患者相似。

大约 40% 的患者患有纤毛运动障碍，通常为 Kartagener 综合征，其特征是慢性鼻窦炎、支气管炎 / 支气管扩张和不孕不育。

2. 右旋心

在这种情况下，虽然存在着左位心脏的基本解剖关系，但心尖指向右侧（图 7-2）。心房由腔静脉固定，但心室可以在心脏长轴上旋转，并位于中线或右胸。

在右旋心中，心脏可能表现出两种解剖形式中的一种。其一，心室和大动脉位置正常，常合并室间隔缺损和肺动脉狭窄。另一种为大动脉转位和心室倒置，这些患者表现出的心脏畸形通常与矫正性大动脉转位相似。

3. 心脏右移

这是另一种情况，存在正常左位心脏的基本解剖关系，但心尖指向胸部右侧（图 7-2）。这种情况下的心脏向右移位是由外部因素引起的，如右肺发育不全。在许多心脏右移位的患者中，同时合并心脏畸形，且通常为左向右分流相关心脏畸形；患者经常发展为肺血管疾病。心脏结构正常的新生儿心脏右移位的一个常见原因是左侧先天性膈疝，膨胀的肠道进入左侧胸腔迫使心脏和纵隔结构向右移位。

（三）左位心

左位心是指心尖位于胸部左侧的总称。心脏正位是左位心的一种形式；在其他情况下，心尖可能异常地位于胸部左侧。

1. 左旋心

这种解剖关系与右旋心恰好相反（图 7-2）。基本解剖关系为反位，但心尖位于胸部左侧。不出所料，多数为矫正性大动脉转位患者。

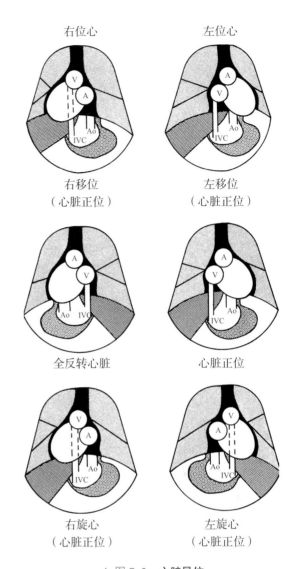

▲ 图 7-2　心脏异位
Ao. 主动脉；IVC. 下腔静脉；V. 静脉心房；A. 动脉心房

2. 心脏左移

心脏左移患者中，左肺可能发育不全，因此心脏比正常情况下偏向左半胸。当合并心脏畸形的患者出现这种情况时，就有发展为肺血管疾病的趋势。

三、内脏异位综合征

如前所述，下腔静脉、肝脏和右心房之间以及降主动脉、胃和左心房之间存在基本的解剖关系。心脏异位时，这些正常的解剖关系将不复存在，脾脏通常有异常。器官结构通常是对称的。这些疾病有各种各样的名称，如异位综合征和异构综合征，或以脾脏异常或对称模式的类型进行命名，它们也被归类为右心耳或左心耳异构。

（一）无脾综合征（双侧右侧性、右心房异构、右心耳异构）

在这种综合征中，心脏可能位于左侧或右侧胸部，脾脏缺失，合并许多内脏和心脏异常。每个心耳看起来都像右心耳，是宽阔的金字塔形。内脏异常反映了器官对称发育的趋势，成对的器官均有右侧器官的形式；左侧结构缺失。因此，每个肺都有三个肺叶（就像右肺一样）；脾脏，作为一个左侧结构是不存在的；肝脏也是对称的。常合并肠旋转异常。

合并的心脏畸形是复杂的，包括心房和心室间隔的缺损，通常表现为房室间隔缺损、严重的肺动脉狭窄或闭锁、大动脉转位，以及 75% 的概率发生完全型肺静脉异位引流。以上异常的组合导致类似于严重法洛四联症的临床和放射学特征。尽管进行了姑息治疗，但这些患者的远期预后往往极不乐观。

由于肝脏的对称性、肠道旋转不良和下腔静脉位于中线位置，使得无法确认重要的解剖关系，因此难以对无脾综合征患者心脏异位的类型进行分类。

（二）多脾综合征（双侧左侧性、左心房异构、左心耳异构）

该综合征就像无脾综合征一样，心脏可能位于胸部的左侧或右侧。两个心耳都很长，像左心耳的手指状。脾脏存在，但分为多个。也存在器官对称性发育的趋势，即双侧均为左侧性，其中两个肺看起来都是左肺，胆囊可能缺失，并且有多个脾脏。也经常发生肠旋转不良。

心脏异常包括心房和（或）心室间隔的缺损、部分肺静脉异位连接、下腔静脉中断伴奇静脉延续。

临床表现与左向右分流先心病相似。许多患者接受矫治手术且预后良好。

与无脾综合征一样，由于肠道旋转不良，以及大约 2/3 的患者下腔静脉在膈肌水平中断，很难确定心脏的位置关系。

四、血管环

正常情况下，食管后方是没有血管结构的，但在血管环中，主动脉弓或起源于弓的大血管位于食管后方。钡餐 X 线造影和超声心动图是明确诊断的最有价值的非侵入性手段。CTA、MRI/MRA 或心导管介入主动脉造影通常用于需要手术治疗患者术前了解详细的解剖关系信息。

通过研究主动脉第四和第六弓的发育，可以了解血管环的解剖学变化（图 7-3）。在胚胎发育的早期，升主动脉同时发生右侧和左侧的第四主动脉弓。这些成对的弓围绕着气管和食管，并结合形成降主动脉。此外，还发生出左右动脉导管（第六主动脉弓）。

在第四弓的正常发育中，右弓在右锁骨下动脉之外中断，右动脉导管萎缩。这发育出正常的左主动脉弓（第四主动脉弓）。原始右弓的近端部分成为无名动脉，进而产生右颈总动脉和右锁骨下动脉。左颈总动脉和左锁骨下动脉直接发自于左主动脉弓。左第六弓作为左动脉导管存在，并连接左肺动脉和左锁骨下动脉以远的近端降主动脉。

（一）右位主动脉弓

如果左主动脉弓在左锁骨下动脉以远中断，则形成右主动脉弓和镜像的主动脉弓分支（图 7-3）；第一个分支是无名动脉，代表左主动脉弓的近端部分。由此产生左锁骨下动脉和左颈总动脉。主动脉弓向右延伸，形成右颈总动脉和右锁骨下动脉。动脉导管可能在左侧或右侧。主动脉在胸部下降，并在脊柱左侧下行穿过膈肌进入腹腔。

（二）双主动脉弓

在胚胎发育过程中，两个主动脉弓都不中断，这种情况非常罕见。由此产生的异常是血管环的一种形式——双主动脉弓。升主动脉分成两个主

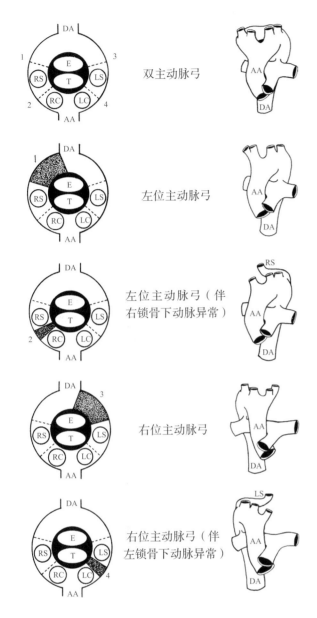

▲ 图 7-3　基于原始双主动脉弓概念及由此发生主动脉弓形态异常发育的情况

原始的双主动脉弓在发育过程中可能是不离断的，因此会形成双主动脉弓。也可能在四个位置（1～4）中的任何一处离断，分别出现以下四种情况：正常左主动脉弓、左主动脉弓伴异常的右锁骨下动脉、右主动脉弓和右主动脉弓伴异常的左锁骨下动脉。AA. 升主动脉；DA. 降主动脉；LC. 左颈总动脉；LS. 左锁骨下动脉；RC. 右颈总动脉；RS. 右锁骨下动脉；E. 食管；T. 气管

动脉弓。其中一个主动脉弓向前跨过气管，另一个向后通过食管后方。然后，它们结合形成降主动脉，在胸部的左侧或右侧下行。因此，气管和食管被血管结构包围，可能产生压迫，导致呼吸

道症状和吞咽困难。

（三）锁骨下动脉异常起源

如果右主动脉弓在右颈总动脉和右锁骨下动脉之间离断，而不是在通常的位置，则主动脉弓位于左侧，但右锁骨下血管出现异常。没有无名动脉；升主动脉的第一个分支是右颈总动脉。其余起自于主动脉弓的血管依次是左颈总动脉、左锁骨下动脉和右锁骨下动脉。右锁骨下动脉起源于降主动脉，经过食管后到达右臂。

如果左锁骨下动脉和左颈动脉之间的左主动脉弓离断，则会出现相反的情况。这形成了右主动脉弓和异常的左锁骨下动脉起源。

血管环通常由异常起源的锁骨下动脉与连接于同侧肺动脉的动脉导管（韧带状或未闭）构成。这些由异常起源的锁骨下动脉形成的血管环也会引起症状，通常需要离断动脉导管（通常为韧带）来缓解症状。许多右主动脉弓和左锁骨下动脉异常起源的患者需要切断导管，因为他们通常有症状。

总之，根据发育中主动脉弓离断的部位，主动脉弓解剖结构存在许多变化。如果它们没有离断，就会形成双主动脉弓。如果主动脉弓在一个部位离断，则可以形成正常的主动脉弓、右主动脉弓或具有异常起源锁骨下动脉的主动脉弓。主动脉弓很少在两个部位离断，导致主动脉弓中断（见第 8 章）。

在许多血管环患者中，出现喘息或喘鸣等症状则提示合并呼吸道感染、细支气管炎或气道疾病，气管支气管软化症可能合并血管环。手术解除血管环后，呼吸道和（或）气道症状可能仍要持续数周或数月。

五、血管（肺动脉）吊带

该疾病并非主动脉弓及其分支的异常，而是左肺动脉异常起源于右肺动脉（图 7-4）。左肺动脉穿过右主支气管上方，在气管和食管之间向左肺行进，在隆突附近造成气管支气管树压迫。通

常导致一侧肺过度膨胀，另一侧肺充气不足，这会引起呼吸道症状。

这是唯一一种钡餐检查显示食管前部受压凹陷的血管异常。有时，胸部侧位 X 线片会显示气管和食管之间有肿块（左肺动脉），当患者留置鼻饲管，食管走行形态就会更明显。

外科手术将异常的左肺动脉重新移植至主肺动脉即可缓解吊带造成的影响，但气管支气管软化症和相应的症状往往持续存在，而且，许多儿童还患有左肺动脉发育不全。肺动脉吊带与各种遗传疾病有关，包括 Mowat-Wilson 综合征。

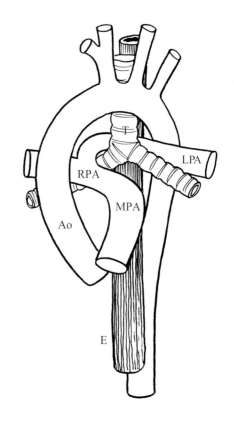

▲ 图 7-4 肺动脉吊带

左肺动脉异常起源于右肺动脉，并在气管（T）和食管（E）之间走行。RPA. 右肺动脉；LPA. 左肺动脉；MPA. 主肺动脉；Ao. 主动脉。图片由 David C. Mayer，MD 提供

第8章 新生儿特有心脏病
Unique cardiac conditions in newborn infants

邢泉生　吕　蓓　译

如之前章节所述，许多心脏问题可以出现在新生儿时期，但是并非是新生儿期所特有。本章，我们将对新生儿期有症状的心脏问题进行详细讨论。

一、新生儿生理学

新生儿血液循环的独特性和过渡性特征可能会导致心肺异常，不仅是在有心脏畸形的新生儿中，也包括那些患有肺部疾病或其他严重疾病的新生儿。

了解从胎儿循环到成人循环转变的解剖学和生理学特征有助于医生监护那些危重症新生儿。

（一）正常胎儿血液循环

正常的胎儿循环不同于出生后的状态。胎儿期肺循环和体循环是平行关系，这与正常循环中的串联形式不同。在胎儿循环中，两个心室将血液射入主动脉并接收体静脉的回流血液。右心室射血量远高于左心室。胎儿娩出后，心脏与血液循环串联起来，从而使循环途径发生了改变，右心室接收体静脉回流血液并将其射入肺动脉。肺静脉回流血液通过左心房至左心室射入主动脉。左心室和右心室输出量相等。从平行循环向串联循环的转变通常发生在新生儿刚出生后不久。然而，在病理状态下新生儿平行循环仍可能持续存在或延迟向串联循环过渡。

胎儿血液循环有三个特殊的解剖结构：胎盘、动脉导管和卵圆孔。从胎盘返回到胎儿的血液进入右心房，主要通过卵圆孔右向左分流至左心房（图 8-1）并流向左心室和升主动脉，为头部提供适当水平的含氧血液，而离开头部的血液通过上腔静脉回流至心脏并主要流向右心室。右心室输出进入肺动脉的血液的大部分（90%）通过动脉导管流入降主动脉，而极少部分（10%）流入肺。

影响胎儿血流循环模式和分布的主要因素是肺循环和体循环的血管相对阻力。与成人血液循环相比，胎儿的肺血管阻力很高但体循环血管阻力却很低。胎儿肺处于无通气压缩状态且肺小动脉中膜较厚，管腔狭窄。肺小动脉这些解剖特征因胎儿的相对缺氧环境而加重，缺氧可刺激肺血管收缩。胎儿体循环阻力异常低，主要原因是通过胎盘的血流量大，阻力低。而胎儿肺循环阻力约为体循环阻力的 5 倍，成人恰恰相反。

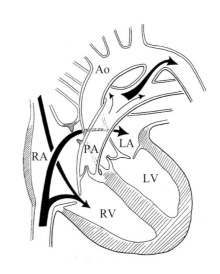

▲ 图 8-1　胎儿的心内循环

通过卵圆孔进入左心房的血液主要来自于下腔静脉。大部分右心室血流通过动脉导管进入降主动脉。Ao. 主动脉；LA. 左心房；LV. 左心室；PA. 肺动脉；RA. 右心房；RV. 右心室

由于心室和大血管的收缩压相同，血流的分布取决于相对血管阻力。因此，相对较少容量的血液通过肺而大容量血液通过动脉导管右向左分流进入降主动脉。相当一部分（40%）心输出量通过胎盘。

胎儿心房水平右向左分流量有一部分取决于因卵圆孔瓣膜的位置引起的血流效应，其将下腔静脉的血流导向卵圆孔进入左心房。因左、右心房压力相等，分流还取决于心室的相对顺应性。大约有 1/3 的血流通过卵圆孔返回至右心房。

（二）向出生后循环生理的过渡

出生时，胎儿血液循环和血管阻力会突然发生改变，由于胎盘的分离和呼吸的开始，血管阻力发生逆转。胎盘的本质相当于动静脉瘘，它的分离直接与体循环阻力增加一倍有关，而肺膨胀与肺循环阻力下降 7 倍有关，后者肺小动脉血管的舒张主要是继发于吸入氧浓度升高至正常水平。

肺血管阻力下降的同时，肺循环血容量也增多，因此返回左心房的血容量相应成比例的增加，左心房压上升超过右心房压，促使卵圆孔功能性关闭。多数婴儿在长达数月的时间里，通过卵圆孔无功能的皮瓣仍存在一股小的左向右分流。最终，约 75% 的儿童卵圆孔发生解剖学关闭，25%的儿童卵圆孔仍存在"细束针眼样"分流。

出生后 24h 内，动脉导管因肌性收缩而变窄，而解剖性闭合可能需几天的时间。动脉导管的闭合与肺动脉压降低至正常水平有关。当动脉导管和卵圆孔闭合后，肺循环血流量等于体循环血流量，两者串联起来。

新生儿期，动脉导管、卵圆孔及肺小动脉的改变是可逆的。肺小血管和动脉导管受血氧水平和酸中毒的影响，血管阻力的升高与低氧相关，尽管动脉氧分压（PaO_2）50mmHg 时肺血管阻力会发生微小变化，但是当 PaO_2 低于 25mmHg 时，肺血管阻力将会显著增加。当酸中毒和缺氧并存时，肺血管阻力增加远远高于正常 pH 下缺氧的情况。

（三）新生儿持续性肺动脉高压

患有肺器质性疾病的新生儿，如呼吸窘迫综合征因缺氧而导致肺阻力增加和肺动脉高压时，合并的酸中毒会使疾病更加复杂化，其病变更为严重。这种情况被称为持续性胎儿循环（persistent fetal circulation，PFC）或用更具生理学专业的术语，新生儿持续性肺动脉高压（persistent pulmonary hypertension of the newborn，PPHN），进行描述。

由于右心室收缩压升高，右心房压升高导致卵圆孔右向左分流。同样，新生儿动脉导管也对血氧有反应，缺氧时，动脉导管可能会重新开放，同时肺阻力升高，通过动脉导管可能发生右向左分流。临床上表现为下肢的 PaO_2（或经皮血氧饱和度 SpO_2）低于上肢。

因此，患有肺实质疾病的新生儿发绀可由右向左分流以及肺内分流和弥散性缺陷引起，给予吸入 100% 纯氧可以改善这两种异常情况，但是通常改善程度不足以排除发绀型心脏畸形，给发绀型心脏病患儿氧疗通常也可减少发绀程度。随着超声技术的发展，鉴别诊断的能力显著提高。

二、新生儿期心脏病

大多数心脏畸形的患儿在宫内或出生后即刻的状态会很好，但在向正常循环模式过渡过程中，尤其当动脉导管正在闭合或即将开始闭合时，某些心脏畸形患儿的状态变化就会比较明显。这些心脏畸形的三条循环模式之一的动脉导管在胎儿循环中起着重要作用，当它在出生后关闭时，这些有心脏畸形的新生儿循环模式便会发生紊乱。

出生后依赖动脉导管血流的三种畸形类型如下。

(1) 完全型大动脉转位：在这种情况下，血流从主动脉通过动脉导管进入肺动脉，为血液的混合提供了一个重要的途径。

(2) 肺动脉闭锁或重度肺动脉狭窄合并心内分流的畸形：这种情况下，动脉导管提供了唯一的或大部分的血流进入肺从而构成肺循环，随着动脉导管在生后两天内关闭，新生儿发绀会越发严重。

(3) 主动脉梗阻性病变：在左心发育不良综合征（hypoplastic left heart syndrome，HLHS）时，血液从右向左通过动脉导管提供了整个体循环，如主动脉弓中断，动脉导管血流提供了降主动脉的血供。因此，动脉导管的闭合导致血液循环的中断。在主动脉缩窄的新生儿中，直到动脉导管完全闭合才会出现明显的主动脉梗阻症状。在关闭前，血流可以通过肺动脉经由动脉导管进入降主动脉，当动脉导管从肺动脉端至主动脉端闭合时，则进入降主动脉的血流随即中断。

因为动脉导管闭合会加重心血管问题、导致新生儿严重状态，因此生命开始的头几天就有行根治手术或姑息手术的潜在可能，通过脉搏血氧仪筛查所有新生儿的指南作为识别这类新生儿的一种方法正被应用于新生儿病房。

指南流程图详见图 8-2，脉搏血氧仪用于测量右上肢和任一下肢经皮血氧饱和度，以检测是否存在缺氧或上、下肢血氧饱和度之间的临床重要差异。出生后 24h 进行测量，特异性最大（假阳性率最低），这项检查对大多数发绀型先心病以及动脉导管水平右向左分流的左心梗阻性病变高度敏感。然而，该检查也具有局限性，因为许多梗阻性病变没有动脉导管水平右向左分流和一些发绀型先心病（如永存动脉干畸形或完全型肺静脉异位引流）血氧饱和度水平可能相对较高。当然，也不能发现左向右分流的先心病。

心脏畸形可导致新生儿时期出现严重的心脏症状甚至死亡，这个年龄组引起症状的心脏畸形类型通常不同于婴儿后期导致症状的类型。在后一组中，症状通常来自于大量的肺血流，如室间隔缺损（ventricular septal defect，VSD），约在 6 周龄时出现充血性心力衰竭。其他条件下，如法洛四联症等肺动脉狭窄进展足够严重后才出现症状。在新生儿中，低氧和充血性心力衰竭是主要的心脏症状。

新生儿期采取积极的诊断和治疗方法是必要的。如果在胎儿时期没有被诊断出来，这种诊断方法应该从新生儿病房就开始快速识别心脏病。

治疗通常应该从使用前列腺素 E 开始，新生儿应立即转运至心脏中心明确诊断并进行治疗。

发绀型先天性心脏病新生儿的管理

- 首先评估和管理 ABC（气道 / 呼吸 / 循环）。
- 静脉输注前列腺素 E（前列地尔）0.025 ～ 0.1μg/（kg·min），常见不良反应：呼吸暂停、低血压、发热、皮疹。持续监测呼吸状态。
- 考虑气管插管，尤其在转运前。
- 如果不能立即使用前列腺素：插管、机械通气、开始使用神经肌肉阻滞药并进行镇静或麻醉以减少耗氧量。
- 安排立即转运到心脏外科中心明确诊断并进行治疗。

（一）缺氧

第 6 章中已经探讨因缺氧导致新生儿出现严重心脏症状的相关问题。原因可能是两种循环模式：混合不足，如完全型大动脉转位；严重的肺血流梗阻伴有心内分流，如在新生儿中，法洛四联症常合并肺动脉闭锁、室间隔完整的肺动脉闭锁（右心室发育不良综合征）和三尖瓣闭锁是这类中最常见的情况。严重的肺动脉狭窄是指肺动脉瓣狭窄合并卵圆孔水平大量右向左分流、不同程度的右心室发育不良和顺应性异常；其生理学与室间隔完整的肺动脉闭锁类似。

缺氧的新生儿表现为严重的发绀，因为缺氧导致代谢性酸中毒快速进展，发生气促及呼吸困难；心力衰竭通常不是主要问题，氧疗通常没有什么改善。肺血流不足的先心病通过应用前列腺素可改善，如果可能进一步手术矫治，体 - 肺分流或者心导管介入干预可改善氧合。完全型大动脉转位新生儿需要使用前列腺素维持动脉导管开放，Rashkind 房间隔造口术可改善心内血流混合。

因此，多种心脏病在新生儿期均可引起缺氧等症状，由于存在根治或姑息手术的可能，任何严重心脏症状的新生儿都应该先被稳定下来。然

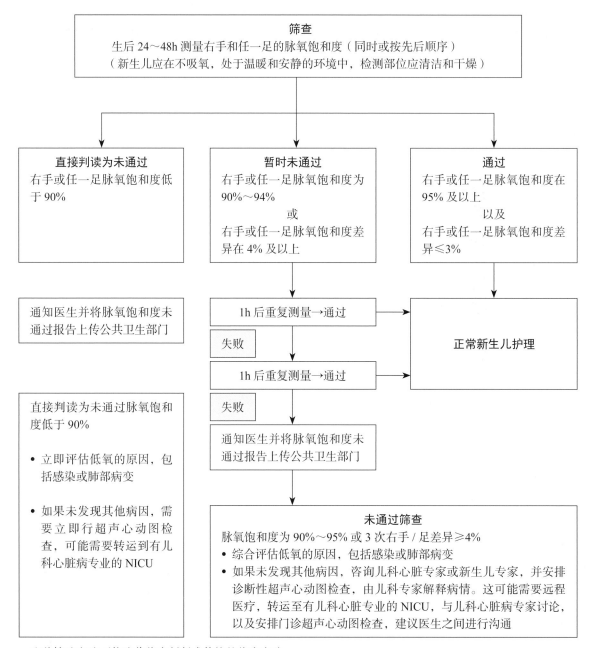

- 这种筛选方法不能取代临床判断或传统的临床实践
- 筛查阴性者不能排除患有心脏病的可能性
- 使用运动耐受脉氧仪报告功能性氧饱和度可获得最佳结果，这已经在低灌注条件下得到验证，具有 2% 的均方根精度，但需要定期校准。已被 FDA 批准用于新生儿
- 有关详细信息请参阅 Kemper, AR, Mahle, WT, Martin, GR et al; Strategies for Implementing Screening for Congenital Heart Disease. Pediatrics. 2011. available at: http://pediatrics.aappublications.org/content/early/2011/10/06/peds.2011–1317. 2012 年 6 月 13 日修订

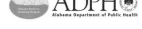

▲ 图 8–2　脉氧饱和度仪筛查流程

经 Alabama Department of Public Health（www.adph.org）许可转载

后，进行超声心动图、心导管和造影检查用于明确心脏畸形的解剖和生理细节。尽管新生儿心导管检查过程中存在一定的风险（死亡率 1%），但所获得的数据或治疗性干预的获益远超过风险。根据对畸形的定义，我们会对手术做出适当的决策；某些畸形（如重度主动脉瓣狭窄、重度肺动脉瓣狭窄），可通过球囊扩张成功解除梗阻。

（二）充血性心力衰竭

新生儿期充血性心力衰竭最常见的原因是：①导致严重流出道梗阻的畸形，特别是左心系统，常与左心发育不良有关；②由于心脏瓣膜发育不全或体循环动静脉瘘导致容量过负荷；③心肌病或心肌炎。

左向右分流心脏病（如室间隔缺损）在新生儿期，几乎不会对心室施加过大容量负荷而导致症状。偶尔，早产儿动脉导管未闭可能导致心力衰竭迹象。据推测，早产儿的肺血管系统较足月儿更快的下降至接近于正常水平，由此产生大量的肺血流导致左心室容量超负荷。

1. 左心梗阻

(1) 左心发育不良综合征（hypoplastic left heart syndrome，HLHS）：HLHS 是新生儿心力衰竭最常见的原因（图 8-3A），其包括多种心脏畸形，如主动脉瓣闭锁、二尖瓣闭锁和严重（危重）的主动脉狭窄，每一种畸形都与一个发育较小的左心室和相应的临床生理特征密切相关。每个病例，均有包括左室流入道和流出道两个部位的多个水平的梗阻。

不论是闭锁的二尖瓣还是很小的左心室，均可导致左心室充盈的受阻甚至无法充盈。卵圆孔通常很小或是限制性的，仅允许少量血液由左心房流向右心房。过少的分流不足以使左心房减压，所以左心房压力升高，肺毛细血管楔压也很高，从而导致肺水肿。左心室流出道严重梗阻甚或闭锁。

动脉导管未闭是 HLHS 的主要组成部分，动脉导管水平右向左分流构成全身动脉血流的唯一或主要来源。左心室输出可能缺失或者进入升主动脉的血流量非常少，来自动脉导管的血流通过主动脉弓逆行灌注冠状动脉，主动脉缩窄使其解剖学特征变得更为复杂。

① 病史：患儿通常在生后第 1 周表现为严重的充血性心力衰竭和（或）低心排综合征，其临床表现类似于主动脉缩窄。

② 体格检查：由于组织灌注不良，周围脉搏减弱和皮肤花斑，可以听到柔和的、非典型的心脏杂音，但通常没有杂音，极少能听到收缩期喀喇音；这可能是由于主肺动脉扩张引起的。

③ 心电图检查：心电图相对年龄而言可能是正常的，V_6 导联 Q 波缺失很常见，但是如果电极位置不当，正常婴儿也可能会出现 V_6 导联 Q 波缺失。

④ 胸部 X 线检查：心脏增大，肺动脉和静脉强化影，这种情况归因于心脏早期显著增大所致。

⑤ 自然病程：由于动脉导管闭合，患儿通常在生后 1 周内死亡，尽管极少数婴儿在生后 1 个月才被发现有这种情况。

⑥ 超声心动图检查：升主动脉发育不良，左心室体积较小，甚至一些患儿不能探及左心室腔。多普勒显示典型的自肺动脉至主动脉的血流及主动脉弓、升主动脉的逆向血流。

⑦ 心导管检查：通常是非必要的，除非发现限制性房间隔缺损需要切割房间隔或球囊造口。一些等待心脏移植的婴儿需要球囊扩张动脉导管或植入动脉导管支架以保持足够的动脉导管尺寸。参见杂交手术（在操作注意事项中）。

⑧ 内科治疗：应用前列腺素以保持动脉导管通畅从而维持体循环血流，因为体循环和肺循环在大血管水平是相连的，体循环血流可能随肺血管阻力的降低而下降。因此，一旦诊断就应避免吸氧，因为吸氧会降低肺血管阻力。

⑨ 手术方式：HLHS 患儿无法行根治手术，只能姑息治疗，手术多为 Norwood 手术，将固有主肺动脉干作为新的主动脉，血流动力学本质上如同将主动脉闭锁转变为肺动脉闭锁（图 8-3B）。

通过人工管道，通常是 Gore-Tex 管道，从体动脉连接肺动脉分支进行可控的血液分流。另外一种替代方法为 Sano 分流术，即在右心室和肺动脉之间置入非带瓣管道以维持肺血流。

杂交手术有时用于极低出生体重儿或合并多种心外畸形的病例，这样可以拖延一定时间再进行体外循环下的 Norwood 手术；杂交手术包含经导管动脉导管支架植入术、房间隔造口术以及单支肺动脉环缩术（图 8-3C）。从生理上讲，这限制了过量的肺血流，保护了肺小动脉，允许肺静脉血到达右心室，从而保持右心室供应体循环的血流量。

接受 Norwood 手术的婴儿属于单心室生理，后续条件允许还可能需要进行腔肺吻合手术（Glenn 和 Fontan）。

由于姑息手术结果存在差异，许多左心发育不良综合征（HLHS）的婴儿可能需要等待心脏移植，接受两种手术方式并存活下来的儿童的长期预后并不清楚。未接受手术干预的新生儿在婴儿期早期死亡。最适合 HLHS 的治疗手段尚存争议。

总结

HLHS 是引起休克和充血性心力衰竭的常见病因。

虽然可选择姑息手术，包括 Norwood 手术和心脏移植，但死亡率远高于大多数其他心脏畸形。

(2) 主动脉缩窄：主动脉缩窄（coarctation of the aorta，CoA）（见第 5 章）为孤立性或合并其他心内畸形是新生儿充血性心力衰竭另一种常见原因。

临床诊断困难的原因是充血性心力衰竭的低心输出量将上下肢之间的血压差最小化，在使用正性肌力药物后，随着心输出量增加上下肢血压差异可能会进展。前列地尔的应用也会有助于扩大降主动脉的导管旁的区域。心脏扩大和心电图发现右心室肥大、左侧 ST 段和 T 波的倒置。更少

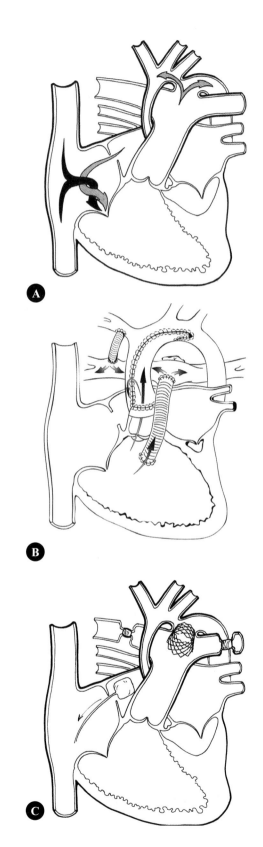

▲ 图 8-3 左心发育不良综合征
主动脉闭锁；A. 心内循环；B. Norwood 手术（第一阶段），同期行改良 B-T 术和 Sano 术；C. 杂交手术

见的是主动脉和肺动脉的狭窄可能导致出生后早期充血性心力衰竭。

（3）主动脉弓中断：主动脉弓中断（interrupted aortic arch，IAA）（图 8-4）是由主动脉弓的一段缺失引起的复杂畸形，与左心室流出道和主动脉瓣不同程度发育不全相关；几乎都合并室间隔缺损。主动脉弓可在左锁骨下动脉起源的远端中断（A 型）或在左锁骨下动脉和左颈动脉之间中断（B 型）。许多患儿，尤其是 B 型患儿大都合并 Digeorge 综合征。血流仅通过动脉导管流向降主动脉。随着导管正常闭合，下半身血流明显减少。

① 病史：所有主动脉弓中断新生儿的临床表现均类似于主动脉缩窄，有低心排综合征和休克的症状和体征。

② 体格检查：新生儿的血氧饱和度存在上肢（正常）与下肢（降低）差异，因为右心室通过动脉导管未闭提供下半身全部的血液供应。随着动脉导管变窄，下肢脉搏明显降低，这与新生儿主动脉缩窄相似。由于主动脉在左侧颈动脉起始部和左锁骨下动脉之间中断，仅右上肢可触及脉搏，而在锁骨下动脉远端中断（A 型）的新生儿中，双上肢脉搏搏动一致。心室功能减弱，所有脉搏均可能难于触及，这一阶段表现为非特异性的休克迹象，包括低灌注、发绀、精神萎靡，以及明显的呼吸急促，杂音和收缩期的喀喇音通常并不明显。

③ 心电图检查：与主动脉缩窄相似，包括右心室扩大 / 肥厚。

④ 胸部 X 线片检查：心影增大和肺纹理增多。

⑤ 自然病程：如果不及时治疗，主动脉弓中断对新生儿是致命的，与主动脉缩窄一样，使用前列腺素维持动脉导管开放可暂时缓解。

⑥ 超声心动图检查：所有主动脉弓中断的新生儿均有一个巨大的室间隔缺损，通常超出左心室流出道直径的 1.5 倍，因为左心室流出道和主动脉瓣环通常比正常的要小。漏斗部的嵴通常构成了室间隔缺损边缘的一部分，可能会侵犯左心室

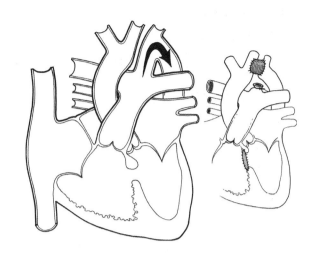

▲ 图 8-4　主动脉弓中断，心内循环和手术修复

流出道并造成梗阻。因此室间隔缺损通常称为对位不良型室间隔缺损。升主动脉较小，向头侧延伸，不像正常新生儿那样向后弯曲形成主动脉弓部。

动脉导管很粗，向后弯曲，与胸部降主动脉直接相连，因此动脉导管本身可能会被误认为主动脉弓部。与正常的主动脉弓不同，看不到起自于动脉导管的头臂动脉。与主动脉缩窄一样，动脉导管为右向左分流（从肺动脉向降主动脉），因为右心室是下半身血流的唯一来源。

⑦ 心导管检查：血氧数据显示心室水平左向右分流和动脉导管水平右向左分流，升主动脉及其分支的氧饱和度正常，降主动脉氧饱和度降低，对应右心室的氧饱和度水平。

左心室造影显示弓中断的位置，主动脉分支的起源和路径以及左心室流出道发育不全的程度，但后者在超声心动图上可以得到更好的显示。

⑧ 手术方式：手术旨在设计建立升主动脉到降主动脉之间通畅的连接并且关闭或限制通过室间隔的血流。

两种手术方案：第一种方案，一期行主动脉弓矫治和室间隔缺损修补术；先行主动脉弓矫治和肺动脉环缩手术，二期再去除环缩带同时进行室间隔缺损修补。第二种方案，可能有较低的整体死亡风险，特别是针对左心室流出道发育不全的新生儿，因为可以两次手术间隔期内得到进一

步发育。如果左心室流出道狭窄或严重的梗阻，可以选择类似于 Norwood 术的姑息手术。

总结

主动脉弓中断是左心梗阻的一种形式，在新生儿中的表现类似于主动脉缩窄，它与 Digeorge 综合征高度相关，成功手术修复取决于左心室流出道发育不全的程度，以及是否合并非心脏异常。

2. 容量超负荷

任何心室的容量超负荷都可能导致新生儿心力衰竭，其病因并不常见，如瓣膜功能不全或动静脉畸形。

全身性的动静脉瘘或畸形（artiriovenous malformation，AVM）。该类畸形（如在 Galen 大静脉中或在肝脏里）可导致高输出量的心力衰竭，是最常见的非心源性原因。动静脉瘘与全身动脉低阻力和高分流量增加有关，通过右心的血流量增加会导致早期出现严重的心脏症状。

出生前，由于产前正常的低体循环阻力，不会出现心力衰竭的情况。但随着胎盘的分离，体循环阻力增加，通过动静脉瘘的分流量也会增加。但是，由于畸形的存在，体循环阻力并不能上升至正常水平，这就造成临床上所见的"持续性胎儿循环"情况的存在。动静脉瘘可以通过头部、肝脏或者其他周围部位的连续样杂音听诊，以及发现脉压升高进行识别，这类似于粗大的动脉导管未闭。如果可能的话，通过手术或经导管介入尽可能堵闭瘘管可以治愈。但尽管如此，一些患儿仍然持续存在肺动脉高压。

第 9 章 儿童获得性心脏病
The cardiac conditions acquired during childhood

陈 瑞 罗 刚 译

在儿科心脏病学中，先天性心脏病、心律失常和心脏杂音已受到足够重视。其他多种类型的疾病也影响着儿科患者心血管系统的结构和（或）功能。这些疾病包括遗传性疾病、感染性疾病和炎症性疾病，还有不少病因尚不清楚。当原发病与特定心血管异常之间存在关联时，患者应当进行相应的心血管检查；另外，家族史提示患者可能存在遗传性心脏病；最后，患者出现的心脏症状或体征有助于潜在心脏病的诊断。

一、川崎病

川崎病（皮肤黏膜淋巴结综合征）是一种病因未明的全身性血管炎。1967 年，Tomisaku Kawasaki 博士在日本首次对川崎病进行了报道，该疾病现已成为美国儿童获得性心脏病的常见原因，每年至少影响 5000 名儿童。川崎病主要集中于儿童期，80% 的病例发生在 5 岁之前，在青少年和青年人群中偶发。成人的冠状动脉瘤可能是由儿童期未经诊治的川崎病所造成的后果。

冠状动脉瘤是川崎病最常见、最危险的并发症，每 4 名未经治疗的患者中就有 1 人患有冠状动脉瘤。冠状动脉瘤导致的死亡率不足 0.1%，通常由心肌梗死引起，严重心肌炎也可能是川崎病的死因。冠状动脉瘤最大的死亡风险发生在病初 45 天内，通常是由于冠状动脉内血栓形成，心肌梗死可在几年后发生。其他动脉也可能受到川崎病的影响，临床上需与系统性血管炎、婴儿结节性多动脉炎进行鉴别。

（一）诊断

1. 临床特征

川崎病急性期具有以下临床特征：①双侧球结膜非渗出性充血；②口唇充血、皲裂、口咽黏膜弥漫性充血；③全身弥漫性斑丘疹；④手掌、足底潮红和硬性水肿，有时伴有疼痛；⑤颈部淋巴结肿大（表 9-1）。川崎病病初表现为无明确病因的持续发热，发热 5 天或 5 天以上且上述 5 种特征中至少有 4 种者诊断为川崎病，类似于使用 Jones 标准来诊断风湿热。川崎病比风湿热更具多样性，"非典型"川崎病时有发生。对于川崎病的诊断，没有特异的实验室指标，主要根据川崎病临床特征、辅助检查来判断。

表 9-1 川崎病急性期临床特征
• 发热
• 双侧球结膜非渗出性充血
• 口唇充血、皲裂
• 全身弥漫性斑丘疹
• 手掌、足底硬性水肿，伴有疼痛
• 颈部淋巴结肿大

2. 自然病程

川崎病是一种自限性疾病，未经治疗者发热平均持续时间为 12 天，易激惹和食欲缺乏在发热急性期非常突出，通常在体温正常后持续 2～3 周。在亚急性期或恢复期（通常在发热后的第 10～20 天），大多数患者手指和脚趾出现从甲周开始的高度特异性脱皮（膜状脱皮），并可能延伸到手掌和脚底，偶尔会有会阴皮肤脱落。患者的躯干和面部不发生脱皮，这与猩红热形成鲜明对比。

3. 辅助检查

实验室检查对川崎病的诊断多是辅助性的，缺乏特异性。在川崎病急性期（第 10～14 天），红细胞沉降率（erythrocyte sedimentation rate，ESR）、C 反应蛋白（C-reactive protein，CRP）和其他急性期反应物通常明显升高。血小板计数在急性期基本正常，不能据此排除川崎病。超声心动图和 12 导联心电图在川崎病诊断中极具参考价值，急性期超声心动图可能存在弥漫性冠状动脉扩张和轻度心内膜炎等非特异性表现，通常不会发现冠状动脉瘤。因此，超声心动图也不能用来排除川崎病。川崎病患者应在确诊后 1～2 周左右复查超声心动图，以评估可能出现快速扩张的冠状动脉瘤，应在 4～6 周时重复进行，此时可能已经发生冠状动脉病变。川崎病急性期存在心肌炎或冠状动脉瘤者需要更频繁的随访。

（二）治疗

1. 阿司匹林

阿司匹林即使是抗炎剂量［100mg/（kg·d）］也不会降低冠状动脉瘤的发生率，低剂量［3～5mg/（kg·d）］可抑制血小板聚集。

2. 静脉注射用人免疫球蛋白

静脉注射用人免疫球蛋白（intravenous immune globulin，IVIG）是一种从正常人血浆中分离提取的免疫球蛋白组合，主要含有来自数千名捐赠者的非特异性多克隆免疫球蛋白 G。在发热后的前 10 天内 IVIG（2g/kg，单次剂量）治疗可将川崎病冠状动脉瘤的发病率从 25% 降至 5% 或更低。川崎病确诊后应尽快给予 IVIG 治疗，如果炎症持续存在，甚至可以在起病第 10 天之后继续给予治疗。令人印象深刻的是，许多患者在 IVIG 输注结束后数小时内发热和其他急性期症状迅速地缓解，大约 10% 的患者在初次给药后未能改善，需接受第二次治疗。

IVIG 在川崎病中的作用机制尚不清楚，能有效减弱自身免疫反应，这是防治川崎病血管炎发生的主要机制。

IVIG 治疗的不良反应很罕见，几十年前的丙型病毒性肝炎传播可能与 IVIG 制品有关。对 IVIG 可能携带未知传染病的病原体和价格昂贵的忧虑导致其在不完全性川崎病中的使用过于保守。因此，许多患者没有得到及时、足够的药物治疗，最终发生冠状动脉瘤。有趣的是，儿童使用 IVIG 中只有很少比例是用于治疗川崎病。在美国，大多数 IVIG 用于其他疾病的治疗。

目前川崎病诊断和治疗的指南越来越强调，婴儿更有可能发生不完全性临床表现，应该鼓励经验性治疗。

作者建议，只要存在川崎病的合理怀疑，即使不符合 5 项经典临床诊断标准，也应及时使用 IVIG 进行治疗。

3. 皮质类固醇和其他免疫抑制药

在对 IVIG 无应答的患者中，连续几天静脉注射大剂量皮质类固醇有效者比例高达 10%。

其他药物，包括单克隆抗体、英夫利昔单抗和其他类似药物，通常可以缓解 IVIG 治疗失败儿童的炎症表现，是否能够预防冠状动脉瘤的发生尚未得到证实。

（三）随访管理

1. 超声心动图

超声心动图或 CTA 检查冠状动脉瘤最佳时间是在川崎病发热消退后 30 天，在发热期间超声心动图检查结果正常并不能最终排除冠状动脉瘤。超声心动图检查应在确诊 1～2 周和第 4～6 周复查。

2. 实验室检查

在川崎病恢复期变化最急剧的是血小板增多症（通常 $>1000 \times 10^9$/L），直到发热后的第 2 周血小板计数才达到峰值。因此，在急性期血小板计数并不能作为川崎病诊断的证据。ESR 在川崎病起病的数周内缓慢恢复正常。

3. 低剂量阿司匹林

尽管部分学者主张在川崎病治疗最初短期服用高剂量阿司匹林有助于缓解炎症，但直接开始服用低剂量阿司匹林可以起到抑制血小板聚集作用。

冠状动脉持续扩张或小型冠状动脉瘤的患者可能需要无限期地服用阿司匹林，而巨大冠状动脉瘤或冠状动脉瘤快速扩张的患者则需要在疾病早期进行更积极的抗血栓治疗。通常情况下，如果在川崎病发病后 4～6 周超声心动图检查示冠状动脉正常，则停用阿司匹林。

在某些病毒感染性疾病中，低剂量阿司匹林可能带来一定的风险，在水痘或流感急性期，或在接种水痘疫苗后，暂时停用阿司匹林。

（四）川崎病复发

与风湿热一样，川崎病也会出现复发，需要继续使用 IVIG 和阿司匹林进行治疗，并进行规范的超声心动图随访。川崎病复发的风险约为 1∶50，大多数病例在初次发作后的几个月内发生。

（五）冠状动脉瘤

冠状动脉瘤的自然病程各不相同。在 90% 的患者中，尽管超声心动图提示冠状动脉瘤消失，但部分患者的冠状动脉管腔会出现进行性变窄，导致冠状动脉狭窄。冠状动脉狭窄一般无法通过超声心动图发现和判断，需依靠心脏导管介入或 CTA 检查。

对于有心绞痛症状或心电图异常的儿童，如果川崎病已经完全康复，并且超声心动图没有明显的冠状动脉病变证据时，在休息和运动时分别进行心肌灌注显像有助于区分良性胸痛和真正的缺血和（或）梗死。

儿童期川崎病（无冠状动脉瘤）对成年期冠状动脉粥样硬化发生风险的影响尚不清楚。

二、风湿热

风湿热是一种累及包括心脏在内多个脏器的系统性疾病，通常表现为咽扁桃体炎，由 A 组乙型溶血性链球菌感染引起，感染者中 <1% 的患者会发展为风湿热，不同人群易感性有所差异。患者可在链球菌感染性咽炎后的 10 天至 2 周内发展为风湿热，大多会有发热（>38.3℃）、咽痛和颈淋巴结炎表现，风湿热全身性表现的机制不明。虽然 20 世纪 80 年代，北美风湿热发病率略有回升，到 20 世纪后半叶，风湿热发病率显著下降。风湿热仍是世界范围内年轻人获得性心脏病最常见的病因。

采用修订的 Jones 诊断标准对风湿热进行诊断（表 9-2）。该标准由临床表现和实验室检查组成，反映疾病累及的多个部位。最初该标准（1944 年）旨在减少过度诊断，后期诊断标准经过了一些修改，试图改善诊断不足和过度诊断之间的平衡。目前，需有链球菌感染证据加上 2 项主要表现或 1 项主要表现伴 2 项次要表现才可诊断急性风湿热，对于风湿热复发的诊断只需 3 项次要表现。

链球菌感染证据有以下 3 种：①咽拭子培养乙型溶血性链球菌阳性（链球菌携带者不被视为链球菌感染）；② A 组链球菌快速抗原检测阳性；③链球菌抗体升高，链球菌感染后针对不同组分会产生不同的抗体，如抗链球菌溶血素 O 和抗脱氧核糖核苷酸酶 B 会显著升高。由于个体不会对每种链球菌产物形成抗体，应测量多种抗体的滴度。抗体显著升高且明显高于患者稳定状态时的抗体滴度提示新近链球菌感染。

表 9-2 急性风湿热修订 Jones 诊断标准

- 主要表现
  - 心肌炎[a]
  - 游走性关节炎
  - 舞蹈病[a]
  - 环形红斑
  - 皮下小节
- 次要表现
  - 关节痛
  - PR 间期延长
  - 急性期反应物升高（ESR 和 CRP）
  - 发热
- 其他
  - 既往风湿热病史[a]

a. 见本文 "Jones 诊断标准外的其他情况"。确定链球菌感染证据是该诊断标准的前提

（一）诊断

Jones 诊断标准包括 5 个主要表现和 4 个次要表现（表 9-2）。

1. 主要表现

(1) 心肌炎：心肌炎可累及心脏各层心肌组织，瓣膜炎是风湿热患者最常见的并发症。

风湿热可引发心包炎，当患者表现出胸痛（向腹部或肩部放射）时应怀疑该病。心包炎患者听诊可闻及心包摩擦音，心电图示 ST 段抬高或压低，超声心动图示心包增厚或心包积液。

心肌受累时出现心脏扩大或心力衰竭，无瓣膜异常，心力衰竭很少由心肌受累本身引起。心肌炎患者会有不同程度的心脏传导阻滞、心律失常和心音低钝表现。PR 间期延长并非心肌炎的诊断标准。

瓣膜炎是风湿性心肌炎最严重的表现，因为它会导致永久性的心脏后遗症。风湿热急性发作时，主动脉瓣和二尖瓣均可受累，可能出现以下3 种类型的心脏杂音：①最常见的是二尖瓣关闭不全，表现为心尖部全收缩期杂音；②有时可闻及心尖部舒张中期杂音，该杂音起源尚不明确，可能是瓣膜炎或舒张期血流进入扩张的左心室引起的湍流所致；③主动脉瓣关闭不全时可闻及舒张早期杂音，最常见于风湿热晚期患者。风湿热急性发作期不会出现主动脉狭窄。

超声心动图和彩色多普勒有助于发现瓣膜异常，特别是主动脉瓣和二尖瓣关闭不全。

超声心动图在诊断亚临床瓣膜病变中发挥重要作用，亚临床瓣膜炎指无上述典型瓣膜杂音，超声心动图提示存在瓣膜炎表现。

(2) 关节炎：典型病例表现为游走性多关节炎，特点为以大关节为主的单个关节依次受累。患者表现出关节红肿疼痛及活动受限，可协助关节炎诊断。关节炎具有自限性。

(3) 舞蹈病：舞蹈病常在链球菌感染后数月出现，是风湿热的晚期症状，发病时风湿热其他症状可能已消退。对患者来说幸运的是，关节痛通常在早期出现，不与舞蹈病同时发生。儿童几乎

没有其他导致舞蹈病的病因，因此排除系统性红斑狼疮后，舞蹈病单独存在也可诊断风湿热。舞蹈病多发于青春期以前的女孩。

舞蹈病特征性表现为不自主、无规律、无目的性的舞蹈样动作，常伴有某些精神症状，家属常诉患儿笨拙、烦躁、易哭闹或书写及阅读障碍。

舞蹈病典型临床表现，手部颤动类似于挤奶工样捏握。其他表现与过度的肌肉运动有关，如手臂伸过头顶时双手过伸或双手可在背部交叉等。舞蹈病具有自限性，部分患儿可持续数月。

(4) 环形红斑：为一过性、特征性的皮肤表现。典型红斑呈环形或半环形，边界有明显的淡色红斑。患者往往会受热后出现该病变，随着时间推移，中央的皮疹随之消退，演变为大小不等和不甚规则的环形或半环形。环形红斑虽不如前述的3 个主要表现常见，但具有高度特异性。

(5) 皮下结节：皮下结节是风湿热的罕见表现，发生在病程后期。皮下结节为坚硬无痛性结节，呈豌豆大小，隆起于皮表，尤以膝、肘和脊柱的突起部位多见，常与慢性心肌炎并存。

2. 次要表现

(1) 关节痛：若没有关节炎的诊断依据，关节炎则不能列为主要表现，关节痛可作为次要表现。

(2) PR 间期延长：如心肌炎表现不符合主要表现，PR 间期延长可作为次要表现。

(3) 急性期反应物升高：急性炎症反应的实验室证据，ESR 或 CRP 升高，可列为次要表现。

(4) 发热：体温通常在 38.3～38.9℃。

Jones 诊断标准外的其他情况

存在以下 3 种情况，可不必严格遵守 Jones 诊断标准而做出风湿热的推定诊断。

- 舞蹈病作为唯一临床表现。
- 急性风湿热发作很久后才出现的心肌炎及其后遗症者。
- 有风湿热病史的新近链球菌感染者。风湿热病史的诊断应符合 Jones 诊断标准。

出现以上任何一种情况，必须用适当的检测手段排除其他病因。同其他诊断标准类似，刻板遵守 Jones 诊断标准可能导致急性风湿热因诊断证据不足而延误诊断。

（二）治疗

1. 卧床休息及限制活动

患者在疾病急性发热期应卧床休息，在症状或体征没有复发情况下，活动量可逐渐增加。连续监测 ESR 水平有助于制订活动水平的决策。仅以关节炎为主要表现者可在 6 周内完全恢复正常活动，合并有心肌炎者建议休息 3 个月。缺乏相关证据和专家共识来指导限制活动的时间和程度，临床经验表明，在康复期间儿童进行日常活动不会产生长期的不良影响。

2. 水杨酸制剂

水杨酸制剂可减轻炎症反应，迅速缓解关节炎症状，但不能改变心肌炎或瓣膜炎的自然病程。水杨酸制剂治疗后，风湿热引起的发热在几天内恢复正常。阿司匹林服用量为 $75 \sim 100 mg/(kg \cdot d)$，其血药浓度维持在约 20mg/dl（1.45mmol/L），直到 ESR 水平恢复正常以后可逐渐减量。

3. 皮质类固醇

皮质类固醇已被用于治疗急性风湿热，没有证据表明它们在预防心脏瓣膜损害方面优于阿司匹林。在减轻症状方面，皮质类固醇比阿司匹林作用更加迅速。由于皮质类固醇不良反应明显，主要应用于严重心肌炎患者。

即使链球菌培养呈阴性，急性风湿热患者也应接受抗链球菌感染治疗，如后文"急性风湿热的预防"一节所述。

（三）预防

1. 风湿热复发的预防（二级预防）

一旦患者出现风湿热发作，再次发作的风险会更高，尤其是初次发作后 5 年内。此后的一生，患者都处于较高风险状态。由于风湿热是由链球菌感染引起的，因此，预防措施旨在控制感染，保护易感人群。

美国心脏协会建议所有有风湿热病史的患者应长期接受青霉素预防治疗。预防治疗时间部分取决于有无心肌炎，对于儿童而言，预防治疗时间至少 5 年或到 21 岁，以更长的治疗周期为准。一些权威机构建议所有风湿热患者进行终身预防。

风湿热复发的预防

青霉素的 2 种给药方式：①口服青霉素 V，每日 2 次，每次 250mg。②肌内注射苄星青霉素 G，120 万单位，每月 1 次；一些专家建议体重 ≤27.3kg 和年龄 ≤5 岁的儿童应减少剂量。对青霉素过敏者，可选用磺胺类药物。磺胺类药物为非杀菌类药物，不用于治疗链球菌感染，该药对链球菌有抑制作用，并可预防细菌在鼻咽部的定植。对青霉素和磺胺类药物过敏者，可接受红霉素或其他大环内酯类药物。

2. 急性风湿热的预防（一级预防）

医生应对诊断为 A 组乙型溶血性链球菌感染者进行规范治疗，以预防风湿热的首次发作。只有充分了解链球菌感染才能预防风湿热。由于链球菌感染与病毒感染在临床上难以绝对区分，对所有出现咽扁桃体炎症状的患儿都应进行咽喉部链球菌检查。

A 组乙型溶血性链球菌检测方法：细菌培养和快速抗原检测。A 组乙型溶血性链球菌快速抗原检测具有高度特异性，因此检测结果阳性后不再进行细菌培养。快速抗原检测的敏感性不同，检测结果阴性者需进一步行细菌培养。若存在 A 组乙型溶血性链球菌感染，咽喉部细菌培养 24h 后呈阳性，对患者开始抗感染治疗。因为抗生素治疗不会改变急性链球菌性咽扁桃体炎的早期病程，所以没有必要在培养结果未出时开始抗生素治疗。抗链球菌感染的目的在于实现链球菌的根除。

急性风湿热的预防方案

- 口服青霉素 V，儿童 250mg，每次 40 万 U，青少年和成人每次 500mg，2～3 次 / 日，疗程 10 天。
- 单次肌内注射苄星青霉素，儿童（体重＜27.3kg）每次为 60 万 U，体重大者和成人每次为 120 万 U。

肌内注射给药对疾病的根除率更高，可能是因为患者依从性更好。苄基青霉素普鲁卡因为长效肌内注射制剂，可减少反复注射药物的痛苦。

青霉素过敏者可接受红霉素或其他大环内酯类药物，耐药性仍是需要注意的问题。患者可用第一代头孢菌素，不建议使用四环素和磺胺类药物用于急性链球菌感染的根除治疗。

（四）长期管理

在风湿热急性发作后，患者应定期接受检查。随访目的在于：①强调风湿热患者需持续接受青霉素预防治疗；②观察患者风湿性心脏病的进展情况。

在急性发作期合并瓣膜异常者，半数患者杂音会消失。在数年的时间里，另一半患者可发展为更严重病变，如二尖瓣狭窄、二尖瓣关闭不全或主动脉瓣关闭不全。这些患者最终需要进行心脏外科手术或介入治疗。

三、心肌病

"心肌病"是一系列主要影响心肌的疾病，导致相似的临床表现和病理生理状态。此类疾病需排除心脏瓣膜病、心脏结构畸形、高血压和冠心病。

尽管心肌病的病因多种多样，但主要的症状和体征相似。由于心肌受累，心脏无法有效地发挥泵血功能，或无法正常启动并维持节律，心脏结构也会发生改变。心肌受累者都有着共同的临床和实验室表现。

心肌病患者表现出淤血和前向血流不足，提示心肌不能有效地发挥泵血功能。疲劳、心绞痛、

头晕和运动耐受力差的症状表明体循环血量不足。充血性心力衰竭表现多见于肺水肿、呼吸困难、肝肿大、双下肢水肿和奔马律。

心律失常很常见，患者可能发生两种类型的心律失常。心脏电信号传导减慢，特别是经过房室结时，可导致一度或更严重的房室传导阻滞；心脏出现异位起搏点，导致房性或室性心动过速。QRS 波群低电压和复极异常也很常见。

最后，心肌病患儿心脏正常结构发生变化引起相应症状和体征。体格检查最明显的变化是心尖移位。胸部 X 线检查可发现心脏增大，以至于压迫左侧支气管，导致左下叶肺不张。二尖瓣反流可能是由于二尖瓣环扩张或乳头肌功能障碍而发生。第三和第四心音明显出现，与左心室充盈压力增加有关。

通常，婴儿易发生充血性心力衰竭，心脏增大（尤其是左心），心音低钝，无心脏杂音。在年龄较大的儿童中，这些表现进展更加缓慢。

心肌病可分为 3 大类：心肌炎、特发性心肌病（扩张型心肌病、肥厚型心肌病和限制型心肌病），以及受全身性疾病累及的心肌病。

（一）心肌炎

心肌会受到感染性病原体、自身免疫疾病或未知原因炎症的影响。尽管许多病例被认为是病毒起源，即使使用分子生物学技术来评估病毒基因组，这种关系通常也很难证明。ECHO 病毒、柯萨奇病毒和风疹病毒可能与儿童心肌炎有关。严重急性呼吸综合征冠状病毒 2 型（severe acute respiratory syndrome coronavirus 2，SARS CoV-2）和 COVID-19 既与感染期间的急性心肌炎有关，也与急性感染数周后儿童多系统炎症综合征有关。轻微的、自限性的心肌炎也可能与 COVID 疫苗有关。

特发性心肌炎常见于新生儿期或婴儿早期，此后也会零星发生。该疾病可突然发病，在几小时内出现心力衰竭和死亡，或者充血性心力衰竭缓慢进展，该疾病心力衰竭对治疗有良好的反应

性。心肌炎婴儿全身皮肤斑驳，外周脉搏微弱，体格检查发现心脏增大和心音低钝。患者常出现窦性心动过速，阵发性心动过速也很常见。心电图示 QRS 波群电压正常或降低。ST 段压低和 T 波倒置多见于左侧胸前导联。胸部 X 线检查示心脏增大和肺淤血。超声心动图示左心房和左心室扩张，心脏整体收缩能力降低。即使没有杂音，二尖瓣反流几乎总是存在，只有心输出量改善后听诊才会闻及二尖瓣反流杂音。

心肌炎的预后各不相同。自身免疫性疾病导致的心脏功能障碍，可应用皮质类固醇和其他免疫抑制药治疗，但对于严重心肌炎是无益的。IVIG 已被用于减轻心肌炎的炎症反应。部分患者在没有治疗或仅接受对症治疗的情况下，心脏结构和功能自行恢复正常。使用抗充血性心力衰竭药物（见第 11 章）治疗通常会改善患者状况，尽管这个过程可能缓慢，心脏增大将长期存在。许多患者在几个月或几年内病情缓慢进展，最终导致不可逆转的严重心脏功能障碍和死亡，心脏移植是延长生命的唯一选择。

（二）特发性心肌病

1. 扩张型心肌病

这是一种原因未明的原发性心肌疾病，无心肌炎症迹象。在这一类疾病中，大部分疾病的临床和病理表现难以区分，应注意以下特殊情况。

2. 左冠状动脉起源异常

在婴儿期原发性心肌疾病的鉴别诊断中，左冠状动脉起源于肺动脉会出现扩张型心肌病表现，与其他情况不同的是这是一种先天性畸形，可通过手术缓解。

左冠状动脉起源于肺动脉，右冠状动脉正常起源于主动脉，导致左心室心肌因肺动脉压力低而出现灌注不良，从而发生心肌缺血和梗死。随后，高压的右冠状动脉系统和低压的左冠状动脉系统之间形成侧支。在这种情况下，血液从右冠状动脉流入左冠状动脉系统，血液逆行流入肺动脉，加重左心室心肌灌注不良。

（1）病史：患者在新生儿期通常无症状，生后大约 6 周龄时，会出现心绞痛的症状。婴儿突然剧烈哭闹，脸色苍白，大汗淋漓，这些症状持续时间短暂，被认为短暂性心肌缺血表现。其他患者没有任何症状，可能存在充血性心力衰竭的迹象，有时仅在尸检时才能发现该病变（例如，在体育运动中猝死的青少年）。

（2）体格检查：患儿通常外观正常，听诊也可能没有异常发现，或者在心尖区闻及全收缩期柔和杂音，与二尖瓣反流有关。

（3）心电图：心电图前侧壁心肌梗死的特征表现可作为诊断依据，I 导联、aVL 导联、V_5 导联和 V_6 导联深 Q 波和倒置 T 波。在少数患者中，心电图只表现出左心室肥大、高电压或完全性左束支传导阻滞。

（4）胸部 X 线检查：胸部 X 线检查示心脏增大和左心室轮廓扩张。

（5）超声心动图：超声心动图示心脏扩大和左心收缩功能障碍，仅能看到从主动脉起源的右冠状动脉；彩色多普勒可观察到从左冠状动脉进入肺动脉的异常血流。

（6）处置：心力衰竭患者应接受强心治疗，进行心导管介入或 CTA 来准确判断解剖结构。手术术式选择包括将左冠状动脉重新植入主动脉或在肺动脉内创建通道恢复左冠状动脉和主动脉之间的连续性。对于左心室严重不可逆损伤的患者，需要进行心脏移植。

3. 蒽环类化疗药物心脏毒性

蒽环类化疗药物，例如，阿霉素通过氧自由基过度生成等机制，导致扩张型心肌病发生。大多数化疗方案制订此类药物的累积剂量为 $400mg/m^2$，心脏功能障碍的发生率随着药物累积剂量增加而急剧上升。然而，少数患者在低于此毒性阈值的剂量下就出现心力衰竭，表明低剂量药物的毒性效应只在部分患者中表现出来。多数患者在化疗结束后的数年后才发展为慢性充血性心力衰竭。与其他扩张型心肌病一样，尚无有效针对性治疗。目前正在研究的药物主要用于化疗期间心脏损伤的预防。

4. 心内膜弹力纤维增生症

心内膜弹力纤维增生症是 20 世纪 50 年代和 60 年代扩张型心肌病常见的原因，此后几乎消失。有学者认为病毒感染是该疾病的病因，如腮腺炎病毒。正常情况下心内膜只有几层细胞构成，而该疾病患者的心内膜厚度可达 2mm。该疾病对心肌的影响十分微小。

患者在婴儿期表现出充血性心力衰竭。心电图示左心室肥大和左前壁导联 T 波倒置。胸部 X 线检查示心脏明显增大，特别是左心房和左心室。

超声心动图示心室心内膜异常增厚，并且有回声增强增厚表现，左心室扩大、二尖瓣反流和左心收缩功能降低（严重主动脉狭窄者心内膜缺血也有类似的超声心动图表现，称为心内膜弹力纤维增生病变）。

(1) 心动过速性心肌病：是一种罕见但可治愈的扩张型心肌病。该疾病是由持续性心动过速引起的，可以是室性心动过速或"室上性心动过速"（见第 10 章）。

(2) 某些罕见的室上性心动过速类型，例如异位房性心动过速和永久性交界性心动过速，尤其容易导致心肌功能障碍。永久性交界性心动过速具有独特的心电图特征，Ⅱ 导联、Ⅲ 导联和 aVF 导联可见深的负向 P 波。

(3) 其他持续性心动过速常很难诊断，它们与窦性心动过速极其相似，这是扩张型心肌病常见的非特异性特征。

心动过速消除后，患者通常可恢复正常的心脏功能，尽管部分左心室扩张仍然存在。

5. 肥厚型心肌病（特发性肥厚性主动脉瓣下狭窄）

肥厚型心肌病，也被称为特发性肥厚性主动脉瓣下狭窄，心肌明显增厚，并非是为了应对压力过载。心肌对称性肥厚，左室壁均匀增厚；非对称性肥厚，左室壁非均匀增厚，通常以室间隔肥厚为主。

与扩张型心肌病相比，肥厚型心肌病患者左心室腔的大小正常或者变小。室间隔非对称性肥厚，收缩期增厚的心肌突起进入左室流出道，导致主动脉瓣下梗阻，这种情况称之为肥厚性梗阻性心肌病。

肥厚型心肌病临床表现和病程具有多样性，部分患者出现流出道梗阻，一部分可发展成恶性心律失常，还有一部分以舒张功能障碍为主。肥厚型心肌病可能是由编码收缩蛋白的基因突变引起，少部分是由某些代谢贮积性疾病导致。代谢贮积性疾病多是常染色体显性遗传或性连锁遗传（男性发病率较高），多代人可能受到影响。代谢贮积性疾病的自然病程和预后具有不确定性，即便在没有严重梗阻或先兆恶性心律失常的患者中猝死也并不少见。

(1) 病史：患者可能会有晕厥病史，只有在明显舒张功能障碍时才可能出现充血性心力衰竭，发生率很低。儿童常见胸痛和心悸，可能源于心肌缺血和（或）与肥厚型心肌病相关的梗阻和室性心动过速。家族史可能显示其他家庭成员具有类似诊断或猝死史。

(2) 体格检查：末梢脉搏轻快，心尖触诊冲动呈双重性。沿胸骨左缘出现收缩期喷射性杂音，并微弱地辐射至心脏基底部。杂音强度会随患者体位的改变而变化，通常在患者站立时最响，可能存在第三心音和第四心音。

(3) 心电图：心电图示 QRS 波群电轴正常，左心室肥大，偶尔有左心房扩大表现。ST 段和 T 波改变很常见。左胸前导联可能出现深 Q 波。非特异性的传导障碍会改变 QRS 波群形态。

(4) 胸部 X 线检查：胸部 X 线检查通常不会出现与左心室和左心房相关的心脏扩大，因为单纯心肌肥厚不会改变心脏轮廓。与其他类型的主动脉瓣狭窄不同，肥厚型心肌病升主动脉大小正常。

(5) 超声心动图：超声心动图示左心室壁明显增厚，尤其是室间隔，厚度可达到 2～3cm，而正常仅为 1cm。

超声心动图可见二尖瓣前叶收缩期前向运动（systolic anterior motion，SAM 征），SAM 征是由于左室流出道狭窄，血流速度加快，流出道相对负压，吸引二尖瓣前叶及腱索前向运动的现象。

彩色多普勒可见主动脉瓣近心端左室流出道内的异常血流。脉冲多普勒通过测量最大血流速度来估计收缩压差；由于肌肉性梗阻具有动态特性，压差会随着心动周期的变化而波动。

(6)治疗：肥厚型心肌病患者心室收缩时，室间隔突入左心室腔，导致心室流出道阻塞，洋地黄等正性肌力药物会加重左室流出道梗阻应禁用。β受体拮抗药、钙通道阻滞药和其他"负性肌力药物"已被建议用于肥厚型心肌病患者，但并不能完全预防猝死。

可植入式心脏除颤器可及时中止部分患者潜在的致命性心律失常。

室间隔切除术在部分梗阻患者中是有效的。经导管冠状动脉内酒精注射可选择性造成梗阻心肌坏死，此法可减轻部分患者左心室流出道梗阻。经静脉右心室起搏可改变左心室心肌的激活顺序，流出道部位较晚收缩对于缓解流出道梗阻，改善左心室充盈有一定作用。

(7)限制型心肌病：限制型心肌病较为罕见，其特征是心室顺应性差、充盈受限。部分患者存在心肌调节蛋白（如肌钙蛋白）基因突变，大多数患者病因不明。

限制型心肌病症状具有非特异性，类似于扩张型心肌所致充血性心力衰竭。与扩张型心肌病不同的是，限制型心肌病左心室的大小正常，具有正常收缩功能。与肥厚型心肌病不同的是，左心室壁厚度正常。限制型心肌病主要影响心室舒张功能，临床表现为左右心房压力升高。

体格检查发现肝大和脾大，颈静脉扩张。心电图异常通常仅限于心房扩大。胸部X线检查示肺淤血，心脏轮廓、大小相对正常。

超声心动图示心房和大静脉明显扩张，心室腔正常或较小。从生理学上讲，限制型心肌病类似于限制性心包炎，两者之间的区分十分困难。

限制型心肌病预后往往不良，临床恶化迅速，死亡率高。心脏移植是唯一有效的治疗方法。

（三）受全身性疾病累及的心肌病

某些全身性疾病可改变儿童的心肌结构，会出现扩张型心肌病、肥厚型心肌病或限制型心肌病的病理生理特征。系统性红斑狼疮可造成心肌炎性损伤；异常物质在心脏内异常积聚致心肌增厚，例如糖原贮积症Ⅱ型、黏多糖贮积症Ⅰ型（Hurler综合征）；Friedreich共济失调症或肌营养不良症等神经肌肉疾病会导致心肌纤维化。

1. 糖原贮积症Ⅱ型（Pompe病）

由酸性麦芽糖酶（酸性α-葡萄糖苷酶或α-1,4-葡萄糖苷酶）缺乏导致心肌中糖原异常累积，心肌增厚超过正常的2倍以上。

该疾病患者在生后头3个月内出现充血性心力衰竭。因骨骼肌受累致全身无力在临床上表现突出。肝脏因糖原含量增加而增大，与心力衰竭的程度不成比例。

除了心脏肥大的证据外，心脏检查无其他明显异常。心电图具有诊断价值，QRS波群电压大幅升高、PR间期缩短，以及与预激综合征一致的δ波，可发现心脏扩大，特别是左心室扩大。

病情预后不良；在没有治疗的情况下，患者往往生后1年内死亡。骨髓移植和酶替代疗法已普遍提高患者生存率，疗效因人而异。

2. Hurler综合征、Hunter综合征和其他

遗传性黏多糖贮积症这类代谢物质贮积性疾病对心脏的影响程度不一，心脏瓣膜可能增厚并反流，冠状动脉损害也可过早地发生，病情总体没有Pompe病严重。

3. 神经肌肉疾病

Friedreich共济失调症是一种神经退行性疾病，最常见心电图非特异性ST-T改变，不同程度心肌肥厚、心脏扩张表现。心脏症状可先于神经系统症状出现。

Duchenne肌营养不良症和类似疾病经常表现为心电图异常（包括ST-T改变、右束支传导阻滞及QRS波群电轴异常），与患者进行性呼吸肌无力所致慢性低通气有关。

上述两种疾病都可能表现为扩张型、肥厚型和（或）限制型心肌病。骨骼肌病变对活动耐力的限制掩盖了心脏功能障碍的严重程度。尽管会发生心力衰竭和心律失常，这些患者几乎均死于进行性呼吸肌无力导致的呼吸衰竭。

4. 结节性硬化症

结节性硬化症是一种表现为癫痫和皮肤损害的综合征，如色素脱失斑，面部血管纤维瘤和面部皮脂腺瘤。

患者心肌通常发生良性肿瘤、横纹肌瘤，其体积可能非常大，一般在新生儿期表现最大。随着年龄的增长，肿瘤的尺寸往往会缩小，甚至消失。尽管在极少数情况下，心脏横纹肌瘤会导致梗阻或心律失常，但大多数心肌功能是正常的。心脏肿瘤通常是由超声心动图偶然发现的，患者主诉也多为发现心脏杂音。

心肌病鉴别诊断的注意事项

在婴儿期，心肌病可通过心电图和超声心动图明确诊断。大多数心肌病患者心电图存在 ST 段和 T 波改变，QRS 波形可能会有所不同。

心肌炎患者心电图 QRS 波正常或呈低电压；糖原贮积病表现为 QRS 波高电压；心内膜弹力纤维增生症心电图表现为左心室肥大改变；左冠状动脉异常起源心电图为前侧壁心肌梗死样表现。持续性心动过速的婴儿，P 波形态异常频繁变化者，可能存在由心动过速引起的心肌病。

超声心动图可评估心脏大小和功能，特别是左心室，无论心肌壁是否肥厚或心室腔是否扩张。冠状动脉异常起源或横纹肌瘤是超声心动图精准诊断的最佳例证。

在较大的儿童中，临床症状和体征与基础疾病有关。例如 Hurner 综合征的特征性面容和行为，或者系统性红斑狼疮心肌受累者出现反复发热和抗核抗体阳性。然而，由于许多疾病病因不明，因此病因诊断还没有办法实现。

（四）心肌疾病的管理

心肌病的治疗主要针对心肌受累导致的心血管问题，很少有针对潜在病因的特定治疗。心肌病主要的治疗措施是针对心力衰竭和心输出量减少。药物治疗主要包括用于改善心肌收缩的正性肌力药（如地高辛）、用于控制肺淤血的利尿药（如呋塞米）和减少心脏后负荷的药物（见第 11 章）。

心肌病可导致二尖瓣反流，不仅仅是因为二尖瓣瓣环扩张，更多是由于乳头肌功能障碍，由于乳头肌或邻近心室壁梗死或心室扩张导致乳头肌位置异常所致。无论何种原因，如果出现二尖瓣严重关闭不全，左心室容量负荷会进一步增加，充血性心力衰竭恶化。二尖瓣瓣环成形术（二尖瓣瓣环缝缩术）或二尖瓣置换术效果显著，手术死亡率很高。

心脏传导阻滞和心动过速等心律失常时有发生，如果患者没有症状，心脏传导阻滞可不需要治疗；如果出现晕厥或充血性心力衰竭恶化，需植入心脏起搏器。

心动过速，如期前收缩，通常起源于心室，也可能是室性心动过速的前兆。室上性心动过速，如心房扑动或心房颤动，继发于心房扩张，引起心脏功能恶化，需及时干预治疗。除了治疗引起心肌病的持续性快速性心律失常外，心肌病继发性心律失常的治疗尚存争议。对于继发性心律失常，积极的药物干预可能会增加死亡率，因为这些药物大多数是负性肌力药物，对异常心肌有潜在致心律失常作用，导致心脏功能恶化。对于一些患者，植入式自动心脏除颤器可能会略微延长部分患者的寿命，但不会改善生活质量。

原发性心肌病的总体预后是未知和可变的，因为许多疾病会导致这种复杂症状。如果没有明确的病因诊断，很难给出准确的预后评估。一些疾病，如特发性心肌肥厚，会持续进展最终导致患者死亡，而其他疾病，如心肌炎，可明显改善症状，但可能遗留心脏异常。

心脏移植（见第 11 章）仅适用因临床病程恶化而预后不佳的患者。对于濒临死亡的重症患者来说，心脏移植通常是一个艰难的选择，如果不进行移植，心脏功能很难恢复。受者必须在移植前行右心导管检查明确肺血管阻力，以保证供体心脏的右心室不会因肺血管阻力过高发生急性衰竭，导致受者死亡。儿童的供体器官很少，许多患儿在等待合适器官期间死亡。因严重心力衰竭卧床数月或数年的患者，在心脏移植后通常症状会完全消退，可在心脏成功移植后几天内恢复正常活动。抗排斥药物的不良反应可能相当大，是移植后患者死亡的主要因素。由于无法完全控制排斥反应，必须对患者心脏进行监测，特别是心肌功能障碍和冠状动脉阻塞性疾病。

四、感染性心内膜炎

感染性心内膜炎是指细菌或真菌侵袭心内膜或大血管内皮。

这种情况通常发生在患先天性或风湿性心脏病的人群，偶尔也会发生于健康人群。

感染性心内膜炎分为亚急性型和急性型，后者病程短且多由金黄色葡萄球菌引起，最常见的是发生在没有基础心脏病的人群中。急性型和亚急性型之间存在很多重叠，这种分类在临床上的应用有限。

草绿色链球菌是最常见的致病菌；金黄色葡萄球菌和粪链球菌发病频率较低，很少涉及其他细菌或真菌。真菌性心内膜炎更常见于免疫功能低下者和体内有人工置管或人工瓣膜者。

感染性心内膜炎常发生在伴血流压差较大的心脏病中。高速射流会导致血源性细菌敏感的心内膜损伤。发生心内膜炎的先天性心脏病最常见的是室间隔缺损、动脉导管未闭、主动脉瓣狭窄和法洛四联症。感染性心内膜炎也发生在既往行体肺分流术的患者中，如 Blalock-Taussig 分流术，还可累及风湿性心脏病受损的二尖瓣或主动脉瓣。心内膜炎在房间隔缺损患者中极为罕见。

感染性心内膜炎病变是由纤维蛋白、白细胞、血小板和细菌组成的赘生物。许多临床表现与感染程度或赘生物栓塞有关。心内膜炎，特别是金黄色葡萄球菌感染，可引起瓣膜损伤，包括主动脉瓣穿孔或二尖瓣腱索断裂。赘生物脱落栓子可

进入肺循环或体循环，引起组织梗死、脓肿或炎症。栓塞最多的部位是肺、肾、脾和脑。

因此，应重视心脏畸形患者感染性心内膜炎的预防（见第 12 章）。

（一）病史

心内膜炎很少发生在 5 岁以下儿童。细菌性心内膜炎临床表现缺乏特异性，包括发热、体重减轻、贫血、ESR 和 CRP 升高。任何有明显心脏杂音和长期发热的儿童都应怀疑心内膜炎。需要注意的是，早产儿导管相关性真菌感染也会引发心内膜炎。

（二）体格检查

新出现的心脏杂音提示心内膜炎可能。杂音强度的改变不一定是心内膜炎的特征，因为心输出量和杂音强度会随着发热而增加。

心内膜炎患者可能发生充血性心力衰竭，特别是疾病引起主动脉瓣或二尖瓣关闭不全时。半数心内膜炎患者会出现栓塞症状或体征。反复肺部感染或胸膜炎型疼痛提示感染物质可能栓塞到肺部。任何伴有心脏异常的发热患者都应该全身寻找栓塞迹象，如脾肿大、血尿、出血点和中枢神经系统体征。

（三）辅助检查

感染性心内膜炎需从血液培养中获得微生物来确诊。在怀疑为心内膜炎的最初 12h 或 24h 内，应至少进行 6 次血培养。

获得阳性培养结果的机会主要取决于所抽取的血量，不必等待发热高峰。

重要的是，心内膜炎患者在接受抗生素治疗前，需留存足够量的血进行培养，否则，等患者症状减轻后血培养阳性机会可减少 40%。

非特异性急性期反应物，如 ESR、CRP 和类风湿因子通常非常高，这些指标有助于评估治疗进展。

超声心动图对心内膜炎的诊断帮助有限，即便无瓣膜改变或赘生物，并不能排除心内膜炎。超声心动图可帮助确认临床怀疑心内膜炎患者瓣

膜功能的急性改变。赘生物可能会在抗生素治疗结束后持续存在，此时需通过临床症状和实验室检查进行评估，而不单单是超声心动图。

（四）治疗

如果患者病情危重或具有典型临床表现，可在获得血培养标本后，在培养结果出来之前立即开始抗生素治疗。如果对诊断存有疑问，应等待血培养结果再开始治疗。

一般治疗原则是采用静脉注射方式行抗生素治疗，应足疗程治疗。针对性的治疗方案取决于血培养检测出的微生物种类及其对抗生素的敏感性。

最初的经验性治疗因临床情况而异：例如，患者在血培养前是否接受过抗生素治疗，是否存在人工瓣膜、植入材料或起搏器等设备，以及表现为急性（更可能是金黄色葡萄球菌）还是亚急性。其他考虑因素包括患者对特定药物的敏感性和当地抗生素耐药情况。目前已有治疗方案中，以青霉素（如氨苄西林、阿莫西林）或万古霉素（除外金黄色葡萄球菌感染）为首选初始抗生素，根据抗生素敏感性判断是否需要更换抗生素。通常添加低剂量庆大霉素、利福平或其他抗生素以达到协同作用。静脉注射治疗周期持续 4~6 周。

在治疗期间和治疗结束后，患者均应复查血培养，以确定感染是否被根除。

尽管已使用抗菌药物，心内膜炎也可导致严重并发症，如瓣膜损伤、栓塞引起的永久性后遗症，也可能致命。

五、马方综合征

马方综合征为一种遗传性结缔组织疾病，为常染色体显性遗传，导致特征性的身体表现和心脏损害。人类第 15 号染色体上编码结构蛋白微纤维蛋白的基因 *FBN1* 发生突变便产生了马方综合征。

马方综合征患者通常身材修长，体格细高，臂展大于身高，有时见漏斗胸、鸡胸、脊柱后凸、脊柱侧弯、高腭弓、关节囊伸长、松弛等表现。眼部表现主要为晶状体脱位或半脱位。约 80% 的患者伴有先天性心血管畸形，是造成死亡的主要原因，该疾病在儿童时期很少发生死亡。升主动脉和主动脉窦常发生动脉瘤样扩张，主动脉瓣关闭不全逐渐加重。升主动脉形成夹层动脉瘤及破裂导致死亡。二尖瓣脱垂、二尖瓣关闭不全亦属该疾病重要表现，是由于腱索过长和瓣叶增多引起。

基因检测有助于马方综合征诊断，特别是对已知有 *FBN1* 突变或缺失的患者的家庭成员。

鉴别诊断包括患者可能面临动脉病变风险的其他情况，如 Loeys-Dietz 综合征、Ehler-Danlos 综合征，以及与影响主动脉和其他动脉完整性的较罕见的基因突变相关疾病。

（一）体格检查

一般身体检查结果已在前面描述过。心脏听诊可正常，或者主动脉根部扩张导致主动脉瓣听诊区收缩期喷射性杂音；如果存在主动脉瓣关闭不全，会听到舒张期早期杂音。二尖瓣脱垂所致杂音将在"二尖瓣脱垂"部分描述。

（二）心电图

心电图通常是正常的，除非心脏因严重漏斗胸而移位，或者存在主动脉瓣或二尖瓣反流导致的心室扩大。

（三）胸部 X 线检查

胸部 X 线检查心影多正常，也可能显示升主动脉扩张，可清晰明确漏斗胸、脊柱侧弯和其他骨骼异常。

（四）超声心动图

超声心动图对于筛查和诊断疑似马方综合征的患者非常有价值（图 9-1），定期超声心动图检查可发现进行性主动脉扩张和瓣膜反流。

（五）治疗

许多马方综合征患者儿童期没有症状，但建

议使用 β 受体拮抗药（例如阿替洛尔、普萘洛尔）或其他药物（血管紧张素受体阻滞剂）进行治疗，以减少或减缓主动脉扩张。

主动脉根部置换术多为预防目的，以降低主动脉夹层猝死的风险。

手术的时机取决于家族史和患者个体检查结果，例如是否存在主动脉夹层、严重瓣膜反流、主动脉根部快速扩张，以及主动脉直径大小。

指南已提议的手术时机包括以下两点。

• 在儿童中，升主动脉直径每年增大＞10mm。

• 在青少年和成人中，升主动脉直径每年增大＞5mm 或主动脉绝对直径为 45～50mm（对于有主动脉夹层家族史的患者，建议采用较低的数字）。

严重的主动脉瓣或二尖瓣关闭不全需更换瓣膜。主动脉瓣置换术通常将人工移植物或同种移植物置换与升主动脉缝合，以防止夹层动脉瘤。在一些患者中，主动脉根部被替换为人工材料，需保留天然主动脉瓣。患者术后的长期预后良好，主动脉的其他部分仍面临动脉瘤和夹层的风险。

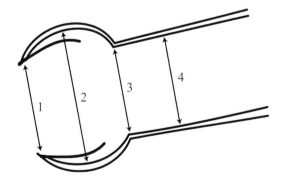

▲ 图 9-1 马方综合征主动脉根部的二维超声心动图评估
胸骨旁长轴切面视图用于测量收缩期主动脉根部的四个水平（1～4）的直径，分别表示为瓣环、Valsalva 窦、主动脉窦嵴和升主动脉。这些维度通常需参考患者个体大小（体表面积），并与体型相似的正常人进行比较；z 值可以实现数据集标准化，专业人员可从马方基金会官网（www.marfan.org）获取 z 值计算器

六、二尖瓣脱垂

二尖瓣脱垂最初被认为主要发生在女性中，在男性中同样常见。通常该疾病最早可在青春期被发现，在儿童期很少见。因此，它代表一种后天性疾病或迟发的先天性疾病，类似于结缔组织疾病。

当患者被诊断为二尖瓣脱垂时，除了后天获得性疾病（如甲亢或心内膜炎）、遗传性疾病（如马方综合征）和某些代谢贮积性疾病（如黏多糖贮积症）外，必须排除先天性异常，如二尖瓣裂隙或冠状动脉异常。

二尖瓣脱垂可能存在阳性家族史，病因和病理很大程度上未知。由于该疾病在年轻人中似乎普遍存在，并且对于脱垂的原因缺乏共识，因此关于脱垂的真实发生率仍然存在争议。

二尖瓣脱垂通常有多种症状，包括胸痛、心悸、头晕、晕厥和"惊恐发作"。对照研究未能显示患者的这些症状与二尖瓣脱垂之间存在强相关性。这些症状更多与轻度的自主神经系统功能障碍有关，与二尖瓣脱垂关系较弱。

（一）体格检查

二尖瓣脱垂患者心脏听诊结果具有诊断价值。心尖部可闻及收缩中期或晚期杂音，通常以一次或多次收缩中期至收缩末期的咔哒声开始，杂音的特征各不相同。任何减少左心室舒张期容量的动作，如 Valsalva 动作、站立或吸入硝酸戊酯，都会使杂音开始得更早、持续时间更长；患者站立时杂音强度增加与肥厚型心肌病相似，不同于无害的血流性杂音；站立时的嘀嗒声较早出现，蹲下或仰卧时的嘀嗒声出现较晚。

（二）辅助检查

在没有明显二尖瓣反流的情况下，二尖瓣脱垂患者心电图和胸部 X 线检查通常是正常的。

超声心动图可能显示一侧或两侧二尖瓣小叶脱垂至左心房。脱垂最多发生在收缩中期，与收缩中期或晚期开始的二尖瓣反流有关。二尖瓣反流很容易被彩色多普勒发现，目前的超声设备足够敏感，在没有脱垂的正常个体中"生理性"轻微二尖瓣反流很常见。

（三）治疗

二尖瓣脱垂患者的预后良好。如果二尖瓣反流不严重，且二尖瓣脱垂与其他疾病无关，如心肌病、全身性疾病或心肌缺血，猝死风险很小。栓塞性脑卒中非常罕见，与二尖瓣脱垂的关系仍然存在争议。心内膜炎在二尖瓣脱垂患者中很少见，并且预防性使用抗生素的适应证尚有争议，美国心脏协会不再建议常规预防。一些具有明显二尖瓣反流和（或）瓣叶黏液瘤的患者面临更大的风险，需提供个体化的预防方案。

七、心包炎

心包炎可由多种疾病引起，最常见的是：①特发性，可能为病毒感染；②化脓性细菌感染；③青少年类风湿性关节炎或系统性红斑狼疮；④尿毒症；⑤肿瘤性疾病；⑥心脏外科术后（心包切开术后综合征）。

在这些情况下，心包腔和心外膜都会受累。由于炎症的影响，心包腔内出现液体积聚。心包积液导致的症状取决于心肌的状态以及积液的总量和速度。缓慢的大量积聚比迅速的少量积聚更易耐受。

由于心包腔内的液体积聚，患者可能会出现心脏压塞。心包积液可压迫心脏，影响心室充盈。有 3 种机制可以代偿心脏压塞：①心房和心室舒张末期压力下降；②心动过速以弥补每搏量的降低；③外周血管收缩引起的舒张期血压升高以补偿心输出量的减少。在选择治疗方法时必须考虑这些代偿机制。

临床表现和实验室检查结果与心包炎、心脏压塞和病因有关。

（一）病史和体格检查

半数心包炎患者伴有疼痛，疼痛可以是钝性、尖锐或刺痛。疼痛位于左胸、颈部或肩部，坐位时疼痛缓解。

心包摩擦音是一种粗糙的刮擦音，可能出现在心前区。当患者坐位时，或将听诊器紧贴在胸壁上时听诊更响亮。这种摩擦音易消失，需要反复检查才能发现。目前心包积液量与摩擦音之间的关系尚不明确，在大量积液的情况下，往往听不到摩擦音。

心脏压塞需注重体格检查。患者看起来会很痛苦，坐位时痛苦减轻。颈静脉怒张且吸气时加重。患者可能存在心音低钝、心动过速和肝脏肿大。由于心脏压塞和心室充盈受限，每搏量下降，心率增加以维持心输出量，脉压减小，借此可以准确和连续地测量来监测病情。随着全身血管收缩的加剧和脉压的缩小，脉搏也随之减弱。由于脉压和搏出量减少，中心静脉压也会降低。

奇脉，即吸气时脉压下降超过 20mmHg（正常情况下小于 10mmHg），也是对心脏压塞判断的重要依据，可通过触诊桡动脉脉搏来识别。奇脉对心脏压塞没有绝对的特异性，比如，在严重的哮喘发作时也会经常出现。

病史和体格检查可提示心包积液的病因，如肿瘤或尿毒症。

在许多患者中，急性心包炎发作的病因不明。某些病毒现已被确定为心包炎的致病因素，如柯萨奇 B 病毒。在这些患者中，经常发现起病前有上呼吸道感染的病史。在化脓性心包炎患者中，流感嗜血杆菌、肺炎链球菌和葡萄球菌是最常见的病原体。化脓性心包炎通常发生在婴儿期，多继发于或伴有其他部位的感染，如肺炎或骨髓炎。婴儿往往表现为白细胞计数升高，与脓毒症表现类似。在一些婴幼儿中，在没有听诊或影像学证明存在肺炎的情况下，呼吸出现呼噜声也是一个重要的线索。

心包炎可继发于幼年类风湿性关节炎，发生在该病的其他表现之前。通常情况下，患者表现为高热、白细胞增多和其他全身性体征，心脏压塞很少出现。

（二）心电图

心电图（图 9-2）通常显示 ST 段和 T 波变化。在疾病的早期，ST 段升高，T 波直立；随后，ST 段恢复到等电位线，T 波倒置。ST-T 的交互变化（一组导联抬高，另一组导联压低）在疾病早期很常见，之后 ST 段和 T 波都恢复正常。QRS 波群电位可能降低，特别是在有大量心包积液时。

（三）胸部 X 线检查

胸部 X 线检查结果可能正常，心影会随着心包积液的增多而相应增大。

（四）超声心动图

超声心动图可以相对准确地识别心包积液，对疑似病例诊断有很大帮助。由于脓性积液（呈现出回声混浊或烟雾状）比浆液性积液（二维超声心动图显示为黑色）更容易产生回声，因此该检查可将心包液体定性为化脓性或浆液性。由于心室不能正常充盈，左心室舒张期直径会减小。左心室的收缩功能通常是正常的，甚至是高动力性的。心脏压塞伴随着肝静脉、腔静脉的扩张，以及右心房和右心室的早期舒张期"闭塞"。

（五）治疗

许多患者需进行心包穿刺以确诊、确定病因以及治疗心脏压塞。在化脓性心包炎患者中，心包穿刺术是必要的，病原学诊断可指导使用敏感抗生素。除了瓣膜赘生物和化脓性心包炎外，对心包积液的分析很少直接得出心包炎病因诊断。

心包穿刺术作为一种紧急手术，清除心包积液来治疗心脏压塞，从而使心脏充分充盈。对于反复发生心脏压塞，需进行开胸手术创建心包窗以对心包腔减压。心包切除术，即切除大片的上层心包，特别是在化脓性心包炎中，避免由心包囊结疤和收缩所致的晚期限制性心包炎。

镇痛等对症治疗是必要的。地高辛和利尿药会减慢心率和降低充盈压，与心脏压塞的正常代偿机制相反，因此禁用于心包炎患者。大剂量抗生素适用于化脓性心包炎，其类型由抗生素敏感

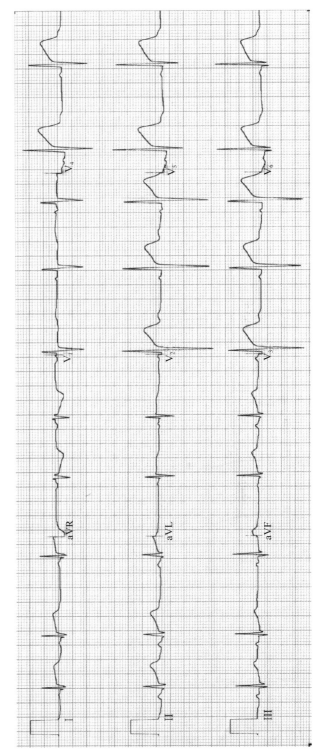

▲ 图 9-2　急性心包炎的心电图

多导联 ST 段和 T 波明显升高，这与急性心肌缺血或冠状动脉异常时的 ST-T 改变不同

试验结果决定，可能需要心包切开或闭式引流。同时应进行适当的霉菌和真菌培养，特别是对免疫功能低下的患者。霉菌和真菌检测有助于明确

病因，特别是当细菌培养结果为阴性时。

对于患有非感染性心包炎的儿童和青少年，如心脏外科手术术后心包积液（心包切开术后综合征），阿司匹林或其他非甾体抗炎药或秋水仙碱可有效发挥抗炎作用。对于原发性自身免疫性炎症者，如系统性红斑狼疮，适当应用皮质类固醇和其他免疫抑制药，可有效地治疗原发疾病，减轻心包炎和炎性渗出。

补充阅读

[1] Baddour, L.M., Wilson, W.R., Bayer, A.S., et al. (2015) Infective endocarditis in adults: diagnosis, antimicrobial therapy, and management of complications: a scientific statement for healthcare professionals from the American Heart Association [published corrections appear in *Circulation* 2015; 132 (17):e215; *Circulation* 2016; 134 (8):e113; *Circulation* 2018; 138 (5):e78–e79]. *Circulation* 132 (15):1435–1486. https://doi.org/10.1161/CIR.0000000000000296.

[2] Baltimore, R.S., Gewitz, M., Baddour, L.M. et al. (2015). Infective endocarditis in childhood: 2015 update: a scientific statement from the American Heart Association. *Circulation* 132 (15): 1487–1515. https://doi.org/10.1161/CIR.0000000000000298.

[3] Gerber, M.A., Baltimore, R.S., Eaton, C.B. et al. (2009). Prevention of rheumatic fever and diagnosis and treatment of acute streptococcal pharyngitis: a scientific statement from the American Heart Association. *Circulation* 119: 1541–1551.

[4] Gewitz, M.H., Baltimore, R.S., Tani, L.Y. et al. (2015). Revision of the Jones criteria for the diagnosis of acute rheumatic fever in the era of Doppler echocardiography: a scientific statement from the American Heart Association [published correction appears in *Circulation* 2020; 142 (4):e65]. *Circulation* 131 (20): 1806–1818. https://doi.org/10.1161/CIR.0000000000000205.

[5] Habib, G., Lancellotti, P., Antunes, M.J. et al. (2015). 2015 ESC guidelines for the management of infective endocarditis: the task force for the management of infective endocarditis of the European Society of Cardiology (ESC). Endorsed by European Association for Cardio-Thoracic Surgery (EACTS), the European Association of Nuclear Medicine (EANM). *Eur. Heart J.* 36 (44): 3075–3128. https://doi.

org/10.1093/eurheartj/ehv319.

[6] Kimberlin, D.W. (ed.) (2021). *Red Book: 2021–2024 Report of the Committee on Infectious Diseases*. Elk Grove Village, IL: American Academy of Pediatrics.

[7] Kumar, R.K., Antunes, M.J., Beaton, A. et al. (2020). Contemporary diagnosis and management of rheumatic heart disease: implications for closing the gap: a scientific statement from the American Heart Association [published correction appears in *Circulation* 2021;143 (23):e1025–e1026]. *Circulation* 142 (20): e337–e357. https://doi.org/10.1161/CIR.0000000000000921.

[8] Loeys, B.L., Dietz, H.C., Braverman, A.C. et al. (2010). The revised Ghent nosology for the Marfan syndrome. *J. Med. Genet.* 47: 476–485. www.marfan.org.

[9] McCrindle, B.W., Rowley, A.H., Newburger, J.W., et al. (2017) Diagnosis, treatment, and long-term management of Kawasaki disease: a scientific statement for health professionals from the American Heart Association [published correction appears in *Circulation* 2019;140 (5):e181–e184]. *Circulation* 135 (17):e927–e999. https://doi.org/10.1161/CIR.0000000000000484, www.heart.org.

[10] Roy, C.L., Minor, M.A., Brookhart, M.A., and Choudhry, N.K. (2007). Does this patient with a pericardial effusion have cardiac tamponade? *JAMA* 297: 1810–1818.

[11] Wilson, W., Taubert, K.A., Gewitz, M., et al. (2007) Prevention of infective endocarditis: guidelines from the American Heart Association [published erratum appears in *Circulation* 116:e376–e377]. *Circulation* 116: 1736–1754. www.heart.org.

第 10 章　儿童心率与传导异常
Abnormalities of heart rate and conduction in children

陈　瑞　王本臻　译

心率与传导异常见于无既往心脏病病史的儿童，是先天性或获得性心脏病的临床表现之一，可以是药物治疗（尤其是地高辛治疗）的并发症，或代谢异常（尤其是电解质异常）的表现。心律失常通常可分为心率改变或心脏传导异常。

一、心率的改变

心律失常由以下两种机制之一引起：自律性心动过速——心房、房室交界或心室水平起搏的放电频率改变；或折返机制——仅发生在心房（原发性房性快速性心律失常）或心室（某些类型的室性心动过速）内，或发生在涉及心房、心室、交界组织与异常心房 - 心室连接（房室快速性心律失常）的折返回路中。

（一）房性及房室交界区心律失常

1. 窦性心律不齐

窦性心律不齐是窦性心律（sinus rhythm，SR）的正常变异（图 10-1）。它描述了吸气时心率的正常增加与呼气时的减慢。有时在呼气时会发生结节逸搏。

2. 房性期前收缩

房性期前收缩（premature atrial contractions，PAC）（图 10-2）常见于胎儿与两个月以下的婴儿，但在较大的儿童中并不常见；房性期前收缩源自异位或自律性高的心房起搏点。在心电图表现上，该情况可通过 P 波的异常形状进行识别，其 P 波形态与患者正常的 P 波不同。P 波比正常情况下更早出现，如果期前收缩发生的过早，房室结仍处于不应期，会导致不出现 QRS 波群，即激动未下传；但在房室结脱离部分不应期时，过早的房性激动可导致传导异常，形态类似多形性室性期前收缩（premature ventricular contractions，PVC）。在房室结脱离不应期后发生的 PAC 可正常传导，出现窄的 QRS 波群。此种情况无须治疗。

3. 窦性心动过速

正常的窦房结可以在一些刺激下，如发热、休克、应用阿托品或肾上腺素时，以高达每分钟 210 次的频率放电。因上述情况增加的心动过速不需要特殊治疗，但心动过速应作为需要注意的临床表现，需要寻找并治疗引起窦性心动过速的潜在病因。

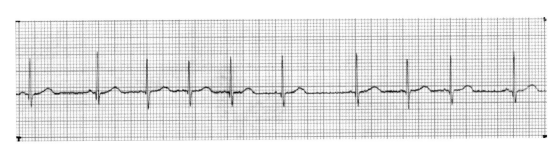

▲ 图 10-1　窦性心律不齐的心电图表现
每个 QRS 波群前面都有一个 P 波，但是每个 P 波之间的间隔是可变的，通常随呼吸周期而变化

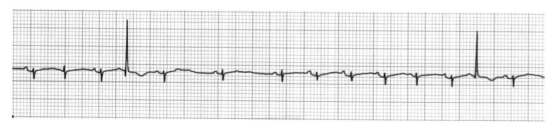

▲ 图 10-2 房性期前收缩的心电图表现

区分窦性心动过速与心动过速性心律失常

在婴儿与儿童中，心率变化很大，在体育锻炼或高热时可达到 210 次 / 分。因此，可能难以区分这种情况与各种类型的心动过速性心律失常。

在窦性心律与心动过速性心律失常中，QRS 波群几乎总是窄的，但在后者中，心率通常超过 210 次 / 分。

首先，其他的心电图特点可以识别异位性心动过速。P 波电轴是可参考的一类线索。在窦性心动过速中，P 波电轴正常（0°~90°），而在心动过速性心律失常中，只有 20% 的 P 波电轴正常，或者根本看不到 P 波。

其次，应结合临床特点考虑。败血症、脱水或发热时的心动过速绝大部分为窦性起源。随着潜在病因的治疗与改善，窦性心动过速的心率减慢。

两者之间的心动过速发作与缓解的过程不同。窦性心动过速不会突然出现或消失，而呈逐渐改变的过程。当通过迷走神经刺激进行干预时，如果心动过速突然改变，则其为心动过速性心律失常。相反，窦性节律的心率逐渐减慢。然而，在这种操作后，两种情况下的心率都可能不发生变化。

4. 阵发性室上性心动过速

阵发性室上性心动过速（paroxysmal supraventricular tachycardia，PSVT）发作时通常无明显症状或为轻症，如果不接受治疗，很少导致死亡。通常情况下，既往健康的婴儿发作时可能会出现喂养困难、多汗、烦躁与呼吸急促等表现。如果心律失常未被及时识别与治疗，可能在 24~48h

发生充血性心力衰竭，严重者可进展及发生死亡。心脏查体识别该心律失常并不困难，测量心率为 250~350 次 / 分（图 10-3），节律规整，在患儿呼吸、哭泣或安静时心率无明显变化。

由于许多婴儿未合并潜在的心脏畸形，且反复发作次数少或不频繁，如果心动过速持续时间短，也可很好的耐受，因此整体预后很好。然而，患有 Ebstein 畸形与（或）Wolff-Parkinson-White（WPW）综合征的患者可能会反复发作室上性心动过速。

(1) 顺向型房室折返性心动过速（orthodromic reciprocating AV tachycardia，ORT）：该种心动过速的机制几乎都是通过房室旁路折返（图 10-4）。通常，心房与心室之间只存在一个传导通路，即希氏束。超过 95% 患有阵发性室上性心动过速的胎儿、婴儿与幼儿存在房室之间异常的旁路，该旁路可能是胚胎心管在形成独立心室之前存在的多处连接的残余组织。

该旁路与房室结、心房与心室一起可能会形成一个较大的折返回路（图 10-4）。冲动可能正常通过房室结（顺向传导）传导，但当房室结处于不应期时，冲动通过旁路逆传到心房。然后，冲动从心房经过房室结传导到心室，然后通过旁路到心房，如此循环往复。此时即为 ORT——儿童 SVT 最常见的机制。因为心动过速并非真正完全的室上性，而实际为房室性，并且依赖于四个组成部分，即心房、房室结、心室与旁路，任何部分都可以发生变化以终止心动过速。事实上，房室结是最容易通过迷走神经刺激或药物（如腺苷）进行干预的组成部分。

由于传导始终是顺向的，因此在心动过速时 QRS 波形与正常 QRS 波形类似。心动过速的频率

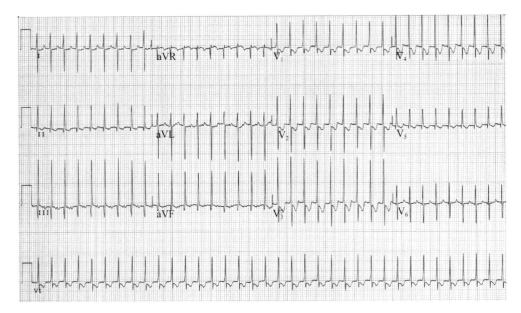

◀ 图 10-3　室上性心动过速的心电图表现
一种节律规整的窄 QRS 心动过速，没有易于辨别的 P 波。心率为 220 次 / 分

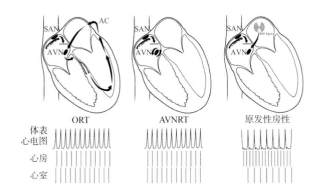

▲ 图 10-4　室上性心动过速的机制

顺向型房室折返性心动过速在儿童中最常见。异常的旁路（AC）与房室结（AVN），以及心房与心室构成了一个折返回路。在房室结折返性心动过速（AVNRT）中，折返回路包括 AVN 内的两条通路，以及心房与心室。这两种类型都会导致节律规整的窄 QRS 心动过速，没有可辨别的 P 波。原发性房性心动过速（例如心房扑动）起源于心房，并通过 AVN 传导到心室，例如图中病例，以 2∶1 的比例传导。P 波可以辨别也可能无法辨别。在下面一行的图片中比较了体表心电图与心房与心室中记录的心电图。在上述所有类型中，窦房结（SAN）均被频率更高的 SVT 抑制。AC. 旁路；SAN. 窦房结；AVN. 房室结；ORT. 顺向型房室折返性心动过速；AVNRT. 房室结折返性心动过速

随着年龄的增长而减慢，新生儿可达到 300 次 / 分，在青少年中可达到 200 次 / 分。基于折返回路的长度，P 波可能在 QRS 波形后可以辨别，通常最好在 V_1 导联进行观察。

（2）房室结折返性心动过速（atrioventricular nodal re-entry tachycardia，AVNRT）：第二常见的心动过速，机制涉及房室结本身或附近的一个小折返回路（图 10-4）。该种类型可被认为是一种获得性室上性心动过速，因为尚无报道该类心动过速在年龄小于 4 岁的儿童中发生，但确实发生在一半患有 SVT 的成人中。与 ORT 类似，心动过速依赖于心房、心室与房室结内的快通道与慢通道。这种房室心动过速称为 AVNRT。心电图显示节律规整的窄 QRS 心动过速，表现与 ORT 类似。可通过应用迷走神经刺激或药物改变房室结传导实现心律的转复。

（3）房室折返性心动过速的鉴别：在导管消融时，必须将 ORT 与 AVNRT 区分开，因为仅通过临床表现与非侵入性手段仍具有挑战性。实际上，ORT 与 AVNRT 的药物治疗通常相同或非常类似。P 波与 QRS 波形之间的位置是一个有价值的诊断要点，两者在 AVNRT 中很接近，在 ORT 中更远。在大多数儿童中，通过标准的体表心电图很难看到逆传 P 波。除了通过电生理检查，例如食管心电图，即通过将电极导管置于食管内近左心房后方并记录心房电图，可以很好地显示 P 波与 R-P 间期。临床上，AVNRT 反复发作可能更为频繁，可每日数次，且不同发作的心动过速频率的变化程度比 ORT 更大。

5. 心房扑动

在心房扑动中，心房率可能在 280 次 / 分到

400 次 / 分之间，伴有 2 : 1 传导或更严重程度的房室传导阻滞，因此心室率比心房率慢（图 10-4）。在心电图上，心房活动并不表现为典型的 P 波，而呈锯齿状（图 10-5）。

该类心律失常可发生在既往无潜在疾病的婴儿或患有扩张型心肌病、Ebstein 畸形及风湿性二尖瓣瓣膜疾病进而导致左心房极度扩大的儿童。

药物通常通过减慢房室结传导以减慢心室率，但较难转复心律。低能量（通常为 0.25J/kg）的电复律（需与 R 波同步，以避免诱发危险的恶性室性心律失常）可用于转复窦性心律。

6. 心房颤动

心房颤动与频率超过 400 次 / 分的心房电活动紊乱有关。心电图中无典型的 P 波，代之以小的、不规则的波形（图 10-6）。心室节律无规则。这种心律失常是由可导致长期心房扩张的疾病引起的。

甲状腺功能亢进是儿童时期的罕见病因。药物如地高辛、β 受体拮抗药或钙通道阻滞药可用于减慢心室率。电复律可能需要较高能量（1～2J/kg），

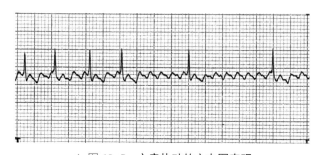

▲ 图 10-5　心房扑动的心电图表现
节律规整的 P 波，房室传导比例小于 1 : 1。心房率 ＞ 300 次 / 分

双向电击较单相电击相比，常在较低能量下即可成功转复心律。

心房颤动的反复发作很常见，尤其是在患有基础结构性心脏病或心肌病的情况下。抗血栓治疗以最大限度地减少栓塞性脑卒中的风险，通常使用维生素 K 拮抗药（华法林）。在部分患者中，特别是术后存在复杂问题的患者，心房颤动可能对抗心律失常药物无效。这些患者可能需要通过外科或导管（射频消融）手术在心房内创造多条线性瘢痕（迷宫手术），以防止持续性的心房颤动。在其他患者中，可以通过控制心室率以实现患者对慢性心房颤动的耐受，其中包括药物或房室结消融联合起搏器植入等多种技术。

7. 其他原发性房性快速性心律失常

原发性房性心动过速起源于特定的自主（非折返性）心房异位起搏点，不依赖窦房结或房室结或心室维持异常节律。各种类型可能涉及一个或多个病灶，并被称为心房异位性心动过速、异位性房性心动过速或紊乱性房性心动过速。在儿童期的任何年龄都可能发生房性心动过速，这是一种持续或频繁反复发作的心动过速，可表现为心动过速诱发的心肌病。心室率差异明显，婴儿可高达 300 次 / 分，儿童中范围为 150 次 / 分到 250 次 / 分。心室率也可发生突然变化。心电图表现中 P 波形态多异常，具体形态取决于异位病灶的位置。通常可观察到 P 波，PR 间期可以是正常、缩短或延长。窦性心动过速是主要需要鉴别的心律失常。

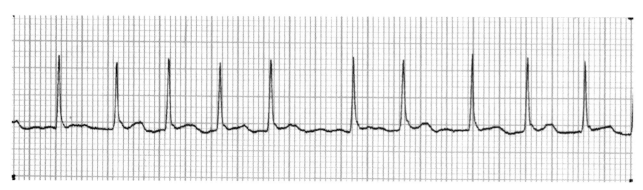

▲ 图 10-6　心房颤动的心电图表现
波浪形等电位线反映了不规则且快速的心房活动。心室率通常是"在不规则中不规则"

基于该病的自然病程，具体的治疗需取决于发病年龄。在婴儿与幼儿中，心动过速通常经治疗后可消失，这些患者可接受药物治疗，数年后，在心动过速消失后可停用药物。对于年长儿，消融异位病灶是有效，如果该年龄段儿童发病时存在心室功能不全，则可能需要急诊进行射频消融。

（二）交界性心律失常

该类异位（自主）心律失常起源于房室结，被称为结性或交界性期前收缩或心动过速。

1. 交界性期前收缩

因为冲动沿着正常的传导通路传播，因此 QRS 波群正常。异常形态的 P 波可能在 QRS 波群之前出现，也可能埋藏在 QRS 波群内，或者在 QRS 波群之后出现。

2. 交界性异位心动过速

交界性异位心动过速（junctional ectopic tachycardia，JET）几乎只在心脏手术后发生。这种异位（自主）心动过速源自房室结与希氏束周围的区域，是由于房室结周围的水肿、出血或创伤引起的。JET 的最大心室率随年龄而异，婴儿可达 300 次 / 分，青少年可达 200 次 / 分。

心房与心室分离，心室率比心房率快。QRS 波群可能正常，也可能由于心脏手术而改变（例如右束支传导阻滞）。

在术后患者中，心动过速通常在手术后 2～3 天内缓解，但 JET 可能导致严重的血流动力学紊乱，并且可能难以控制。治疗的目的是稳定患者的血流动力学，并尽量减少可能导致心律失常的正性肌力药物。如果心动过速持续，可通过降低体温、优化患者镇静及输注药物（胺碘酮、普鲁卡因胺）进行治疗。

3. 持续性交界区折返性心动过速

持续性交界区折返性心动过速（permanent junctional reciprocating tachycardia，PJRT）是一种罕见的持续性心动过速，常与可逆性心肌功能障碍（心动过速引起的心肌病）相关，心室率通常只有 150～200 次 / 分。P 波电轴异常，导联 Ⅱ、Ⅲ 与 aVF 中的 P 波为负向。该病是由位于冠状窦口附近的旁路引起的房室心动过速，尽管少数儿童 PJRT 可自行消失，通常仍需药物或射频消融治疗。

（三）室性心律失常

室性心律失常的特征是 QRS 波群增宽与 T 波异常高大，T 波方向通常与 QRS 波群极性相反。室性心律失常源自希氏束内的异位起搏点、心室心肌内的再入通路或心肌内的异位起搏点。

1. 室性期前收缩（室性早搏）

在儿童中，室性期前收缩（premature ventricular contractions，PVC）通常是良性的。心电图特点是在正常心脏节律中不规则出现的宽大畸形的 QRS 波群（图 10-7）。这种宽大的 QRS 波群与正常 QRS 波群有不同的构型，其前无 P 波，其后有高大 T 波。异位搏动之后存在代偿间歇。通常，期前收缩是单源性的，即每个异常 QRS 波群具有相同的形态。室性期前收缩在缓慢的窦性心律下更易出现，频繁时每隔一次正常搏动就会发生一次期前收缩（即二联律）；在运动等窦性心律较快时，期前收缩发生频率降低或消失。室性期前收缩通常不会成对出现。

评估室性期前收缩一种公认的有效手段是：首先让儿童进行轻度的运动，然后确定期前收缩是否随着心率增加而消失。在运动后继续听诊或使用心电图监测直至心率恢复正常。随着心率减慢，期前收缩往往会再次出现。

儿童室性期前收缩通常不需要治疗，因为预后良好。无不良病史（包括家族史）且体格检查正常的患者应进行心电图检查，以排除多灶性室性期前收缩与肥厚型心肌病、WPW 综合征或长 QT 间期综合征等异常的存在。其他方面评价正常的室性期前收缩患者被认为是儿童期良性室性期前收缩。

在部分患者中，存在 QRS 波形不同的室性期前收缩。这些多源性室性期前收缩通常与心肌疾病有关。它们倾向于在运动时增加。应通过病史、体格检查、电解质与超声心动图（如适用）来寻找原因。室性期前收缩可能作为代谢异常（例如高钾血症）或药物毒性（尤其是洋地黄）的征兆而出现，需要治疗代谢异常或停用药物，然后进行仔细监测。少数情况下，多源性室性期前收缩是由于右心房中心静脉导管尖端在舒张期间歇性进入右心室所致。

2. 室性心动过速

室性心动过速（ventricular tachycardia，VT）源自快速放电的心室异位起搏点，频率为每分钟150～250 次。该类心律失常性质严重，可伴有胸痛、心悸或晕厥等症状。该类心律失常可能发生于洋地黄或其他药物中毒的正常儿童，也可出现心肌炎病程中，或作为灾难性创伤或代谢紊乱后的终末事件。

心电图特点为节律规整的宽 QRS 波群（图10-8A），P 波频率通常慢于心室率（房室分离）。抗心律失常药物中毒（特别是普鲁卡因）与长间期 QT 综合征患者可能会出现一种称为尖端扭转性心动过速的特殊类型的室速（字面意义为"点或轴的扭曲"）（图 10-8B）。

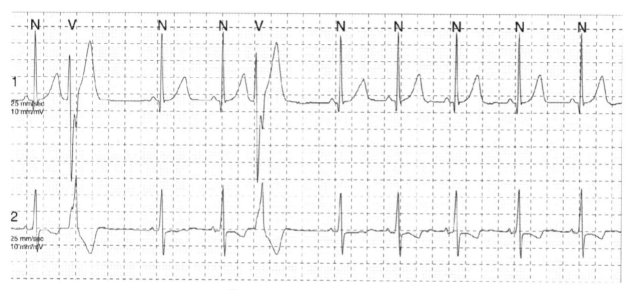

▲ 图 10-7 室性期前收缩的心电图表现

该类异位搏动表现为宽 QRS 波群及与之相关联的异常 T 波

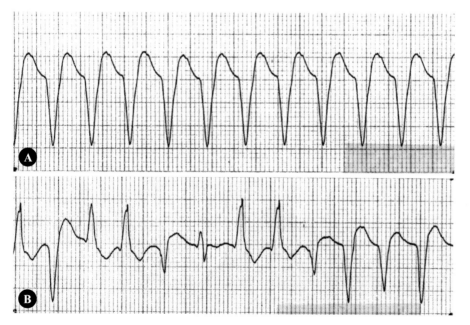

◀ 图 10-8 室性心动过速的心电图表现

节律规整的宽 QRS 波群且无心房激动的证据：A. 单形性室性心动过速，最为常见。B. 尖端扭转性心动过速少数患儿，尤其是婴儿，可存在一类具有自限性、良性的单形性室速，通常不需要治疗。在几乎所有其他患者中，室性心动过速需要电复律，可以通过体外直流电复律、导管室内心脏起搏或药物治疗；电复律的必要性与类型取决于患儿是否血流动力学稳定，如果血流动力学稳定，则取决于临床症状的严重程度。

3. 心室颤动

心电图提示心室颤动通常代表终末事件的发生，表现为宽的、多形的、不规则的各种振幅的波形（图 10-9）。心输出量明显降低。室性心动过速可能会恶化为心室颤动。治疗方法同用于处理心肺骤停的流程及体外非同步直流电复律。

二、传导障碍

大多数传导障碍主要发生在房室结水平的心房与心室之间。

1. 房室传导缩短（预激综合征）

在预激综合征中，通过或绕过房室结的传导加速；这类患者倾向于发生阵发性室上性心动过速。

WPW 综合征是该类情况之一，其具有三个心电图特征：PR 间期缩短、QRS 波群增宽及 delta 波（QRS 波群起始部出现钝挫）（图 10-10）。

WPW 综合征是细微的旁路引起的（图 10-11），该组织由心肌细胞组成，但其缺乏房室结组织延缓房室传导的电学特性。这种延迟，称为 PR 间歇，是心室收缩前，心脏将血液从心房有效输入心室以达到心室充盈所必需的。

在 WPW 综合征中，旁路从心房到心室的前向传导速度比房室结快得多，使心室的一部分提前除极，从而产生缓慢的三角波与短 PR 间期。

当冲动通过旁路从心室到心房逆行传导时，可能会发生室上性心动过速，其机制与隐匿性旁路仅单向传导的患者相同。

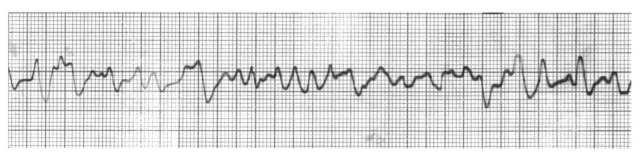

▲ 图 10-9　心室颤动的心电图表现
无规则的心室电活动

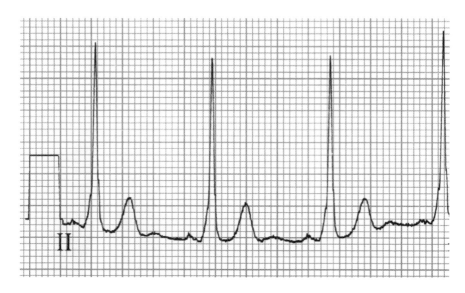

◀ 图 10-10　WPW 综合征的心电图表现
PR 间期缩短、QRS 波群增宽及 delta 波（QRS 波群起始部出现钝挫）

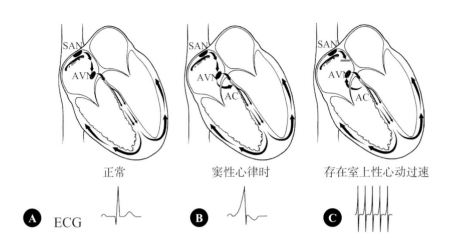

▲ 图 10-11　WPW 综合征的发病机制

A. 用于对照的正常心脏传导；B. 在窦性心律时，WPW 患者通过异常旁路预先激动（预激）心室肌的一部分，该旁路从心房到心室的传导速度较房室结快。C. 如 WPW 患者存在 "室上性心动过速"，则冲动从心室传导至心房；此时不存在 delta 波，呈窄 QRS 波群，与其他此类室上性心动过速（顺向型房室折返性心动过速）的患者类似。SAN. 窦房结；AVN. 房室结；AC. 旁路；ECG. 心电图

WPW 综合征患者仅在窦性心律期间通过心电图显示明显的旁路；WPW 综合征患者与具有隐匿性旁路的患者发生 SVT 时表现是相同的。

在部分少见的 WPW 综合征患者中，通过旁路的传导非常快（比通过房室结的传导显著增快），进而导致发生快速房性心律失常，如心房扑动，甚至可能引起极快速的房室传导，心室颤动与猝死。

具有隐匿性旁路的患者在原发房性快速性心律失常期间不存在猝死的风险，因为唯一的房室传导是通过正常的房室结，房室结使心室率控制在 210 次 / 分或更低。

很多心脏病专家不鼓励在 WPW 综合征患者中使用维拉帕米或地高辛，因上述药物可能会加速少数 WPW 综合征患者旁路的传导，从而增加发生危及生命的恶性心律失常的风险。

WPW 综合征可存在于无心脏结构畸形的患儿，也可存在于患有 Ebstein 畸形或其他结构畸形的患者中。在部分较少见的预激综合征中，PR 间期缩短，但 QRS 波群时限正常。

2. 房室传导延长

我们已经描述了几种房室传导延长的形式。

（1）一度房室传导阻滞：一度房室传导阻滞表现为 PR 间期延长超出正常范围；每个 P 波后可见紧随其后的 QRS 波群（图 10-12）。地高辛、急性风湿热与急性感染可引起一度房室传导阻滞。某些神经肌肉疾病也可引起，在少数正常人中也可见到。该种情况不需要治疗。

（2）二度房室传导阻滞：在这种心脏传导阻滞的形式中，不是每个 P 波后面都存在 QRS 波群。房室之间可能存在 2∶1、3∶1 或更高程度的传导阻滞。

常见两种类型，通常命名为莫氏（Mobitz）类型。

① 莫氏（Mobitz）Ⅰ 型（Wenckebach）。其特征是 PR 间期逐渐延长，直到 P 波未能传导到心室，心室搏动 "丢失（缺失）"（图 10-13）。然后周期再次开始。二度 Ⅰ 型传导阻滞通常是良性的，常由药物治疗（尤其是地高辛）或轻度的代谢紊乱导致。也可能发生在无症状的心脏结构正常的儿童中。无症状患者不需要治疗。

② 莫氏（Mobitz）Ⅱ 型。其特征是房室结传导突然脱漏，而在此之前的搏动没有任何先兆异常（图 10-14）。二度 Ⅱ 型房室传导阻滞通常与严重的房室结病变相关，进展为完全性房室传导阻

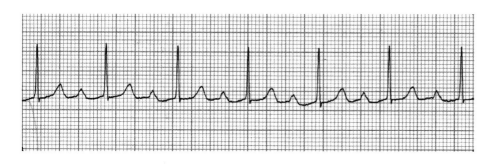

◀ 图 10-12　一度房室传导阻滞的心电图表现
PR 间期延长与 1：1 房室传导

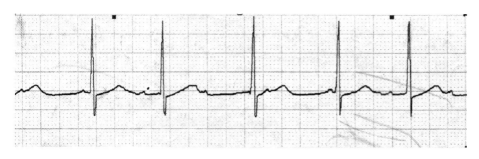

◀ 图 10-13　莫氏二度 I 型房室传导阻滞（Mobitz I 型，Wenckebach）的心电图表现
PR 间期逐步延长，直到下传失败导致 QRS 脱漏 1 次。QRS 波群通常是"规律不规则的"

滞的可能性大。患者可有晕厥发作，通常需要安装起搏器治疗。

（3）三度房室传导阻滞：该种传导阻滞为完全的房室传导阻滞，房室之间完全分离，心房冲动不影响心室（图 10-15）。由于心室率缓慢，心室每搏量增加，导致轻微的收缩期射血杂音、舒张中期杂音以及心脏肥大。

三度房室传导阻滞可生后即存在，该种情况常与母体自身免疫性疾病相关（见第 2 章）。除存在神经肌肉疾病或肌病家族史，或新生儿既已存在复杂心脏结构畸形，大部分患者预后良好。该病也可能由地高辛中毒引起，也可在心脏手术后出现。术后传导阻滞的患儿预后欠佳。完全性心脏传导阻滞可能与晕厥发作（阿斯发作、Stokes-Adams 发作）相关，但通常不与充血性心力衰竭相关，除非合并其他心脏异常情况，尤其是可对心室造成容量负荷增加的异常情况。

如心室率持续低水平（＜40 次 / 分）或发生阿斯发作，则需要植入永久起搏器。术后发生心脏传导阻滞的儿童，由于猝死的发生率高，通常需要植入起搏器。因为术后传导阻滞可能自行恢复窦性心律，所以在手术后可等待 2 周，在仔细监测的情况下观察有无窦性心律恢复，如仍为完全性房室传导阻滞，此时可考虑植入永久起搏器。

心动过缓的急诊处理

首先评估与管理 ABC（气道、呼吸、循环）。

必须区分先天性完全房室传导阻滞（congenital complete atrioventricular block，CCAVB，少见）与非心脏原因引起的窦性心动过缓（常见）。

如果 CCAVB 且患者稳定

• 完善 12 导联心电图与心律记录并联系儿童心脏病专家。

如果患者不稳定

• 异丙基肾上腺素（Isuprel®）0.1～0.5μg/（kg·min）静脉注射与（或）起搏（经皮 / 经静脉 / 经胃）。

请参阅"补充阅读"中已发表的儿科与新生儿复苏指南。

三、快速性心律失常诊断与管理的一般原则

（一）初始临床评估

应对存在心动过速的患儿立即进行血流动力学稳定性的评估。稳定的婴儿与儿童可无症状或症状轻微，如有适当表达能力的儿童可描述心悸。对于学龄前儿童，父母可观察到快速有力的心前区搏动。

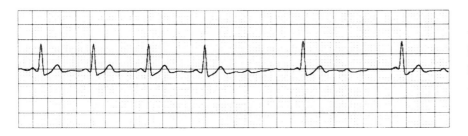

◀ 图 10–14　莫氏二度Ⅱ型房室传导阻滞（MobitzⅡ型）的心电图表现

PR 间期正常且固定，直到房室传导脱漏

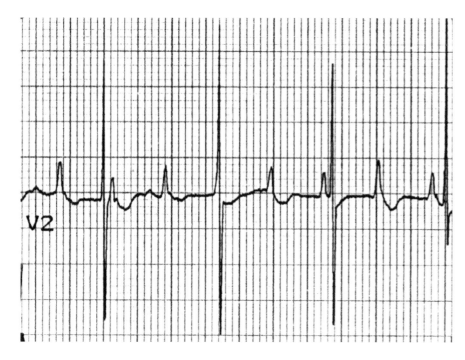

◀ 图 10–15　完全性房室传导阻滞的心电图表现

P 波与 QRS 波群无关，心室率缓慢

心动过速引起血流动力学不稳定的儿童可见呼吸频率增加，这是因心输出量不足引起的肺充血与（或）代谢性酸中毒代偿导致。

心输出量不足表现为脉搏难以触及、皮肤灌注减少、烦躁不安、倦怠或昏迷。

脉搏血氧饱和度一般是正常的，应用该方法评估心动过速的血流动力学影响是不可靠的。除非患儿合并发绀性心脏畸形，如未治疗的法洛四联症或带窗的 Fontan 或部分 Fontan 手术，因为在上述发绀患者中，血氧饱和度（腔静脉–肺动脉吻合术的患者的心输出量）在心动过速时可出现急剧下降。

快速性心律失常期间心输出量显著降低的患者显然是不稳定的；如果不立即进行心脏复律（通常体外直流电复律为最佳手段）与其他复苏与支持治疗措施，患者存在死亡风险。

评估血流动力学稳定的心动过速患者应完善 12 导联心电图（表 10–1）进行评估，以取得无法通过单导联心律记录或体格检查计算心率获得的宝贵诊断与治疗信息。

（二）稳定患者的鉴别诊断与处理

儿童中的大多数快速性心律失常都是规律的（即 R-R 间期变化不超过 10ms）。宽 QRS 波群的稳定心动过速可能是已有束支阻滞的窦性心律、伴有束支阻滞的各种室上性心动过速或室性心动过速。即使无症状患者，也应首先怀疑室性心动过速的情况。宽 QRS 波群心动过速出现房室分离（房室以不同的速率收缩）是室性心动过速的典型特征。

节律规整的窄 QRS 波群心动过速可能是窦性心律（但心室率不超过约 210 次 / 分）、原发性房性快速性心律失常（例如心房扑动）或最常见的

表 10-1　新生儿、儿童与青少年常见的窄 QRS 心动过速（室上性心动过速）心电图鉴别诊断					
节　律	P 波	心室率（次 / 分）	每分钟频率变化	室性心律	对足够剂量的腺苷或迷走神经刺激的反应
窦性心动过速	明显	• ≤230（新生儿） • 210（婴幼儿） • 180～200（青少年）	有	规整	心房率与心室率逐渐减慢 ± 一过性二度 AVB
房室折返性心动过速 ORT（所有年龄）	难以辨别	240～280	无	规整	突然中止
AVNRT（≥4 岁）	难以辨别	160～240	无	规整	突然中止
原发性房性心动过速心房扑动	规则匀齐、大小形状相同的扑动波	120～280	无	规整	一过性二度 AVB，心房率无改变，心房率通常为心室率的倍数
心房颤动	大小不等、形状不同、间隔不匀的颤动波	120～280	±	不规整	短暂的心室率减慢，心房节律无变化
自律性心律或紊乱性心律	不规则、多形	160～280	±	不规整	短暂的心室率减慢，心房节律无变化

一种房室折返性快速性心律失常。

随着婴儿活动程度不同，窦性心动过速的频率每分钟都在变化，而后两种快速性心律失常多无频率变化，12 导联心电图比单导联记录更能清晰地标记 P 波。在窦性心动过速中，P 波易于看到，在心房扑动中，P 波可表现为明显或不明显的"锯齿状"波形，在房室快速性心律失常中，P 波常不易辨别。

腺苷或迷走神经刺激可减缓房室结传导，可用于区分这三种主要类型的窄 QRS 波群心动过速，并可转复房室快速性心律失常（表10-1）。腺苷是一种内源性嘌呤，须快速静脉注射，其特点包括短暂的作用时间（数秒）、低风险与在迷走神经刺激失败的患者中有效。

腺苷给药的技术对其有效使用至关重要。必须给予足够剂量，通常以递增量给药，直至达到预期效果。应用不需要中心静脉导管，可常规通过周围静脉应用。将腺苷快速输送到中心静脉循环的最快方法是应用腺苷、生理盐水快速序列注射，完成腺苷的弹丸式推注，以在房室结达到足够的有效浓度。

禁忌证包括未安装起搏器的窦房结功能障碍或二度、三度房室传导阻滞患者，以及已知对药物过敏的患者。相对禁忌证包括宽 QRS 波群心动过速（特别在 WPW 综合征患者伴有宽 QRS 波群心动过速时）及哮喘患者（因氨茶碱与咖啡因是腺苷受体拮抗药，明显增加腺苷所需的有效剂量）。

在腺苷给药或迷走神经刺激操作期间，必须连续记录心电图，最好使用至少三个导联的心电描记，否则将丢失宝贵的信息。

• 在窦性心动过速中，因对窦房结的直接作用，腺苷或迷走神经刺激可短暂减缓窦性心律，可能出现短暂的二度房室传导阻滞，但 P 波形态保持不变。

• 在心房扑动或其他原发性房性快速性心律失常中，房室结因未能传导部分心房激动（二度房室传导阻滞），便于心律失常的诊断但无法转复心动过速。腺苷或迷走神经反射作用消失后，心室率会再次恢复为心动过速的状态。

• 在房室快速性心律失常中，腺苷或迷走神经刺激可产生转复窦性心律的作用，或者短暂转复为窦性心律，随后重新恢复为心动过速。

在这些干预措施期间未能连续记录足够的心电图可能会导致错误地认为操作无效，因为仅凭体格检查可能无法发现短暂的心室率降低。

急性快速性心律失常的处理

患者不稳定

- 心脏复律/除颤。

患者稳定

- 12 导联心电图。
- 在尝试转复心律期间进行连续的心律记录（最好是 3 导联或 12 导联）。
- 迷走神经刺激操作。Valsalva 动作/催吐/冰敷面部。

（避免颈动脉与眼球按摩，以及引起高血压的药物。）

- 腺苷（Adenocard®，2 毫升/瓶 ×3mg/ml= 6 毫克/瓶）首选药物。
- 起始剂量 100μg/kg 静脉推注（最快速度的推注，立即用生理盐水冲管）。
- 每剂量增加 100μg/kg，至"最大"剂量 300μg/kg。一些专家认为目前推荐的最大剂量低于一些患者需要的安全剂量；据估计，＞ 90% 的婴儿与儿童患者在 300μg/kg 剂量时将成功进行心脏复律；请参阅具体药物文献或咨询专家；甲基黄嘌呤是腺苷受体拮抗药；接受这种治疗的患者可能无法用"最大"腺苷剂量转换。
- 维拉帕米在≤12 个月龄儿童为绝对禁忌，在其他任何年龄为相对禁忌。
- 地高辛与维拉帕米禁用于 WPW 综合征。
- 复律后完善 12 导联心电图。

请参阅"补充阅读"中已发表的儿科与新生儿复苏指南。

体外直流电复律

心脏复律——除室颤以外任何心律失常的终止。

除颤——仅用于室颤的终止。

- 使用能够完全接触皮肤覆盖整个表面的最大电极板。

- 不能干燥接触 – 电解质垫或膏必须完全覆盖电极板与皮肤之间的接触面积。不要使用超声凝胶。

能量选择

电复律	室上性心动过速	1/4～1/2J/kg
	室性心动过速	1～2J/kg
除颤	心室颤动	2～4J/kg

双向除颤可能允许使用更低的有效能量。

避免出现"飞行员失误（人为操作失误）"。

- 绝不为室颤进行同步电复律。
- 心脏复律时始终为同步，即使是心房"颤动"，只要 QRS 波群明显即应用同步模式。
- 连接 3 导联或 5 导联心电图线缆，以便在电复律期间获得最佳同步。
- 开机。
- 设定能量。
- 充电。
- 呼喊"离开！"并观察、确保所有人员未与患者接触。
- 用力按压以获得良好的接触（电极板与皮肤之间的电阻最小）。
- 按住两个按钮至少 3s（同步需要时间，特别是在心室率相对较慢时）。
- 在操作过程中始终记录心律（部分机器会自动完成此操作）。
- 为了后续的电复律尝试，再次按下同步键。

请参阅"补充阅读"中已发表的儿科与新生儿复苏指南。

（三）长期管理

治疗内容受自然病程影响。在转复为窦性心律后，许多婴儿与儿童不会再次发生室上性心动过速，可能不需要应用预防性药物治疗。初始发作通过腺苷或迷走神经刺激进行心律转复，并序贯使用地高辛（除外合并 WPW 综合征）或 β 受体阻滞药进行预防性治疗。由于新生儿与婴儿的心动过速通常会随着年龄的增长而消失，因此，在没有复发的情况下，药物通常可以在应用一年后停用。对于即使用药仍频繁发作心动过速的较大年龄儿童，射频消融是首选治疗方法。

是否应用预防性抗心律失常药物取决于心动过速时血流动力学严重程度（或较大儿童的症状严重程度）、室上速发作的频率、心动过速转复的困难与（或）风险以及心动过速是否对患者构成其他风险（如希望驾驶汽车，但既往存在心动过速诱发的接近晕厥的青少年）。

因大部分患者在发作期间通过简单的迷走神经刺激即可转复心律，故大多数患者不需要预防性治疗。

对于复杂或存在潜在风险的室上速患者，药物治疗失败或出现不能耐受的不良反应，可在导管室进行电生理检查，并通过射频消融治愈。

通过使用安装在导管上的电极进行探测，通过确定心动过速期间最早电激动的位置来绘制旁路的位置。射频能量通过导管传递并加热破坏旁路。在部分中心也应用冷冻消融来消除异常路径。

少见的并发症包括房室结损伤（完全房室传导阻滞）。部分存在自主起搏点的患者也可通过射频消融治愈。

对于存在对抗心律失常药物反应不佳的恶性室性心动过速的儿童，放置植入式心脏除颤器可以挽救生命。需注意的是，这类设备也具有相应的风险与局限性。

补充阅读

[1] de Caen, A.R., Berg, M.D., Chameides, L. et al. (2015). Part 12: pediatric advanced life support: 2015 American Heart Association guidelines update for cardiopulmonary resuscitation and emergency cardiovascular care. *Circulation* 132 (18 Suppl 2): S526–S542. https://doi. org/10.1161/CIR.0000000000000266. (Reprinted in Pediatrics 2015;136 (Suppl 2):S176–S195. doi:10.1542/peds.2015–3373F.)

[2] Van de Voorde, P., Turner, N.M., Djakow, J. et al. (2021). European Resuscitation Council Guidelines 2021: Paediatric Life Support. *Resuscitation* 161: 327–387. https://doi. org/10.1016/j.resuscitation.2021.02.015.

[3] Wren, C. (2011). *Concise Guide to Pediatric Arrhythmias*. Oxford: Wiley-Blackwell.

第 11 章　儿童充血性心力衰竭
Congestive heart failure in infants and children

陈　瑞　邴　振　译

充血性心力衰竭是经常发生在有心脏畸形的新生儿和婴儿身上的紧急医疗问题，也可能发生在有心脏病的儿童身上。它需要类似于患有心律失常的婴儿和儿童的护理和关注水平。

在出现心力衰竭的儿童中，80% 在出生后的第 1 年出现心力衰竭，最常见的是先天性心脏异常；20% 在 1 岁后发生心力衰竭，一半与先天性异常有关，另一半与获得性疾病有关。

一、病理生理学

（一）机制

充血性心力衰竭的发生有两个基本机制。在每种类型中，某些生理原理，如 Laplace 和 Starling 关系（见第 4 章），描述了心室扩张时出现的紊乱。

1. 心脏工作量增加

尽管心肌收缩力正常或增加，但许多新生儿和婴儿因心脏做功增加（如左向右分流和瓣膜反流）而出现心力衰竭。这种类型的心力衰竭有时被称为"高输出量型心力衰竭"。

2. 心肌收缩减少

心肌收缩力可以像扩张型心肌病一样降低。大多数成人和一些儿童都有这种类型的心力衰竭。心力衰竭可能由心肌炎、化疗或家族性心肌病引起。

在新生儿和婴幼儿中，严重的心力衰竭可能由梗阻病变引起，包括主动脉（瓣）狭窄、主动脉缩窄或严重的系统性高血压。在这些婴儿中，梗阻解除或高血压治疗后，心肌功能通常会改善。

形态学右心室作为体循环泵的患者（如 Norwood 术缓解左心发育不良综合征和完全型大动脉转位的心房掉转修复）经常发生收缩性心力衰竭。法洛四联症修复术后患者长期肺动脉反流也可能导致右心室功能衰竭，但由于这些患者有两个功能正常的心室，临床表现一般不那么严重。

大多数治疗，无论是非特异性的还是支持性的，都是为了抵消两种心力衰竭常见的神经体液异常（包括交感神经张力增加和肾素 – 血管紧张素系统激活）引起的体循环和肺循环血管阻力的升高。

（二）临床特征

充血性心力衰竭的临床诊断取决于四个主要体征的识别：心动过速、呼吸急促、心脏扩大和肝脏肿大。

此外，患者通常有体重增长不良、进食疲劳（运动时呼吸困难）和出汗过多的病史。表 11-1 列出了严重心力衰竭的最常见临床分类，用于决定患者的管理和效果评估。

二、药物治疗

一旦诊断为心力衰竭，治疗应该从 4 种类型的药物开始，即强心药、利尿药、降低后负荷的药物和 β 受体拮抗药，治疗慢性心力衰竭。

分　级	NYHA（功能分类）[a]	Ross[b]
	成人和年龄较大的儿童	婴儿和儿童
I	体力活动不受限制；正常活动无症状	无活动受限制或症状
II	体力活动轻度受限，休息时无症状，一般体力活动可引起心力衰竭的症状	轻度呼吸急促和（或）喂养时出汗；大龄儿童运动时呼吸困难；无生长迟缓
III	体力活动明显受限；休息时无症状；小于一般的体力活动即可出现症状	进食或用力时出现明显的呼吸急促和（或）出汗；喂养时间延长，生长迟缓
IV	患者不能从事任何体力活动，休息时也会出现心力衰竭症状，任何活动都会加重症状	休息状态下出现气促、喘息、出汗

表 11-1　心力衰竭的临床分类

a. 纽约心脏协会（NYHA）功能组（引自 American Heart Association Medical/Scientific Statement. 1994 revisions to classification of functional capacity and objective assessment of patients with diseases of the heart. *Circulation*, 1994, 90: 644-645. The Criteria Committee of the New York Heart Association. *Nomenclature and Criteria for Diagnosis of Diseases of the Heart and Great Vessels*, 9e, 253-256. Little, Brown; Boston, 1994.）

b. "Ross 分类"〔数据引自 Ross, R.D., Daniels, S.R., Schwartz, D.C., et al. (1987). Plasma norepinephrine levels in infants and children with congestive heart failure. *Am. J. Cardiol.*, 59: 911-914.〕

（一）强心药

强心药包括 β 受体激动药（多巴胺和多巴酚丁胺），心肌磷酸二酯酶抑制药（米力农）和地高辛制剂（抑制细胞膜钠钾泵）。

这些正性肌力药的共同最终效应是心肌收缩蛋白可获得的细胞内钙离子的增加。

然而，强心药也有其局限性。患有心力衰竭的儿童通常具有最大限度的代偿机制激活，包括儿茶酚胺升高，而在慢性心力衰竭中，β 受体和肌纤维对肾上腺素能刺激的反应减弱。对这些儿童服用治疗性的正性肌力药可能没有什么额外的好处。

某些类型的心力衰竭患者，包括缺血性心肌病患者，实际上可能不太适合使用正性肌力药物，而且使用 β 受体拮抗药比使用 β 受体激动药预后更好。

正性肌力药的其他不良反应包括心率加快和代谢功能增加，而心肌功能几乎没有增加。大剂量的正性肌力药物，特别是地高辛或多巴胺，可能会不利地增加全身血管阻力。

1. 静脉注射正性肌力药物

其中包括多巴酚丁胺〔1～15μg/（kg·min）〕和多巴胺〔5～20μg/（kg·min）〕。两者的正性肌力作用相似，但多巴胺可能比多巴酚丁胺更能增加肾血流。多巴胺剂量超过 15μg/（kg·min）会激动 α 受体，并可能不利地增加体循环血管阻力。米力农，通过抑制细胞内磷酸化"信使"化合物的分解而产生正性肌力作用，可能通过血管舒张发挥其最大的有益作用。

2. 口服治疗

尽管口服磷酸二酯酶抑制药正在开发中，但地高辛是儿科使用的首选且唯一的口服影响心肌收缩力的药物。

地高辛可通过刺激迷走神经、减缓传导和心率发挥其最大的有益作用。尽管地高辛可以口服、肌内注射或静脉注射，但口服是最安全的。地高辛可以在维持剂量下启动，而不需要负荷剂量。这是一种更安全的门诊治疗的启动方法，但需要数天时间才能达到洋地黄化。

地高辛负荷剂量

在计算剂量和购买药物时必须格外小心；与许多其他药物相比，剂量错误具有潜在的更大的不良影响。

地高辛每千克体重的推荐口服总洋地黄化剂量（total digitalizing doses，TDD）。

- 早产儿，20μg。
- 足月新生儿，30～40μg。
- 2 岁以下儿童，40～60μg。
- 2 岁以上的儿童，30～40μg。

如果非肠道给药，剂量需减少 25%。

通常，最初给出总洋地黄化剂量的 1/2，在第一次给药后 6～8h 给出 1/4，最后一次 1/4 是在第二次给药后的 6～8h 后。

如有必要，在紧急情况下，首次可给予总洋地黄化剂量的 3/4。

(1) 地高辛维持剂量：地高辛初始剂量 24h 后，开始维持治疗。建议维持剂量为总洋地黄化剂量的 25%，分次给药，一半维持剂量在早上给药，另一半在晚上给药。

这些建议仅仅是指导性的，剂量可以根据患者对治疗的反应或洋地黄毒性的存在而改变。

地高辛维持剂量

除早产儿及肾功能不全者外，一般为每日 10μg/kg，分 2 次给药。

儿童服用地高辛酊剂（50μg/ml）时，常规的剂量为每次 0.1ml/kg，每日 2 次。将剂量四舍五入到最接近的（通常是最低的）0.1ml。例如，一个 4.4kg 的婴儿可以每次 0.4ml，每日 2 次。一个 2.8kg 的婴儿可以安全地每次 0.3ml，每日 2 次。

(2) 毒性：在洋地黄化过程中，对患者进行临床监测非常重要。如果需要，在洋地黄化的每一部分给药之前使用心电图检查以检测洋地黄毒性。

窦性心率减慢和 ST 段改变是洋地黄化作用的提示，但不是毒性反应。

洋地黄毒性表现为 PR 间期延长或高度房室传导阻滞，以及心律失常，如结性或室性期前收缩。洋地黄中毒的临床症状有恶心、呕吐、厌食和嗜睡等。

地高辛不能用于低血钾患者。毒性作用，尤其是室性心律失常，在低钾血症期间更容易发生，即使在治疗量地高辛浓度下也是如此。

由于地高辛几乎完全被肾脏排除，肾功能不全患者应谨慎使用并适当调整剂量。

（二）利尿药

利尿药适用于许多充血性心力衰竭患者。尽管外周水肿在患有心力衰竭的婴儿和儿童中并不常见，也许是因为他们大部分时间都是仰卧的，但他们确实有水钠潴留。组织水肿的主要表现为呼吸急促和呼吸困难。

呋塞米（速尿灵；Lasix®），最常用于急性心力衰竭治疗的利尿药，可以肠外给药，每剂 1mg/kg。口服剂量为每日 2～4mg/kg。呋塞米起效迅速。

对于通常也接受地高辛治疗的婴儿，通过给予与地高辛相同体积的呋塞米混悬液（10mg/ml），每日 2 次，可以最大限度地减少父母的压力。例如，体重 3kg 的婴儿可每次口服地高辛 0.3ml 和呋塞米 0.3ml，每日 2 次。

随着利尿药的反复使用，血清钠、氯、钾水平变得异常，可发生代谢性碱中毒。接受慢性利尿药治疗的患者可能出现低钾血症，即使地高辛血药浓度正常，低钾也会增强洋地黄的毒性。

应该给这类患者补充钾。应鼓励年龄较大的儿童食用富含钾的食物，如橙子、香蕉和葡萄干，作为他们日常饮食的一部分。

使用利尿药，一些儿童的体液量可能会减少，导致肾素（和血管紧张素）水平高于单纯心力衰竭。长期大剂量使用利尿药的这些不良反应可能会增加全身血管阻力，反而会加重心力衰竭。

多种其他利尿药，包括氢氯噻嗪或螺内酯，用于充血性心力衰竭的长期慢性治疗。尽管它们对电解质的影响较小，但相对于呋塞米，它们的有益效果一直受到质疑。

呋塞米和一种保钾利尿药经常联合使用。如果使用其他醛固酮拮抗药〔血管紧张素转换酶（angiotensin-converting enzyme，ACE）抑制药〕，则必须谨慎使用保钾利尿药。

（三）减轻后负荷药

低血压患者的自我调节机制是产生血管收缩和器官血流的重新分布。尽管这些事件在急性出血期间可能是有益的，然而，血管收缩在慢性心力衰竭中是不利的。

血管收缩增加了心肌细胞必须克服的动脉血流阻抗，才能将血液从心脏中排出。心肌细胞上的机械负荷，即后负荷，在心力衰竭中会增加。根据心力衰竭的机制，减轻衰竭心肌细胞的后负荷可以提高其性能，减轻持续的心肌细胞损伤，并使受伤的心肌细胞恢复。

通过给予血管舒张药物来实现减轻后负荷，其松弛体循环小动脉中的平滑肌并降低体循环血管阻力。

这些药物也可能部分重新分配血液流向。增加肾血流量可以减少肾素的过度产生，肾素是后负荷升高的一个因素。

对减轻后负荷进行评估，以防止低血压。根据方程 $P=Q_S \times R_S$，随着体循环阻力（R_S）的下降，肌细胞功能增强，心输出量（Q_S）增加，血压（P）保持不变或升高。

在室间隔缺损和大的左向右分流先心病患儿中，减少全身血管阻力（前提是肺血管阻力没有下降到类似的程度）可以减少分流的血液量，并通过减少左心室容量超负荷来缓解心力衰竭。

ACE 抑制药阻断肾素向其血管收缩药形式血管紧张素的转化，从而产生减轻后负荷作用。慢性心力衰竭患者使用 ACE 抑制药治疗的预后显示

比直接使用血管扩张药（如硝酸盐）治疗的预后更好。据推测，ACE 抑制药可以预防心力衰竭非特异性反应引起的不良心肌变化。

用于婴儿和儿童的两种常见 ACE 抑制药是卡托普利和依那普利。如果没有液体制剂，则用片剂制成溶液。但在制备和储存时必须小心，因为卡托普利在溶液中降解的特别快。口服依那普利可用于能够服用片剂的儿童，每日 1 次。也可以使用静脉注射剂型的依那普利。

ACE 抑制药的缺点包括缓激肽（也由 ACE 代谢）的增加，这可能会加重肺部症状并导致肾损伤。这些药物具有拮抗醛固酮肾功能，因此在使用保钾利尿药或钾补充剂时要小心谨慎。

（四）β 受体拮抗药

β 受体拮抗药有益于一些患有中度慢性心力衰竭的儿童（Ⅱ～Ⅲ级；见表 11-1），通常是那些患有心肌病的儿童。β 受体阻滞药可以逆转慢性心力衰竭的一些神经体液紊乱，尤其是高水平内源性儿茶酚胺对心脏的有害影响。一些 β 受体拮抗药（如卡维地洛）具有 α 受体拮抗药（促进血管舒张和后负荷减少）和 β 受体拮抗药特性。

β 受体拮抗药是长期使用的。心力衰竭的短期治疗可能需要正性肌力药物，包括 β 激动药（如多巴胺）。同时使用 β 受体激动药和拮抗药是不合理的。确定那些不依赖于高水平儿茶酚胺并将从 β 受体拮抗药中受益的患者可能具有挑战性。

这些药物对于高输出量型心力衰竭的儿童（如左向右分流）没有用处，并且可能有不良反应。这些孩子通常通过手术得到最终治疗。

总之，表 11-2 中列出的一类或多类药物用于治疗急性心力衰竭，并给出了常用药物的例子。应查阅特定药物文献，了解预防措施、禁忌证和使用细节，包括最大剂量。

（五）支持性措施

其他治疗措施可能对治疗充血性心力衰竭的儿童有用。

利尿药	剂 量	频 次	途 径
表 11-2 充血性心力衰竭—药物治疗			
• 氯氯噻嗪			
– 年龄＜6 月龄	2～8mg/（kg·d）	每日 2 次	静脉注射
	20～40mg/（kg·d）	每日 2 次	口服
– 年龄＞6 月龄	4mg/（kg·d）	每日 1 次或每日 2 次	静脉注射
	20mg/（kg·d）	每日 2 次	口服
– 成人	100～500mg/d	每日 1 次或每日 2 次	静脉注射
	500mg/d 至 2g/d	每日 2 次	口服
• 呋塞米	0.5～1mg/kg	每日 1 次或每日 2 次	静脉注射
	1～4mg/（kg·d）	每日 2 次	口服
• 安体舒通（螺内酯®）	1～3mg/（kg·d）	每日 1 次或 每日 2 次	口服
	成人：12.5～50mg/d	每日 1 次或每日 2 次	口服

强心药	剂 量	频 次	途 径
• 地高辛			
负荷量	口服（避免非肠道途径）		
– 早产儿	20μg/kg		
– 足月新生儿	30～40μg/kg		
– 婴儿至 2 岁	40～60μg/kg		
– 儿童＞2 岁	30～40μg/kg		

（最初给药 1/2 TDD，6～8h 给 1/4 TDD，最后 1/4 TDD 在首次给药后 12～16h；在 TDD 每增加一次之前，重新进行临床评估）

维持量	每日 25% 的 TDD	每日 2 次	口服
	或 10μg/（kg·d）	每日 2 次	口服
• 多巴酚丁胺	1～15μg/（kg·min）		静脉注射
• 多巴胺	5～20μg/（kg·min）		静脉注射
• 肾上腺素	0.02～1.0μg/（kg·min）		静脉注射
• 米力农			
快速注射	50μg/kg（超过 15min）		静脉注射
输液（± 推注）	0.25～1.0μg/（kg·min）		静脉注射

（续表）

后负荷减压药	剂　量	频　次	途　径
• 卡托普利	0.25～4mg/（kg·d）	每日 3 次	口服
	成人：每次 12.5～25mg	每日 3 次	口服

（没有市售的液体剂型；卡托普利在水溶液中快速降解，每剂量混合 1mg/ml 新鲜溶液，或根据 Am.J.Hosp. Pharm.1994，51：95-96 的化合物）

• 依那普利（Vasotec® 片）； Epaned®1mg/ml）	0.1～0.5mg/（kg·d）	每日 1 次或 2 次	口服
	成人：起始 5mg/d，最大 40mg/d		口服
• 依那普利	起始剂量为 5～10μg/kg	每 6 小时 1 次至 24 小时	静脉注射
	成人：0.625～1.25mg	每 6 小时 1 次	静脉注射
• 硝酸甘油	0.25～20μg/（kg·min）		静脉注射
• 硝普钠（Nitopress®）	0.25～10μg/（kg·min）		静脉注射

1. 吸氧

应首先给予吸氧。但长期吸氧可能会适得其反，可能是因为它具有全身血管收缩作用（从而增加后负荷）。新生儿使用面罩吸氧，年龄较大的儿童使用鼻导管吸氧。应最大限度减少患者躁动，因为在心输出量有限的情况下增加患者的躁动会适得其反。

2. 机械通气

在严重心力衰竭的急性治疗中，可能需要气管插管和机械通气。儿童可能因过度劳累的呼吸肌疲劳而出现呼吸衰竭的极端情况。插管和机械通气后，肌松和深度镇静可以降低患者对心输出量的需求，为更明确的心力衰竭管理留出时间。

3. 吗啡

吗啡（0.1mg/kg）和其他镇静药可能有助于治疗呼吸急促、呼吸困难和神志淡漠的婴儿，这些婴儿患有与充血性心力衰竭和肺水肿相关的严重呼吸窘迫。

另外，镇静可能导致因疲劳而出现呼吸衰竭的儿童和有潜在肺部疾病的儿童出现呼吸暂停。

如果使用镇静药，应密切监测并准备紧急气管插管。

肺实变的处理：与肺血流量增加相关的疾病增加了肺炎的发病率。由于肺动脉或心腔增大对支气管的压迫，肺不张在儿童中更常见。肺炎、肺不张或其他发热性疾病可导致先前稳定的充血性心力衰竭患者失代偿。患有心力衰竭的儿童应警惕肺实变，并在出现时进行适当治疗。

4. 积极退热

对于心力衰竭的儿童，如果发热导致失代偿发作，应积极治疗。发热使心输出量每摄氏度增加 10%～15%。

5. 贫血管理

贫血常发生在慢性心力衰竭的儿童。它通常是一种轻度正常色素性贫血，与铁或营养素缺乏无关，可能类似于"慢性病性贫血"。它可能会随着心力衰竭的治疗而改善。

在严重的失代偿性心力衰竭患者中，严重的贫血造成的心脏容量超载与贫血程度成正比；与血红蛋白浓度相比，血红蛋白对氧亲和力代偿变化的影响可以忽略不计。

例如，如果儿童的血红蛋白浓度为 10g/dl 而不是 15g/dl，则心输出量将增加约 1/3，以在相同的时间内向组织输送相同量的氧气。

功能不全的左心室可能缺乏收缩储备来通过增加心输出量补偿贫血。

如果缓慢输血，通常耐受性良好。不幸的是，少量的白细胞污染了输注的红细胞，使患者暴露于外来抗原，并可能使随后的心脏移植的组织匹配成为问题。应采取措施过滤输入的红细胞。

三、明确诊断和管理

充血性心力衰竭不是一种疾病，而是一种由潜在心脏病引起的复杂症状。在治疗充血性心力衰竭后，必须考虑引起心力衰竭的心脏异常类型。

可手术的病变，如主动脉缩窄或动脉导管未闭，可引起心力衰竭。因此，在任何婴儿充血性心力衰竭治疗后，应进行适当的检查以明确诊断。

一旦做出诊断，就应该完成缓解或矫正手术。对于自然病程良好的病变（例如，患有中等大小室间隔缺损的婴儿，可能会自发闭合，从而避免手术），如果婴儿体重增加且表现良好，则采取保守的方法可能是合适的。

由于年龄较大的儿童充血性心力衰竭通常是由后天性心脏病引起的，因此可能不需要心导管介入检查，因为病因通常从病史、体检或实验室检查结果中即可明确。在考虑心脏或心肺移植的情况下，心导管检查可用于确定肺阻力。

如果适当的话，应该针对引起心力衰竭的病因（例如感染引起的发热）进行针对性的治疗。

循环支持与心脏移植

心肌衰竭有多种原因（包括心肌炎、原发性心肌病、贮积症和与先天性心脏畸形相关的心力衰竭），但通常无法确定衰竭的确切机制。治疗通常是非特异性的。当儿童对药物治疗没有反应并且生存受到威胁时，可能需要循环支持和（或）移植。

循环支持可由体外膜肺氧合（extracorporeal membrane oxygenation，ECMO）或其他机械支持设备提供。这些只是连接到患者循环的泵，承担左心的全部工作，有时还承担两个心室的全部工作。持续到患者恢复自身固有心肌功能（恢复的过渡）或作为移植的过渡。对于一些儿童来说，移植可能不是一种选择，这类设备越来越多地用作终点治疗方法。心脏移植仍然是严重心肌功能障碍患者的最终选择，这些患者预计不会康复。

移植的局限性包括需要在充足时间内确定大小合适和免疫"匹配"的供体，以避免可能阻碍成功移植的终末器官损伤（如肺动脉高压或肾衰竭）。大约 1/4 的患者在接受机械循环支持治疗时遭受脑卒中，通常是栓塞性脑卒中。更多的成人和儿童患者在移植前死于其他的疾病，而未能够接受心脏移植。目前，美国每年约开展 500 例儿童和青少年心脏移植手术。

移植的存活率主要受患者相关因素（如肾功能衰竭和肺动脉高压等终末期器官损伤）和供体器官可用性的限制。

移植手术相对简单。要么将供体心房与受体心房吻合（使受体的自身静脉 - 心房连接保持不变，患有内脏异位症的儿童除外），称为双房技术；要么将腔静脉单独吻合，称为双腔技术。后者通常是首选的，因为它保留了受体右心房，导致较少的扩张和三尖瓣功能障碍，减少心律失常和术后起搏的需要。供者和受者的大动脉吻合，手术存活率通常很高。

远期预后是指患者和移植心脏的存活率。长期生存最常见的威胁是由于排异和冠状动脉微血管疾病引起的供体（心脏功能）丧失。后者可能导致猝死，是受其影响的儿童进行第二次移植的指征。定期心脏导管检查通常用于获取右心室心肌活检标本，寻找排斥反应的组织学征象，以及冠状动脉造影检查以筛查冠脉病变。

长期生活质量受到药物平衡的影响，即抗排异反应与毒性、不良反应的平衡（表 11-3）。

表 11-3　儿童心脏移植患者的典型治疗方案	
抗排斥治疗	持续时间
钙调神经磷酸酶抑制药（例如环孢素、他克莫司）	终身
抗增殖药（如霉酚酸酯、硫唑嘌呤）	终身
类固醇	第 1 年，随后根据排斥反应事件需要
抗感染治疗	
抗病毒药物（如更昔洛韦）	第 1 年
抗菌药物（如甲氧苄啶 / 磺胺甲噁唑）	第 1 年
心内膜炎预防，如果瓣膜病变，根据 AHA 指南（表 12-10）	终生
免疫接种（流感疫苗；避免接种 MMR、水痘和一些脊髓灰质炎疫苗等活病毒）	每年接种流感疫苗
降压治疗	
一般来说，钙通道拮抗药优于其他抗高血压药物	终身
抗高脂血症疗法	
继发性原因治疗（糖尿病）和药物治疗（他汀类药物等）	终身
糖尿病的治疗	
口服降糖药和（或）胰岛素；饮食；如果可能的话，停用类固醇；如果可能的话，停用他克莫司	终身
抗肿瘤的治疗	
尽可能减少抗排斥药物和（或）积极治疗肿瘤	终身

　　一些患者在移植后出现的临床排斥反应相对较少（有症状）。其他人只有亚临床排斥反应，只能通过活检检测到，但仍会损伤移植心脏。还有一些患者出现多次严重排斥反应，必须积极治疗才能维持生存。

　　然而，长期存活率和生活质量可以很好，并且可以在移植后持续几十年。一些患者最终可以达到药物治疗及其潜在不良影响最小的程度。

补 充 阅 读

[1] Chatfield, K., Nakano, S., J., and Everitt, M., D. (2019). General pediatric care for a patient after heart transplant: what the practitioner needs to know. *Curr. Opin. Pediatr.* 31 (5): 592–597. https://doi.org/10.1097/MOP.0000000000000803.

[2] Kirk, R., Dipchand, A., I., Rosenthal, D., N. et al. (2014). The International Society for Heart and Lung Transplantation guidelines for the management of pediatric heart failure: executive summary [corrected]. *J. Heart Lung Transplant.* 33 (9): 888–909. http://doi.org/10.1016/j.healun.2014.06.002. Epub 2014 Jun 17. [Erratum appears in *J. Heart Lung Transplant.* 42(5):1104.] www.ishlt.org (accessed 5 January 2022).

[3] Kleinman, K., McDaniel, L., and Molloy, M. (ed.) (2021). *The Harriet Lane Handbook. A Handbook for Pediatric House Officers*, 22e. Philadelphia, PA: Elsevier.

[4] Law, Y., M., Lal, A., K., Chen, S. et al. (2021). Diagnosis and management of myocarditis in children: a scientific statement from the American Heart Association [published correction appears in *Circulation* 144 (6):e149]. *Circulation* 144 (6): e123–e135. https://doi.

org/10.1161/CIR.0000000000001001.

[5] Lorts, A., Conway, J., Schweiger, M. et al. (2021). ISHLT consensus statement for the selection and management of pediatric and congenital heart disease patients on ventricular assist devices. Endorsed by the American Heart Association. *J. Heart Lung Transplant.* 40 (8): 709–732. http://dx.doi.org/10.1016/j.healun.2021.04.015, www.ishlt.org. (accessed 5 January 2022).

[6] Masarone, D., Valente, F., Rubino, M. et al. (2017). Pediatric heart failure: a practical guide to diagnosis and management. *Pediatr. Neonatol.* 58 (4): 303–312. https://doi.org/10.1016/j.

pedneo.2017.01.001.

[7] McDonagh, T., A., Metra, M., Adamo, M. et al. (2021). ESC guidelines for the diagnosis and treatment of acute and chronic heart failure [published correction appears in *Eur. Heart J.* Oct 14]. *Eur. Heart J.* 42 (36): 3599–3726. https://doi.org/10.1093/eurheartj/ehab368.

[8] Taketomo, C. (ed.) (2021). *Pediatric and Neonatal Drug Dosage Handbook*, 28e. Hudson, OH: Lexicomp.

[9] US National Library of Medicine (2022). *Drug Information* (with links to International Drug Information sites). http://druginfo.nlm.nih.gov (accessed 6 March 2022).

第12章 健康生活方式与儿童心脏病的预防
A healthy lifestyle and preventing heart disease in children

邢泉生　法鸿鸽　译

在本章中，我们将讨论儿童期心脏畸形和儿童时期获得性心脏病患者，以及心脏正常但在成年期有可能发生动脉粥样硬化性心脏病风险的儿童和青少年的心脏病预防。另外，我们还将讨论影响这两组患者心脏疾病的环境和遗传因素。

一、心脏正常儿童的预防措施

（一）心血管疾病的危险因素

冠状动脉、脑动脉和其他动脉的动脉粥样硬化性疾病的发病有许多危险因素。有些因素在儿童时期比其他因素更重要和（或）更普遍，它们对成年期的影响始于儿童和青少年时期。我们将讨论那些如果能在生命早期实现有效的修正，通常被认为具有最大预防效益的因素。多种因素是密切相关的（例如肥胖、异常的脂质和葡萄糖代谢）。

1. 吸烟

吸烟是动脉粥样硬化性心血管疾病最重要的独立危险因素，这一因素是纯粹的环境因素，因此是可改变的。吸烟的成人患心肌梗死的风险增加了2～4倍。

吸烟及烟草的使用

心血管不良反应的机制与多种因素有关。

- 内皮细胞功能障碍及各种毒素、氧自由基造成的损伤。
- 高凝作用和血小板活化。
- 诱发高血脂。
- 尼古丁引起的心肌过负荷。
- 一氧化碳导致氧气输送减少。

由于烟草成瘾的戒断率很低，预防儿童和青少年首次吸烟或使用其他烟草制品是避免成年后对健康产生不利影响的最重要手段。在没有医生干预的成人中，长期戒断率不到5%，即使进行干预，这一比例也仅为40%左右。

被动吸烟对儿童也有风险，因此应建议家庭成员不要吸烟。心血管风险与吸烟的剂量和持续时间有关，被动暴露的安全下限尚未明确。

烟草成瘾的因素

尼古丁具有高度成瘾性，并具有与其他成瘾物质相同的特征。

- 精神活性：引起愉快的中枢神经系统反应。
- 耐受性：（快速抗药反应）通过多种生理机制发生，包括受体下调，并通过增加剂量来克服。
- 生理依赖性：在停止使用时导致生理反应和不良戒断症状。

已观察到与烟草成瘾有关的其他因素。

- 遗传因素：某些人可能天生就有上瘾的倾向；已证实存在家族性倾向。
- 初次接触的年龄：在儿童或青少年时期开始吸烟的患者更有可能在成年后继续吸烟。预防成瘾必须从童年开始。
- 药物依赖：对其他成瘾性药物的依赖与烟草成瘾率增加有关。
- 抑郁症、其他精神疾病和高度的情绪压力与烟草成瘾率增加有关。
- 家里的其他吸烟者。
- 缺乏戒烟资源。

戒烟管理

戒烟后患心血管疾病的风险会下降，若干年后可能接近于未吸烟的人的风险水平。

据报道，咨询、心理治疗和（或）尼古丁替代品（口香糖、透皮贴剂、鼻喷雾剂等）的长期戒断率为 20% 或更低（青少年低于 5%）。

添加抗抑郁药，如安非他酮（一种多巴胺再摄取抑制药），将成功率提高至 20% 以上。

使用作用于尼古丁受体的药物（如伐尼克兰）可将成功率提高到 40% 以上。这类药物是部分尼古丁受体激动药（用于抑制戒断和渴望）和受体拮抗药（用于防止尼古丁结合，消除烟草使用带来的正向强化作用）。

2. 高胆固醇血症

冠状动脉粥样硬化在发达社会是一个非常普遍的问题，在其他地区则不太常见，这表明饮食、生活方式和其他环境因素至关重要。此外，遗传因素也会影响脂质代谢，对个体疾病有重要影响。

心脏 - 饮食理论

冠状动脉粥样硬化与血液中某些脂质的高水平密切相关。膳食脂肪影响由脂蛋白转运的循环脂质的浓度。

• 低密度脂蛋白胆固醇（low-density lipoprotein cholesterol，LDL-C），俗称"坏胆固醇"，能促进动脉粥样斑块形成，将胆固醇输送到内皮等组织，与细胞上的低密度脂蛋白（low-density lipoprotein，LDL）受体结合，从而使胆固醇进入细胞。

肝细胞上的低密度脂蛋白受体可以被药物（他汀类药物）修饰，以减少循环中的 LDL-C。

LDL-C 的值可以测量，但通常使用 Friedewold 方程来估算。

$$LDL-C=TC-（HDL-C+甘油三酯/5）$$

其中 TC 是总胆固醇（total cholesterol，TC），HDL-C（high-density lipoprotein cholesterol，HDL-C）是高密度脂蛋白胆固醇。如果患者不是空腹测量或存在异常脂蛋白（Ⅲ型），以及甘油三酯（triglycerides，TG）超过 400mg/dl，则该等式无效。目前对成人的估算表明，计算的 LDL-C 水平与测量的水平相差可达 25%。为了克服这一点，已经开发了其他公式，但所有公式都只是近似直接测量的脂质。

• HDL-C，即"好胆固醇"，可以通过将胆固醇从内皮等组织转移到肝脏以胆汁酸排出，从而抑制动脉粥样斑块的形成。它可以在非禁食的儿童中测量。HDL-C 水平可能天生较低，但更常见的是，它们随着吸烟、肥胖或缺乏运动而下降，相反，随着对这些因素的干预而上升。

• 其他脂质，包括由极低密度脂蛋白（very low-density lipoproteins，VLDL）运输的 TG 和乳糜微粒，与心血管风险的相关性较小，血液水平更容易受到餐后显著变化的影响。针对 LDL-C、HDL-C 和 TC 的干预措施通常也能改善这些脂质的水平。

• TC 是 LDL-C、HDL-C 和 VLDL 的综合指标。

LDL-C、HDL-C、VLDL 和 TG 的测量传统上是在禁食 12h 后进行的（除了水，什么都不吃），但在筛查患者时禁食仍是一个问题。目前建议进行非禁食研究，除非有额外的风险因素或有明确的家族史。

由于 TC 受餐后变化的影响较小，因此可以检测禁食和非禁食患者。所以，TC（或 TC 和非 HDL-C）是最常用于筛查的指标。

• 非 HDL-C 是一种表达脂质图谱中所有导致动脉粥样硬化成分的方式。它只是从 TC 值中减去 HDL-C 值。一些研究认为它与成人疾病的相关性不亚于 LDL-C，甚至更好。它的优点是不受非禁食的影响，并被推荐与 TC 一起作为筛查检测。

• 载脂蛋白（apolipoprotein，Apo），如 ApoB、ApoA-1，是当两种不溶性脂质结合形成脂蛋白时，允许在血液中运输的蛋白质。载脂蛋白还与酶和受体一起调节脂质代谢。已经描述了许多遗传多态性，这可能解释了一些脂质浓度单独无法解释的广泛的临床疾病差异。ApoB 是引起动脉粥样硬化的 LDL-C 的主要蛋白质组分，ApoA-1 是抗动脉粥样硬化的 HDL-C 的蛋白质组分。它们通常不用于筛选检测。

在患有心肌梗死的成人中，25% 的人 LDL-C≤130mg/dl（对应 TC≤200mg/dl），但在 LDL-C≤100mg/dl（TC≤150mg/dl）的成人中心肌梗死很罕见。

(1) 心血管作用机制：粥样斑块是冠状动脉和其他动脉硬化的基本病变，是由脂质斑块对动脉内皮的侵蚀。这些斑块可使冠状动脉管腔缓慢变窄，导致间歇性动脉血流不足（产生心肌缺血和心绞痛症状）。它们也可能破裂，造成急性血栓形成和动脉闭塞，并导致心肌梗死和（或）心源性猝死。脂质在内皮损伤初始阶段中的确切作用尚不清楚。动脉粥样硬化始于儿童时期，因此，预防成人心血管疾病也应从儿童时期开始。

(2) 筛查和干预：筛查的目标包括识别患有家族性血脂异常的儿童（1%～2% 的患者）、高脂血症的继发原因（1%），以及发生成人心血管疾病的风险最高的儿童（占所有儿童的 10%～25%）。

儿童血脂水平的筛查一直存在争议，因为对筛查哪些儿童、筛查年龄以及考虑患者进一步检测或干预的脂质水平临界点缺乏共识。

一种方法是对儿童进行风险分层筛查（目标筛查）；另一种方法是对所有儿童进行筛查（普遍筛查）。

然而，风险分层是两种筛查策略的一部分。根据儿童和青少年的体重指数（body mass index，BMI）、血压、家族史，以及是否存在与冠状动脉疾病风险增加相关的疾病（如糖尿病、家族性高胆固醇血症、肾脏疾病、川崎病和狼疮等慢性炎性疾病）进行评估。请注意，那些具有高风险（一级）的人的临界点值较低。对于二级患者，临界点更高（图 12-1）。根据儿童的风险水平，针对脂质、血压等指标的不同临界点进行干预。

1992 年的国家胆固醇教育计划（national cholesterol education program，NCEP）和 2012 年的国家心肺血液研究所（National Heart, Lung, and Blood Institute，NHLBI）指南采用了类似的方法。

关于脂质，以下指导原则强调：

• 通过全民教育以及饮食和生活方式的改变，降低所有人的脂质水平。

• 通过以下方式识别和治疗患成人心脏病风险最高的儿童。

– 识别单个儿童的风险因素。

– 家族史。

– 脂质水平检测。

– 饮食和锻炼，以达到可接受的血脂水平。

– 必要时进行药物治疗。

– 必要时转诊至血脂专家。

国家心肺血液研究所（2012 年）《儿童与青少年心血管健康和降低风险综合指南》提供了具体和详细的建议。

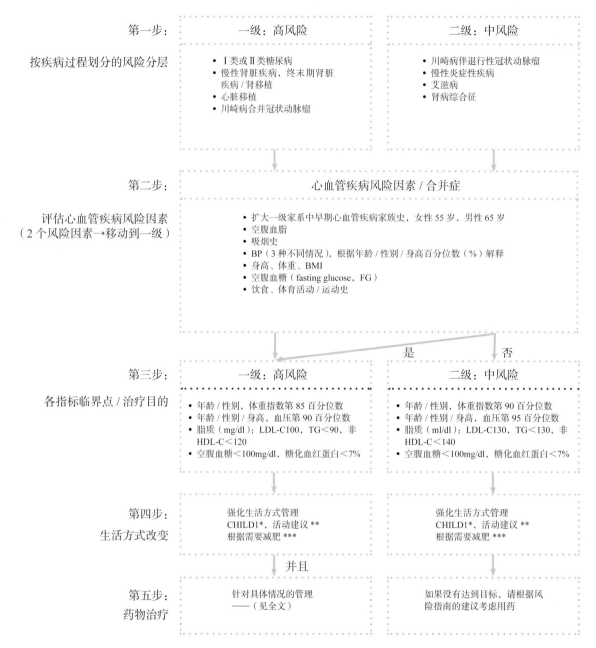

第一步：
按疾病过程划分的风险分层

一级：高风险
- Ⅰ类或Ⅱ类糖尿病
- 慢性肾脏病，终末期肾脏疾病 / 肾移植
- 心脏移植
- 川崎病合并冠状动脉瘤

二级：中风险
- 川崎病伴退行性冠状动脉瘤
- 慢性炎症性疾病
- 艾滋病
- 肾病综合征

第二步：
评估心血管疾病风险因素
（2 个风险因素→移动到一级）

心血管疾病风险因素 / 合并症
- 扩大一级家系中早期心血管疾病家族史，女性 55 岁，男性 65 岁
- 空腹血脂
- 吸烟史
- BP（3 种不同情况），根据年龄 / 性别 / 身高百分位数（%）解释
- 身高、体重、BMI
- 空腹血糖（fasting glucose，FG）
- 饮食、体育活动 / 运动史

是　　　否

第三步：
各指标临界点 / 治疗目的

一级：高风险
- 年龄 / 性别，体重指数第 85 百分位数
- 年龄 / 性别 / 身高，血压第 90 百分位数
- 脂质（mg/dl）：LDL-C100，TG<90，非 HDL-C<120
- 空腹血糖<100mg/dl，糖化血红蛋白<7%

二级：中风险
- 年龄 / 性别，体重指数第 90 百分位数
- 年龄 / 性别 / 身高，血压第 95 百分位数
- 脂质（ml/dl）：LDL-C130，TG<130，非 HDL-C<140
- 空腹血糖<100mg/dl，糖化血红蛋白<7%

第四步：
生活方式改变

强化生活方式管理
CHILD1*，活动建议 **
根据需要减肥 ***

强化生活方式管理
CHILD1*，活动建议 **
根据需要减肥 ***

并且

第五步：
药物治疗

针对具体情况的管理
——（见全文）

如果没有达到目标，请根据风险指南的建议考虑用药

说明
第一步：按疾病过程进行风险分层（见全文）。
第二步：评估所有心血管风险因素。如果有 2 种合并症，将二级患者转移到一级进行后续管理。
第三步：确定各级别的治疗目标 / 临界点。
第四步：初始治疗：对于一级患者，初始管理是治疗性生活方式改变加上疾病特异性管理（见全文）。对于二级患者，最初的管理是治疗性生活方式的改变。
第五步：对于二级患者，如果没有达到目标，请根据特定风险指南的建议考虑用药。
*. CHILD1—心血管健康综合生活方式饮食，见后文。
**. 活动建议，见后文。
***. 减肥建议，见后文。

▲ 图 12-1　易患加速动脉粥样硬化和早期心血管疾病儿童的风险分层和管理

引自 National Heart, Lung, and Blood Institute, National Institutes of Health, US Department of Health and Human Services. See full guidelines and references in National Heart, Lung, and Blood Institute（2012）*The Expert Panel on Integrated Guidelines for Cardiovascular Health and Risk Reduction in Children and Adolescents*. Full Report, NIH Publication No. 12-7486, National Institutes of Health, Bethesda, MD; www.nhlbi.nih.gov.

在确定受影响的儿童后，提供最适当的干预措施也存在争议。饮食限制必需脂肪酸对生长和中枢神经系统发育的安全性和有效性尚不清楚。药物治疗的适宜性和安全性尚不确定。一些指导方针因过分重视儿童和青少年的药物治疗而受到批评。此外，总的来说，指南在临床使用中被证明是复杂和不灵活的，而且医务人员和家长的依从性很低。随着可用数据的增多，建议也在不断演变。

指南因固定的脂质临界值而受到批评，该临界值根据筛查时儿童的年龄确定，不仅确定了前 1/4 的儿童，而且确定了高达 75% 的儿童处于风险之中。人们对所需的血液样本数量以及大量儿童可能经历几十年内不会显现的预防性健康问题的"医疗化"表示担忧。

一种筛查策略是建议进行普遍筛查，但仅限于 9—12 岁的儿童，在这个年龄段，儿童脂质水平可能与成人值最相关；青春期后期的脂质水平往往较低，然后再次上升到成人水平。希望那些风险最大的人，例如家族性高胆固醇血症患者，能够被识别出来。

脂质浓度处于前 1/4 的成人患心血管疾病的风险最高。这些成人和他们的孩子大多没有特定的脂质代谢障碍。他们的孩子往往是那些脂质水平处于前 1/4 的人，并且在成年后仍处于类似的百分比范围。筛查和预防措施旨在识别和改善这 25% 儿童的风险。

Fredrickson 分类法（Ⅰ～Ⅴ型）

该系统描述了高脂血症的五种主要表型，但不止一种基因型（或后天性疾病，如糖尿病）可能与特定表型相关。心血管风险往往与基因型有更好的相关性。

严格地说，所有在 TC 和 LDL-C 前 1/4 的患者都可以归类为Ⅱ型，但传统上，Fredrickson 分类仅用于脂质水平超过第 98 百分位数的患者。它对大多数在全科医学中筛查的儿童没有用处，但可能有助于管理和转诊公认的原发性脂质紊乱患者。检测需空腹血样。

Ⅰ型（高乳糜微粒）、Ⅲ型（高 VLDL）和Ⅴ型（高 VLDL 和乳糜微粒）是罕见的（不到 1/1 000 000 的儿童）。

Ⅱ型（高 TC、高 LDL-C、± 高 TG）和Ⅳ型（正常 TC，高 TG）更常见（1/200～1/100），但Ⅱ型患者（包括全科医学中最常见的两种诊断，家族性高脂血症和家族性复合高脂血症）患心血管疾病的风险显著增加。

家族性复合高脂血症

这组疾病可能是由载脂蛋白的多种突变之一引起的，但表现出相似的表型。家族性复合高脂血症（familial combined hyperlipidemia，FCHL）相对常见，每 100～200 名儿童中就有 1 名受到影响。然而"合并高脂血症"一词也可以指具有相似脂质特征的后天性形式。这两种形式都可能与肥胖有关。

家族性高脂血症

一些显示Ⅱ型患者的家族性高脂血症（familial hypercholesterolemia，FH）有由 LDL 受体缺陷引起的；它们可能是杂合子（TC 250～500mg/dl），或者更罕见的是纯合子（TC 500～1200mg/dl）。

尽管纯合子 FH 患者很罕见（每 100 万名儿童中有 1 例），但杂合子却没有那么罕见（每 500 名儿童中有 1 例），早期发现和干预很重要，因为早发性心血管疾病风险可以大大降低。

儿童可出现黄色瘤（皮肤或肌腱中的脂质结节沉积）、青年环（和其他眼部脂质沉积）和弥漫性动脉粥样硬化，这可能在很小的时候就表现出来。

这些儿童（包括杂合子的患者）需要转诊给有血脂异常管理经验的专家，因为饮食和许多药物往往不足。有效的治疗需要严密监测，以及平衡潜在的长期效益与风险。

原发性与继发性高脂血症

必须排除的高脂血症继发原因包括以下几种。

- 非空腹的血样。
- 代谢相关因素：肾衰竭、肾病综合征、神经性厌食、先天性代谢异常。
- 肝脏疾病：胆道闭锁、肝炎。
- 药物：皮质类固醇、激素避孕药、视黄酸、抗惊厥药。
- 内分泌疾病：糖尿病、甲状腺疾病、妊娠。

血脂水平因年龄、性别和种族而异。种族可能涉及环境因素（饮食和生活方式可能因文化而异）和遗传因素。

一般来说，青少年后期的脂质水平能最好地预测成人水平，但对于年龄较小的儿童，脂质百分位水平与成人百分位等级的相关性更好。表 12-1 列出了按年龄和性别划分的数值。2012 年 NHLBI 指南中给出了可接受的脂质值（表 12-2 和表 12-3）。脂质水平本身并不能完全预测未来的冠状动脉疾病。

对于被确定为脂质异常的儿童，建议进行三级护理：初级护理、转诊和（或）与脂质专家共同管理。

一般来说，有冠状动脉疾病家族史和（或）LDL-C 值在前 1/4 的健康儿童应接受他们的初级保健提供者的建议和随访。

继发性高脂血症患儿（如糖尿病、肾病综合征）的儿童可以由其他专科医生（如儿科内分泌学家、肾病学家）联合随访，通常不需要由血脂异常专科医生进一步评估。

患有杂合子家族性高脂血症的儿童可以联合治疗。患有纯合子家族性高脂血症或其他罕见脂质疾病的罕见儿童需要由脂质专家与专门治疗原发性高脂血症的营养师进行强化治疗。治疗的主要方式是饮食，对于选定的儿童来说，还需采用药物治疗。

3. 饮食

饮食，虽概念简单，但仍很难执行，需要家庭和孩子的高度积极性和合作，通常在咨询中展现了相当大的决心。专业营养师是有帮助的，但这是初级保健提供者通常无法获得的资源。

各种饮食被提倡作为原发性高脂血症儿童的干预措施，它们有共同的特点，最重要的是每日来自脂肪的热量比例（表 12-4）。

心血管健康综合生活方式饮食（CHILD1）适用于 LDL-C 处于边缘临界值或水平升高的儿童，目的是将 LDL-C 降低到可接受的范围。

下一步，可以使用两种不同的 CHILD2 饮食，这两种饮食与 CHILD1 饮食相似，只是饱和脂肪和胆固醇水平较低，并且针对 TG 升高，用复合碳水化合物代替单糖（表 12-4）。

需要由受过培训的专家（如营养师）进行详细评估；必须仔细监测饮食，以确保足够的营养摄入。

4. 药物

药物治疗不适合大多数高脂血症儿童，因为大多数儿童对饮食和运动有效。当需要药物时，它们与饮食疗法相结合是最有效的。

(1) 胆汁结合剂，如消胆胺，阻止胆汁酸的肠肝再循环，从而促进血液和肝脏胆固醇转化为胆汁酸。

虽然相对安全，不良反应很少，但如果能够实现饮食的依从性，药物通常是不必要的。它们对家族性高脂血症儿童和一些继发性高脂血症的治疗很有用。不良反应包括胃肠道症状。

脂　质	年龄（岁）	男性（百分位数）					女性（百分位数）				
		5	25	50	75	95	5	25	50	75	95
TC	0—4	114	137	151	171	203	112	139	156	172	200
	5—9	121	143	159	175	203	126	146	163	179	205
	10—14	119	140	155	173	202	124	144	158	174	201
	15—19	113	132	146	165	197	120	139	154	171	200
	20—24	124	146	165	186	218	122	143	160	182	216
LDL-C	0—4										
	5—9	63	80	90	103	129	68	88	98	115	140
	10—14	64	81	94	109	132	68	81	94	110	136
	15—19	62	80	93	109	130	60	78	93	110	135
	20—24	66	85	101	118	147	—	80	98	113	—
HDL-C	0—4										
	5—9	38	49	54	63	74	36	47	52	61	73
	10—14	37	46	55	61	74	37	45	52	58	70
	15—19	30	39	46	52	63	35	43	51	61	73
	20—24	30	38	45	51	63	—	43	50	60	—
TG	0—4	29	40	51	67	99	34	45	59	77	112
	5—9	30	40	51	65	101	32	44	55	71	105
	10—14	32	45	59	78	125	37	54	70	90	131
	15—19	37	54	69	91	148	39	52	66	84	124
	20—24	44	63	86	119	201	36	51	64	84	131

表 12-1　美国儿童样本中的血脂水平

TC. 总胆固醇；LDL-C. 低密度脂蛋白；HDL-C. 高密度脂蛋白；TG. 甘油三酯

血脂值以 mg/dl 表示，基于白种人男性和女性样本（未服用激素避孕药）。黑种人男性和女性（未显示）的值基于较小的样本量，但在 0—9 岁年龄组中，总胆固醇的值往往高出 5%

对于 TC、LDL-C 和 HDL-C，从 mg/dl 转换为 mmol/L 时，将 mg/dl 乘以 0.0259

对于 TG，将 mg/dl 转换为 mmol/L，用 mg/dl 乘以 0.0113

引自 National Heart, Lung, and Blood Institute. (1980). *The Lipid Research Clinics Population Studies Data Book*, Vol. I, NIH Publication 80–1527, National Institutes of Health, Bethesda, MD.

(2) 烟酸降低脂质水平的机制尚不清楚。它有令人不快的不良反应，包括血管舒张、肝毒性和高尿酸血症，通常用于纯合子家族性高脂血症的儿童。

(3) 3- 羟基 -3- 甲基戊二酰辅酶 A（3–Hydroxy-3–methylglutaryl-coenzyme A，HMG-CoA）还原酶抑制药（他汀类药物）可降低肝细胞胆固醇水平。这种减少导致肝细胞上 LDL 受体的增加，并导致肝脏对 LDL-C 的摄取增加。血液水平的 TC、LDL-C 和 TG 降低；HDL-C 升高。

表 12-2 儿童和青少年的可接受、临界值和升高的血脂、脂蛋白和载脂蛋白浓度（mg/dl）[a]				
种 类		可接受	临界值	异常值[b]
LDL-C		<110	110~129	≥130
LDL-C		<110	110~129	≥130
非 HDL-C		<120	120~144	≥145
ApoB		<90	90~109	≥110
TG	0—9 岁	<75	75~99	100
	10—19 岁	<90	90~129	130
HDL-C		>45	40~45	<40
ApoA-1		>120	115~120	<115

给出的数值以 mg/dl 为单位。要转换为国际单位制，将 TC、LDL-C、HDL-C 和非 HDL-C 的结果除以 38.6；将 TG，除以 88.6

a. 血脂和脂蛋白水平的值来自 NCEP 儿童胆固醇水平专家小组。来自 Bogalusa 心脏研究的非 HDL-C 值与 NCEP 儿科专家组 LDL-C 的分界值相当。血浆 ApoB 和 ApoA-1 的值来自国家健康和营养检查调查 III

b. 升高和临界点分别代表大约第 95 和第 75 百分位数。HDL-C 和 ApoA-1 的降低临界点约为第 10 百分位数

引自 National Heart, Lung, and Blood Institute, National Institutes of Health, US Department of Health and Human Services. Full references are available in National Heart, Lung, and Blood Institute. (2012). *The Expert Panel on Integrated Guidelines for Cardiovascular Health and Risk Reduction in Children and Adolescents. Full Report*, NIH Publication No. 12-7486, National Institutes of Health, Bethesda, MD; www.nhlbi.nih.gov.

表 12-3 年轻成人脂质和脂蛋白水平（mg/dl）的推荐分界点[a]			
种 类	可接受	临界值	异常值
TC	<190	190~224	≥225
LDL-C	<120	120~159	≥160
非 HDL-C	<150	150~189	≥190
TG	<115	115~149	≥150
HDL-C	>45	40~44	<40

给出的数值以 mg/dl 为单位。要转换为国际单位制，将 TC、LDL-C、HDL-C 和非 HDL-C 的结果除以 38.6；将 TG，除以 88.6

a. 提供的数值来自脂质研究临床患病率研究。TC、LDL-C 和非 HDL-C 的临界点代表 20—24 岁受试者的第 95 个百分位数，与最新的 NCEP 成人治疗小组 III 中使用的临界点不相同，后者来自所有年龄段成人的综合数据。这里给出的特定年龄的临界点是为儿科护理提供者提供的，用于管理这一年轻的成年年龄组。对于 TC、LDL-C 和非 HDL-C，临界高值的临界点在第 75 至 94 百分位数之间，而可接受的值小于第 75 百分位数。TG 升高的临界点在大约第 90 百分位，临界高的临界点在第 75 至 89 百分位数之间，可接受范围为小于第 75 百分位数。HDL-C 的低临界点大约在第 25 百分位数，第 26 至 50 百分位之间的是临界低值；可接受范围是第 50 百分位数以上

引自 National Heart, Lung, and Blood Institute, National Institutes of Health, US Department of Health and Human Services. Full references are available in National Heart, Lung, and Blood Institute. (2012). *The Expert Panel on Integrated Guidelines for Cardiovascular Health and Risk Reduction in Children and Adolescents. Full Report*, NIH Publication No. 12-7486, National Institutes of Health, Bethesda, MD; www.nhlbi.nih.gov.

尽管他汀类药物已成为成人的一线药物，但在儿童中的使用仍然存在争议（家族性高脂血症等疾病患者除外，需咨询脂质专家）。不良反应包括骨骼肌、肝脏和胃肠道毒性。

成人常用的其他药物在儿童中的使用越来越多，通常用于患有严重高脂血症的儿童。这些药物包括降低甘油三酯（通过加速富含甘油三酯颗粒的酶促清除）并提高高密度脂蛋白的贝特类药物，以及抑制胆固醇在小肠吸收的分子抑制药依折麦布。Evolocumab 是一种抑制 PCSK9 的抗体，

PCSK9 是一种清除 LDL 受体的酶；该药物通过增加 LDL 受体的数量，LDL 清除率提高并且血浆 LDL-C 水平降低。

非药物治疗包括干细胞（骨髓）移植治疗罕见代谢异常儿童，如纯合子家族性高脂血症。

5. 肥胖

心血管效应的机制和肥胖的定义。肥胖与心血管疾病密切相关。它是多因素的：据估计，30% 的病例是遗传性的，70% 来自可改变的环境因素。这些因素可能通过多种相互关联的机制发挥

表 12-4　心血管健康综合生活方式饮食（CHILD）

CHILD1（适用于 LDL-C 升高的儿童）

- 总脂肪占每日估计能量需求的 25%～30%
- 饱和脂肪酸占每日估计能量需求的 8%～10%
- 避免反式脂肪酸
- 单不饱和脂肪酸和多不饱和脂肪酸占每日估计能量需求的 20%
- 胆固醇＜300mg/d

CHILD2-LDL（适用于 LDL-C 升高的额外风险因素或对 CHILD1 无效果的儿童）

- 饱和脂肪酸占每日估计能量需求的＜7%
- 胆固醇＜200mg/d

CHILD2-TG（适用于 TG 升高的儿童）

- 与 CHILD2 相同，并且用复合碳水化合物代替单糖

许多特征与美国心脏协会第 1 步和第 2 步饮食，以及 NCEP 儿科小组饮食相似

CHILD1 和 CHILD2 饮食的具体情况，以及关于其适应证和使用的详细信息可从美国国家心肺血液研究所（2012）《儿童与青少年心血管健康和降低风险综合指南》获得

作用，包括高脂血症、高血压、左心室质量增加、糖尿病和胰岛素抵抗，以及阻塞性睡眠呼吸暂停（obstructive sleep apnea，OSA），可能导致肺阻力增加和右心异常。

适合身高的理想体重

这可以从显示身高和体重的标准生长图中计算出来。

忽略孩子真实年龄，沿着第 50 百分位数的线绘制孩子的真实身高，然后沿着所绘身高对应年龄的第 50 百分位数找到"理想体重"（从身高到体重曲线画一条垂直线，以找到"理想体重"）。

超重定义为体重≥理想体重 ×1.2（相当于 BMI 的第 85 百分位数），肥胖定义为体重≥理想体重 ×1.3。

肥胖是指身体脂肪过多，通常表示为身体总质量的比例。与高脂血症一样，肥胖的定义不是绝对的，取决于人群的"正常值"。尽管有争议，但儿童超重一词的常用定义是身体脂肪比例大于第 85 百分位数的人口；肥胖这个词是指那些超过第 95 百分位数的人。

将 20 世纪 90 年代与 20 世纪 60 年代的儿童进行比较，"肥胖"儿童的数量翻了一番。

评估肥胖的手段包括与一些参考指标相比的体重或质量指数，如身高，以及由脂肪组成体重比重的各种测量。BMI 等指数虽然可以快速、简单地确定，但并不能可靠地表达脂肪增多，尤其是在年龄百分比最高的脂肪少的儿童中。

各种测量方法可以确定身体质量中脂肪的比例。根据年龄和性别的不同，在正常婴儿中可能高达 25%。测量三头肌皮褶厚度和生物电阻抗是常用的方法；它们较难执行，需要特殊设备和（或）培训，并且重复性有限。

对患者身体脂肪和体质的临床观察对于解释肥胖的测量也很重要。

体重管理：由于发达社会肥胖的患病率不断上升，超重和肥胖儿童的体重管理已成为预防医学的重点。有效的干预仍然具有挑战性，部分原因是难以改变影响个体患者超重和肥胖的强大社会因素。

尽管超重和肥胖的定义在某种程度上是模糊的，但人们应该避免将看起来不肥胖的高瘦体重大年龄儿童归类为肥胖。

BMI（或 Quetelet 指数）最常用于成人。也同样公布了儿童的正常值。

BMI= 体重（kg）/ 身高（m）^{2}

对于成人，超重定义为 BMI≥25kg/m^2，肥胖定义为 BMI≤30kg/m^2。

请注意，在该指数中，分母不代表体表面积。

应排除罕见的激素和遗传因素（如 Klinefelter 综合征、甲状腺功能减退症）。这在临床上是可以做到的，因为大多数受影响的儿童都很矮（身高≤第 5 百分位），并且有其他体检线索可以进行诊断。

增加体育活动而不是直接的饮食干预是治疗

单纯性肥胖的主要方法。让患者有规定的时间进行非正式的户外游戏，减少屏幕前的时间和其他久坐不动的活动，这些都是行之有效的。可能通过以下方式发挥作用：①增加能量消耗；②减少总热量摄入（可以减少孩子能够接近食物的时间）；③通过未知机制改变摄入的食物类型（例如脂肪热量占比较低）。

病态的肥胖儿童或那些对简单管理方式难以奏效的儿童可以受益于强化团队管理方式，并需要转诊给儿童肥胖专家。

6. 营养

营养是心血管疾病的独立危险因素，其机制多种多样，大多与高脂血症、肥胖等其他危险因素相关。

一般来说，如果饮食中总热量、总脂肪、饱和脂肪和盐含量高，纤维、复合碳水化合物、抗氧化剂和某些维生素含量低，那么风险就会增加。

改善饮食的常识性指南包括吃各种各样的食物，增加全谷物、水果和蔬菜的比例，减少整体脂肪摄入、饱和脂肪、单糖和盐。

一些特定的营养素与心血管疾病风险的增加有关，尤其是反式脂肪酸摄入的增加。这些脂肪酸在化学上与顺式脂肪酸不同，当它们被结合到细胞膜等细胞结构中时，会产生更直、更硬的分子。

7. 运动

即使是中等强度的运动，如果规律地进行，也能对成人心血管疾病产生有益的保护作用。它的作用是通过降低血压、降低肥胖和糖尿病的风险以及更有利的脂质状况（特别是 HDL-C 增加）来调节的。运动可以直接有益于内皮组织，这是一种对机械变化（如血流量和压力增加）有反应的组织。经常进行体育活动的儿童成年后更有可能保持活跃。

进行轻度至中度锻炼的风险较低。已经研究了高强度体育活动，特别是参加竞技体育的风险与年轻运动员猝死的关系，据估计，每年猝死的发生率为 1/300 000～1/100 000。大约一半的运动员死亡是由创伤、感染或中暑引起的，而这一群体中的另一半人有既往病史，如哮喘或未被识别的心脏病。

8. 获得性动脉粥样硬化疾病的其他风险因素

(1) 家族史和性别：遗传学以一种重要但多变的方式决定了儿童未来患成人心血管疾病的风险。即使无法确定家族性风险因素（如高脂血症），家族病史仍然是一个不能改变的独立危险因素。随着对脂质代谢和内皮功能的深入了解，这些患者中的许多人可能需要通过干预手段降低风险。在所有其他危险因素相同的情况下，绝经前妇女相对而言可以免受动脉粥样硬化疾病的影响。

(2) 糖尿病：青少年和成人糖尿病是成人心血管疾病的主要独立危险因素，因为它们通过高血糖和糖基化损害内皮组织，而间接地通过高脂血症、高血压和自主神经病变损害内皮，这可能会加重微血管功能障碍。

胰岛素抵抗是一系列代谢紊乱（2 型糖尿病是其中一种），包括高胰岛素血症，与肥胖、缺乏活动和衰老有关，并与更大的冠状动脉动脉粥样硬化风险有关。

年轻人和青少年很少有心绞痛和其他冠状动脉功能不全症状，没有冠状动脉近端狭窄，即所谓的 X 综合征。这种情况可能代表冠状动脉微血管床的异常，与胰岛素抵抗有关。

(3) 系统性高血压：这是成人心血管疾病的一个危险因素，有显著原发性高血压家族史的儿童往往会被"追踪"至成年，与同龄人相比，他们的血压往往是最高。一些其他危险因素，如肥胖和血脂异常，通常与原发性高血压有关，导致人们猜测是一组异常基因造成的。

(4) 肾脏疾病：慢性和终末期肾病与早发性冠状动脉疾病有关，可能是由于多种机制造成的，包括系统性高血压、脂质和钙代谢异常、同型半胱氨酸升高，以及炎症和尿毒症对内皮功能的影响。包括冠状动脉在内的软组织钙化可能发生在患有慢性肾脏疾病的儿童身上，尤其是那些接受透析的儿童。

运动参与情况评估

这项检查旨在识别那些可能因剧烈运动而面临死亡风险的年轻运动员。已经提出了各种筛查指南。导致猝死的心脏病包括肥厚型心肌病和冠状动脉异常，这两种疾病加起来占病例的 50% 以上。其他罕见原因（如心肌炎和致心律失常的右心室发育不良）难以诊断。不幸的是，并不是所有有风险的患者都能通过筛查检测出来。美国和欧洲的建议筛选要素参见表 12-5

表 12-5　竞技运动员的赛前筛选		
要　素	**美国心脏协会（2007）**	**欧洲心脏病学会（2005）国际奥委会（2009）**
病史	<ul><li>劳力性胸痛</li><li>劳力性晕厥</li><li>劳力性呼吸困难 / 疲劳</li></ul>心脏杂音 血压升高	<ul><li>劳力性胸痛</li><li>劳力性晕厥</li><li>劳力性呼吸困难 / 疲劳</li></ul>心脏杂音 <ul><li>高血压</li><li>癫痫</li><li>哮喘（5 个问题）</li><li>高胆固醇</li><li>是否被告知放弃运动</li><li>心跳加速 / 心跳脱漏</li><li>心律失常</li><li>头晕</li><li>任何其他心脏病史</li><li>近期严重病毒感染</li><li>过敏</li><li>药物治疗（当前和过去 2 年）</li></ul>
家族史	<ul><li>50 岁以下早逝</li><li>50 岁以下的心脏功能障碍</li></ul>特定遗传性疾病	任何年龄＜50 岁，出现如下症状：<ul><li>突然意外死亡</li><li>反复昏厥</li><li>不明原因的癫痫发作</li><li>不明原因溺水</li><li>原因不明的车祸</li><li>心脏移植</li><li>心脏起搏器或除颤器</li><li>因心跳不规则而接受治疗</li><li>心脏手术</li></ul><ul><li>马方综合征</li></ul>
体格检查	心脏杂音 <ul><li>股动脉脉搏（收缩期）</li><li>马方综合征的迹象</li><li>上肢血压</li></ul>	<ul><li>婴儿猝死综合征</li><li>心脏杂音（≥2/6 收缩期或任何舒张期）</li><li>收缩期咔嗒声</li><li>S_2 异常</li><li>速率和节奏</li></ul><ul><li>桡动脉和股动脉脉搏</li><li>马方综合征的迹象</li><li>血压</li></ul>

（续表）

要 素	美国心脏协会（2007）	欧洲心脏病学会（2005）国际奥委会（2009）
实验室 检查	—	心电图（异常 T 波倒置、ST 段压低、病理性 Q 波、左心房扩大、QRS 电轴偏移、右心室肥大、完全性束支传导阻滞、QT 长或短、Brugada 征或室性心律失常）

以上项目仅用于筛查；如果筛查结果为阳性，可根据两种建议进行进一步的实验室检查（如超声心动图、运动试验）

引自 AHA (2007): Maron, B.J., Thompson, P.D., Ackerman, M.J., et al. (2007) Recommendations and considerations related to preparticipation screening for cardiovascular abnormalities in competitive athletes: 2007 update. A scientific statement from the American Heart Association Council on Nutrition, Physical Activity, and Metabolism: endorsed by the American College of Cardiology Foundation. *Circulation*, 115 (12): 1643–1655; www.heart.org. ESC (2005): Corrado, D., Pelliccia, A., Bjørnstad, H.H., et al. (2005). Cardiovascular preparticipation screening of young competitive athletes for prevention of sudden death: proposal for a common European protocol. Consensus Statement of the Study Group of Sport Cardiology of the Working Group of Cardiac Rehabilitation and Exercise Physiology and the Working Group of Myocardial and Pericardial Diseases of the European Society of Cardiology. *Eur. Heart J.*, 26 (5): 516–524. IOC (2009): International Olympic Committee. (2009). *The International Olympic Committee (IOC) Consensus Statement on Periodic Health Evaluation of Elite Athletes*, http://www.olympic.org/documents/reports/en/en_report_1448.pdf.

实验室研究尚未被接受为通用的筛查工具，但 12 导联心电图已被提出，因为 95% 的肥厚型心肌病患者会有异常心电图。心电图在冠状动脉异常中通常是异常的，它是筛查长 QT 间期综合征和 Wolff-Parkinson-White 综合征的最有效手段。由于心电图不是很特异，需要结合年龄解释，许多正常儿童可能会因"临界"心电图而面临不必要的转诊

（5）同型半胱氨酸和高凝状态：血液中高水平的氨基酸同型半胱氨酸与动脉粥样硬化和高凝状态有关。这项观察首次在同型胱氨酸尿症儿童中进行，这是一类罕见的先天性代谢异常个体。对大多数人来说，摄入足够的叶酸和其他维生素可以降低同型半胱氨酸水平。

（6）心脏移植：大多数儿童和成人在心脏移植后都会出现弥漫性冠状动脉狭窄，这可能主要是由于轻度的慢性排斥反应所致。在至少 1/3 的儿童中，它是导致死亡或需要再次移植的主要因素。尽管移植血管病变的病理学与动脉粥样硬化不同，但改变传统的危险因素，如系统性高血压和脂质，已被提出作为改善这些患者预后的手段。

（7）药物滥用：除了烟草，过量饮酒可能会对其他危险因素（如脂质）产生不利影响，但它也会对心肌产生直接毒性影响，从而导致扩张型心肌病。可卡因和类似的非法药物与急性心肌缺血和猝死有关。合成代谢类固醇可能导致系统性高血压和血脂异常。

（8）牙齿疾病和细菌感染：这些都是动脉粥样硬化发生的推测性因素，可能对内皮造成直接（感染）或间接（毒素或炎症）损伤。

二、患有心脏病的儿童和年轻人的问题

（一）一般考虑

前面讨论的几乎所有预防性健康问题也适用于患有先天性或获得性心脏病的儿童和年轻人，在一些情况下，如川崎病导致的冠状动脉异常儿童，这些预防性问题变得更加重要。

对先天性心脏病患儿的最佳护理需要注意疾病对儿童和家庭的行为、心理和智力成长的影响。其他考虑因素还包括疾病的正确定义及内外科的管理。在当今诊断和手术程序复杂的时代，慢性病的常见心理因素经常被忽视。

尽管一些患者接受了昂贵甚或多次手术纠正了他们的心脏畸形，但他们却无法摆脱同许多其他慢性病儿童所遭受的严重情绪问题相类似的心理"致残"影响。由于心脏杂音或心脏疾病，家庭可能会出现许多潜在的问题。医生必须认识到这些问题的重要性。在初次就诊时，在与父母一起看临床和实验室结果后，父母应该有充分的机

会表达自己的感受并提出问题。倾听他们并且让他们感到放心。内疚感虽然很少表现出来，但却经常存在。许多父母都得到了医生的帮助，医生在解释心脏异常时指出，除了罕见的病例外，医学界对这种疾病的病因知之甚少。医生应该告诉父母，孩子的畸形不是他们做错什么或做得不对的结果。

许多父母由于内疚或同情，对患有心脏异常的孩子采取过度保护和关心的态度；在某种程度上，这可以通过医生的态度来改善。除非有禁忌证，否则在家务、责任和纪律方面，应以与其兄弟姐妹或同龄人相同的方式对待孩子。患儿应该尽可能充分地参与家庭活动。家庭生活不应以心脏病患者为中心。强调家庭中其他孩子的情感需求也很重要。在可能的情况下，受影响的儿童应就读正规学校。尤其是祖父母，必须警惕过度同情或关心的做法。

总之，必须尽可能像对待其他孩子一样对待患儿。

（二）家庭咨询

这包括考虑母亲心脏病的类型和严重程度、对母亲和胎儿的风险及后代的复发风险。

母体和胎儿的风险很大程度上取决于心脏病的类型。一般来说，对于先天性畸形修复良好且血流动力学正常或接近正常的女性，妊娠风险同正常女性相似。

孕产妇和胎儿死亡风险最高的疾病包括马方综合征、严重扩张型心肌病、肺血管阻塞性疾病（pulmonary vascular obstructive disease，PVOD）或原发性肺动脉高压，以及严重的未修复畸形（如严重的左心室流出道阻塞），尤其是那些伴有严重发绀和红细胞增多症患者。

母体心血管药物（如某些抗心律失常和抗血栓治疗）可能会给胎儿带来高风险。

1. 生殖问题和妊娠

生殖问题，包括怀孕、复发风险和避孕，是患有先天性或后天性心脏病的年轻人关注的问题。出现意外怀孕的青少年患者可能具有挑战性，特别是如果他们没有定期就诊，并且被发现与怀孕无关的心脏病情恶化。这种通常需要导管干预或手术的不良心脏变化可能会在怀孕期间出现问题，或者直到分娩后才可能进行此类治疗。

（1）产妇风险：怀孕可能会增加母亲和胎儿的风险，风险取决于心脏病的类型和患者的功能状态。一般来说，怀孕期间（以及怀孕后）产妇死亡的最高风险与产妇肺动脉高压和（或）Eisenmenger 生理有关。妊娠期间肺动脉高压可能增加，但更重要的是，全身血管阻力在妊娠期间下降。如果出现分流，那么右向左分流的程度可能会增加，发绀加重，母亲的临床状况可能会恶化，或者可能发生猝死。怀孕期间的其他生理变化包括心输出量增加。在心输出量储备有限的患者中，如心肌病、肺动脉高压或严重（通常是左心）梗阻性病变的患者，妊娠期间增加心输出量的需求可能超过现有的供应。主动脉直径>40mm的马方综合征患者，或通过捐赠卵母细胞、激素支持和其他生殖技术实现妊娠的 Turner 综合征患者，产妇风险也很高。

母亲患有未矫治的发绀型先天性心脏病（congenital heart disease，CHD）、单心室疾病姑息治疗（Fontan 或全腔肺动脉吻合后）、中度严重的左心梗阻性病变、与缩窄相关的系统性高血压、严重心律失常或需要抗凝治疗的妊娠，会伴随中等水平的母亲风险。

左向右分流成功矫治的年轻女性，或血流动力学不显著的小分流、轻度梗阻性病变，以及发绀型心脏病修复后的年轻女性的妊娠风险最低。这些母亲的风险与没有 CHD 的女性基本相同。

然而，先天性心脏畸形或其他心脏疾病在后代中的复发风险可能仍然较高，这在其他章节以及关于特定心脏畸形（如马方综合征）中进行了讨论。一般来说，需要改变妊娠期治疗的心脏病变相对较少。某些情况可能会改变分娩方式，或要求在能够及时提供先天性心脏手术或干预的中心计划分娩，而不是从分娩医院将新生儿转移。

胎儿超声心动图为患有CHD的准父母提供了希望；尽管它缺乏完美的敏感性和特异性，但它可以用于心脏病的产前诊断，并为新生儿阶段护理提供帮助。

(2) 胎儿风险：胎儿死亡或极早产的最高风险是需要抗凝治疗（如人工瓣膜）、未修复的发绀型心脏畸形或功能等级差（包括患有心肌病或肺动脉高压的妇女）的孕妇。

显然，在妊娠早期和中期，胎儿死亡的风险与产妇的死亡风险密切相关。

(3) 避孕和计划怀孕：避孕可以从两个角度考虑：可逆和不可逆。对于常见的可逆避孕方式，如激素避孕，主要风险是含雌激素制剂可能增加血栓形成的风险。低雌激素或无雌激素的选择是可行的。对于心脏病风险最高的女性来说，当怀孕的风险远高于避孕手术时，主要关注的是在使用避孕措施时怀孕的可能性。在这种情况下，通常建议采取不可逆转的避孕方法。这包括手术或腹腔镜输卵管结扎或替代方法，如内窥镜输卵管消融术。

一名年轻女性出现意外怀孕合并高危产妇心脏问题是非常具有挑战性的，必须个性化管理。尽管通常建议终止妊娠，但风险相当大，尤其是在妊娠中期或晚期。当终止妊娠是一种选择时，必须权衡其风险与继续妊娠的风险。

对于计划怀孕的年轻人来说，一种合理的方法包括预先进行心脏重新评估，以提前计划产妇的心脏干预措施（如果需要的话）。CHD 的潜在复发风险、胎儿超声心动图的评估以及高危妊娠专家的产妇管理将被讨论。

2. 复发风险

这种情况因病变而异，甚至因父母哪一方受影响而异。一般来说，CHD 的母亲比父亲更容易在后代中复发。一些病变，如室间隔缺损（ventricular septal defect，VSD）和房间隔缺损（atrial septal defect，ASD），复发风险相对较低，除非是在没有可识别综合征的情况下多个成员受到影响的家庭。左心梗阻性病变，如主动脉狭窄，复发风险相对较高（估计为 10%～15%）。患有

DiGeorge 或 Noonan 综合征的父母，后代有 50% 的复发风险。

其中一个孩子发现 CHD 后，父母开始担心第二个孩子也会受到同样的影响。如果原发者的心脏畸形不是公认综合征的一部分（包括 22 号染色体微缺失或易位型三体），并且以前没有心脏畸形家族史，那么第二个孩子受到影响的风险可能是第一个孩子的 2 倍。CHD 在人群中的发病率为 0.7%，即 1/135。如果一个家庭中的第二个孩子受到影响，心脏异常的形式将有一半是一致的。一些家庭的一代人中有几个人表现出相同形式的心脏畸形。有趣的是，一个例外似乎是大血管完全移位，在一个家族中发生两个甚至多个病例的情况很少见。如果第二个孩子确实有心脏异常，那么下一个孩子也有心脏异常的风险甚至更高。

如果孩子表现出与心脏畸形相关的可识别综合征之一，则应给予特定的遗传咨询。医生的责任不是指导父母是否应该尝试生更多的孩子，而是应该告知他们现有的信息，以便他们做出适当的决定。

3. 运动限制

这些都是基于有限的证据和大量的猜测。给父母的关于锻炼的建议存在很大差异。

(1) 一般活动：大多数患有心脏异常的儿童可以进行正常范围的体育活动；然而，他们应该意识到这种异常情况可能会限制他们的运动能力。孩子可以被允许在学校参加体育活动，但老师必须明白，孩子可能必须比其他孩子更早停下来休息。不应强迫孩子进行极端的体育活动，也不应在极端炎热或寒冷等不利情况下进行活动，并应避免脱水。患有严重主动脉狭窄、肥厚型心肌病和马方综合征等疾病的儿童需要更严格的运动限制，因为这些儿童的运动可能会致命。

(2) 体育运动：一些儿科心脏病专家建议所有未修复和部分修复的患者（如法洛四联症患者）应避免任何竞技体育活动；这些患者可能会参加趣味性的体育活动，前提是他们可以随时停止活动，但如果他们被"推动"进行更剧烈的运动，

比如竞技运动，他们可能会面临更大的风险。1994年第26届贝塞斯达大会(2005年修订为第36届会议，2015年进行了进一步修订)试图根据心脏异常的类型和严重程度以及运动的类型和强度来确定是否有资格参加体育比赛（表12-6和表12-7）。

(3) 不恰当的限制：有心脏异常的儿童可能会受到学校方面不恰当的限制活动，即使学校被告知不需要限制运动。这反映了教师有时对患有心脏病的儿童有一种不切实际的恐惧，这种恐惧源于对心脏异常的无知，以及所有心脏病与心脏病急性发作和猝死的联系。在任何关于心脏异常儿童的信函中，无论是向转诊医生还是向学校，都应该明确注明建议的运动水平。

(4) 术后：儿童心脏手术后，如果没有出现主要并发症（如充血性心力衰竭或心包积液），可以在术后4～6周逐渐提高运动水平，直至完全参与。术后恢复后，应允许儿童在术后血流动力学允许的范围内进行正常活动。

(5) 改良的卧床休息：这方面的指征非常有限。有累及心肌的活动性炎症性疾病时，如急性风湿性心脏病或心肌炎，这可能是可取的。完全卧床是很难实现的，因为孩子天生活跃；与改良的卧床休息相比，它甚至可能产生不良后果。作为替代方案，大部分时间孩子们可以坐在或躺在沙发上，也可以被允许去洗手间和餐桌。

体育项目分类如表12-6所示。最近，包括欧洲心脏病学会在内的其他专家组采取了不同的方法，避免了针对特定病变的建议，并将重点专注于心室功能、肺动脉高压、主动脉扩张、心律失常和全身动脉血氧饱和度的功能和病理生理分组上。

表 12-6　体育运动分类—第 36 届贝塞斯达大会

		A. 低（<40% 最大摄氧量）	B. 中（40%～70% 最大摄氧量）	C. 高（>70% 最大摄氧量）
增加静态分量 →	Ⅲ. 高（>50% 最大自主收缩）	雪橇滑雪 [a,b]、田径项目（投掷）、体操 [a,b]、武术 [a]、帆船、攀岩、滑水 [a,b]、举重 [a,b]、帆板 [a]（1）	健身 [a,b]、高山滑雪 [a,b]、滑板 [a,b]、滑雪 [a,b]、摔跤 [a]（2）	拳击 [a]、皮划艇、自行车 [a,b]、十项全能、划船、速度滑冰 [a,b]、铁人三项 [a,b]（3）
	Ⅱ. 中（20%～50% 最大自主收缩）	射箭、赛车 [a,b]、马车赛 [a,b]、马术 [a,b]、摩托车 [a,b]（4）	美式橄榄球 [a]、田赛（跳跃）、花样滑冰 [a]、牛仔竞技 [a,b]、橄榄球 [a]、短跑、冲浪 [a,b]、花样游泳（5）	篮球 [a]、冰球 [a]、越野滑雪（滑冰技术）、长曲棍球 [a]、跑步（中距离）、游泳、团体手球（6）
	Ⅰ. 低（<20% 最大自主收缩）	台球、保龄球、板球、冰壶、高尔夫、射击（7）	棒球/垒球 [a]、击剑、乒乓球、排球（8）	羽毛球、越野滑雪（经典技术）、曲棍球 [a]、定向越野、竞走、壁球、长跑、足球 [a]、网球（9）

增加动态分量→

这种分类是基于在比赛期间达到的峰值静态和动态分量。然而，应该注意的是，在训练过程中可能会达到更高的值。增加的动态成分是根据最大摄氧量（maximum oxygen uptake，$MaxO_2$）的估计百分比来定义的，并可导致心输出量的增加。增加的静态成分与达到的最大自主收缩（maximum voluntary contraction，MVC）的估计百分比有关，并可导致血压负荷增加。最低的心血管总需求（心输出量和血压）显示在单元格（7）中，最高的显示在单元格（3）中。单元格（4）和（8）显示中低等，单元格（1）、（5）和（9）显示中等，单元格（2）和（6）显示中高等心血管总需求

a. 有身体碰撞的危险

b. 如果发生晕厥，风险会增加

经 Elsevier 许可转载，引自 Mitchell,J.H., Haskell,W., Snell,P., and Van Camp,S.P. Task Force 8: Classification of Sports. *J.Am.Coll.Cardiol.*45: 1364–1367. © 2005.

表 12-7　心血管异常运动员的运动建议

心脏状况	运动类型	心脏状况	运动类型
未治疗的房间隔缺损		**经手术或球囊成形术治疗的肺动脉狭窄**	
缺损较小，右心室体积正常，无肺动脉高压	全部	无或轻度（经多普勒压差≤40mmHg）残余的肺动脉狭窄	全部
缺损较大，肺动脉压正常	全部	中度或重度（压差 >40mmHg）残余肺动脉狭窄和（或）重度肺动脉瓣关闭不全伴右心室扩大	Ⅰ A，Ⅰ B
缺损伴轻微肺动脉高压	Ⅰ A		
缺损伴肺血管阻塞性疾病、发绀、右向左分流	无或 Ⅰ A	**未治疗的主动脉狭窄（每年重新评估）**	
手术或经导管闭合的房间隔缺损		轻度（平均多普勒压差<25mmHg 或瞬时峰值压差<40mmHg），无症状，心电图正常，无运动不耐受，无心律失常	全部
术后 3～6 个月，无肺动脉高压、心律失常、房室结传导阻滞或心肌功能障碍	全部		
仍有残留的异常	个性化策略或 Ⅰ A	中度（平均多普勒压差 25～40mmHg 或瞬时峰值压差 40～70mmHg），无症状，超声呈轻度或无左心室扩大，心电图正常，运动试验正常	Ⅰ A，Ⅰ B，Ⅱ A
未治疗的室间隔缺损			
缺损，肺动脉压正常	全部	重度（平均多普勒压差>40mmHg 或瞬时峰值压差>70mmHg）	无或 Ⅰ A
缺损较大，肺血管阻力适合外科修复	先行修复	**经手术或球囊成形术治疗的主动脉狭窄（每年重新评估）**	
缺损较大，伴肺动脉高压	Ⅰ A		
手术或经导管闭合的室间隔缺损		轻度、中度或重度残余主动脉狭窄	见"未治疗的主动脉狭窄"
术后 3～6 个月，无症状或残留较小的缺损，无肺动脉高压、心律失常或心肌功能障碍	全部	中度或重度主动脉关闭不全	见"主动脉瓣关闭不全"
		主动脉瓣关闭不全（每年重新评估）	
有症状的心律失常、房室结传导阻滞、肺动脉高压及心肌功能障碍	个性化策略	轻度至中度主动脉瓣关闭不全，无症状，射血分数正常，无、轻度或中度左室扩张，分级运动试验正常	全部
未治疗的动脉导管未闭			
缺损较小，左心室大小正常	全部	严重主动脉瓣关闭不全，无症状，射血分数正常，主动脉瓣关闭不全的程度或左心室大小无变化，分级运动试验正常	全部
缺损中等或较大，伴左心室扩大	先行修复		
缺损中等或较大，伴严重的肺动脉高压，发绀	Ⅰ A	严重主动脉瓣关闭不全、有症状、射血分数<50%、左心室扩大或进行性左室扩张	无
手术或经导管闭合的动脉导管未闭		**二叶主动脉瓣**	
恢复后无肺动脉高压	全部	无主动脉根部扩张（>40mm，或 z 评分>+2），无明显主动脉狭窄或主动脉瓣关闭不全	全部
仍伴有肺动脉高压	无或 Ⅰ A		
未治疗的肺动脉狭窄		主动脉根部扩张 40～45mm（成人）	Ⅰ A，Ⅰ B，Ⅱ A，Ⅱ B（无冲突）
收缩期峰值压差≤40mmHg，右心室功能正常，无症状，每年重新评估	全部		
收缩期峰值压差>40mmHg	Ⅰ A，Ⅰ B；压差缓解之前	主动脉根部扩张>45mm（成人）	无 [a]

（续表）

心脏状况	运动类型	心脏状况	运动类型
未治疗的主动脉缩窄		**大动脉转位（"矫正"型大动脉转位）（每年重新评估）**	
轻度，无大侧支，升主动脉 z 评分≤+3.0，静息压差≤20mmHg，运动试验正常和最大运动峰值收缩压≤预测值的第 95 百分位数	全部	无症状，临床检查无异常	Ⅱ，Ⅲ B，Ⅲ C
静息压差＞20mmHg，或者运动诱导性高血压（＞预测值的第 95 百分位数），或者升主动脉 z 评分≤+3.0	Ⅰ A，直至治疗	无临床显著的心律失常、心室功能障碍、运动不耐受或运动引起的缺血	Ⅰ A，Ⅰ B
经手术或球囊 / 支架治疗的主动脉缩窄		严重的临床系统性右心室功能障碍，严重的右心室流出道梗阻，反复发作或不受控制的心房或室性心律失常	无或Ⅰ A
治疗后至少 3 个月，无症状，静息压差≤20mmHg，静息和运动后收缩压均正常	避免Ⅲ A，Ⅲ B，Ⅲ C 或相冲突	**Fontan 手术（评估应包括运动测试）**	Ⅰ A 或个性化策略
主动脉明显扩张、局部动脉瘤或相关瓣膜疾病	Ⅰ A，Ⅰ B	**三尖瓣下移畸形**	
先天性心脏病引起的肺阻力升高 [b]		轻度；没有发绀，右心室大小正常，无心律失常	全部
平均肺动脉压≤25mmHg	全部	严重的三尖瓣反流，动态心电图无明显心律失常	Ⅰ A
平均肺动脉压≥25mmHg	无或Ⅰ A；进行全面评估和个性化策略	**先天性冠状动脉异常**	
		源自肺动脉的异常，未进行手术	Ⅰ A
心脏手术后心室功能不全（每年重新评估）		源自肺动脉的异常，已手术；基于梗死和功能	个性化策略
功能正常或接近正常（射血分数≥50%）	全部	**窦起源异常**	
轻度功能减退（射血分数 40%～50%）	Ⅰ A，Ⅰ B，Ⅱ A，Ⅱ B	右冠状动脉起源于左窦，未手术，无症状，分级运动试验正常	个性化策略以及在确定风险时考虑不确定性
中度至重度功能减退（射血分数＜40%）	无或Ⅰ A		
发绀型先天性心脏病		右冠状动脉起源于左窦，未手术；有症状，心律失常或分级运动试验异常	Ⅰ A
未治疗，临床稳定，无心力衰竭症状，经过包括运动试验在内的全面评估	Ⅰ A	左冠状动脉起源于右窦，特别是壁内的，未手术	无或Ⅰ A
法洛四联症 [b]		窦起源异常修复后＞3 个月，无症状，运动试验无缺血或心律失常	全部
射血分数＞50%，运动试验无心律失常、无流出道梗阻或其他不良反应	Ⅱ 或Ⅲ	**系统性高血压**	
射血分数＜40%，严重流出道梗阻或反复发作或不受控制的房性或室性心律失常	无或Ⅰ A	高血压前期（120/80mmHg 至 139/89mmHg）	全部
经修复的完全型大动脉转位 [b]**（评估应包括运动测试）**		一期高血压（140～159)/(90～99）mmHg，无靶器官损伤，无左心室肥大或伴发心脏病	全部（监测血压）
心房调转，无心脏症状，心室功能正常，无心动过速，运动试验正常	全部		
心房调转，运动试验正常，但存在血流动力学或心室功能异常	Ⅰ A，Ⅰ B，Ⅰ C，Ⅱ A	二期高血压（≥160/100mmHg）	避免Ⅲ A～C 直至控制血压
动脉调转，运动试验显示缺血	无或Ⅰ A		

（续表）

心脏状况	运动类型
川崎病	
冠状动脉正常，如果无运动性缺血或心律失常，可在疾病消退后 8 周开始	全部
暂时性动脉瘤，如果无运动性缺血或心律失常，可在疾病消退后 8 周开始；每 3~5 年重新评估一次	全部
动脉瘤，无运动性缺血或心律失常；定期评估	ⅠA，ⅠB，ⅡA，ⅡB^c
心肌梗死或血管重建术后≥3 个月，左心室>50%，无症状，无诱发性缺血或心电不稳定	全部^c
接受抗血栓治疗的患者	避免冲突性运动
心肌炎	
完全恢复相当于左心室功能、心壁运动、心脏大小均正常；心电图正常；动态心电图及分级运动试验无明显心律失常；血清炎症和心力衰竭指标恢复正常	无直至完全恢复（3~6 个月）
心包炎	
急性期	无
完全康复（无活动性疾病证据，超声显示无积液，血清炎症指标正常）	全部
伴心肌炎	见心肌炎
缩窄性心包炎	无
遗传性心律失常综合征〔长 QT 间期综合征、短 QT 间期综合征、Brugada 综合征、儿茶酚胺能多形性室性心动过速（CPVT）、早期复极综合征、特发性室颤〕	
无症状，基因型阳性，表型阴性	全部，采取适当预防措施（见参考文献）
既往症状或心电图明显异常（CPVT 除外）	全部，如无症状>3 个月，接受疾病特异性治疗和适当的预防措施（见参考文献，包括起搏器/ICD 治疗的额外考虑）
CPVT	无或ⅠA

心脏状况	运动类型
心肌病	
肥厚型心肌病	无或ⅠA
心律失常性右室心肌病（ARVC）	无或ⅠA
扩张型心肌病	无或ⅠA
非致密型左心室心肌病	无或ⅠA
马方综合征^b	
不超过以下一项：主动脉根部扩张（>40mm，或 z 评分>+2），中重度二尖瓣反流；射血分数<40%；主动脉直径<50mm 的家族史	ⅠA，ⅡA
Ehlers-Danlos 综合征（血管型）	
如果没有主动脉夹层或扩张（Ao<+2z），<中度二尖瓣反流，没有累及除心脏以外的脏器所带来的风险增加	ⅠA
Loeys-Dietz 综合征	
如果没有主动脉夹层或扩张（Ao<+2z），<中度二尖瓣反流，没有累及除心脏以外的脏器所带来的风险增加	ⅠA
其他遗传性主动脉病变，单独的主动脉扩张	见参考文献

a. 这一建议和其他关于主动脉扩张的建议仍然存在争议

b. 许多情况，包括修复的法洛四联症、完全型大动脉转位、单心室和肺血管阻塞性疾病，都与静息和运动时猝死的风险有关

c. 心肌梗死后或血管重建后的患者建议比动脉瘤和其他类似临床情况的患者限制性更小，这似乎自相矛盾

引自 (2005) 36th Bethesda Conference: Eligibility Recommendations for Competitive Athletes with Cardiovascular Abnormalities. *J. Am. Coll. Cardiol.* 2005, 45: 1312–1375; and (2015) Eligibility and Disqualification Recommendations for Competitive Athletes With Cardiovascular Abnormalities: A Scientific Statement From the American Heart Association and American College of Cardiology. *J. Am. Coll. Cardiol.* 2015;66(21): 2343–2450, and *Circulation.* 2015;132(22): e256–e349.

4. 营养

(1) 饮食：大多数患有心脏异常的儿童不需要特殊饮食，但心力衰竭儿童除外，他们可能需要高热量密度，以及低钠饮食。对于年龄较大的儿童，盐的限制包括建议不添加盐和避免高盐含量的食物，如薯片和比萨，到改变饮食限制钠等各种措施。钠的限制对症状和预后的影响比以前认为的要小；其重要性也不如避免过量摄入钠（也更难实现）。

(2) 患有充血性心力衰竭（CHF）的婴儿：营养对患有 CHF 的婴儿来说是最关键的，因为有较大的左向右分流，如室间隔缺损。这些婴儿可能因呼吸困难和呼吸急促而进食不良，也可能因肠水肿、胸部过度充气和左心房扩大引起的食管压迫而出现呕吐和（或）胃食管反流。由于心脏和呼吸过度工作，他们的能量消耗更大，通常需要比正常婴儿多 30%～40% 的热量才能达到最低可接受的体重增长。如果不能及时进行手术，则可采用替代喂养方法，如高热量配方奶粉的连续胃或经胰管喂养。

(3) 生长和身材矮小：由于心脏异常影响循环功能，或由于心脏异常患儿合并的疾病（例如 DiGeorge 综合征），心脏异常儿童可能身材矮小。在大多数儿童（后者更明显）中，正如观察到的那样，心脏修复成功后，生长速度和身高往往保持不变。

在 1—4 岁，许多孩子的胃口被父母认为很差。这个年龄段健康孩子的父母也经常抱怨孩子的饮食习惯。与出生第 1 年相比，体重增加的速度在一岁左右显著下降。其实，许多有心脏问题的小个子儿童在这一阶段的生长速度是正常的。与公布的"正常"生长曲线进行比较可能有助于减轻父母的焦虑。这些因素中的每一个都会引起许多父母的担忧，而这些担忧在身材矮小的心脏异常儿童的父母中会增加。他们相信，如果孩子只要吃东西，身材就会变得正常。这会导致混乱、不愉快的用餐体验，甚至令人沮丧。这些问题可以通过使用预期指导来避免或减少发生，与父母讨论随着孩子长大他们应该期待什么。

5. 后续医疗护理

大多数患有心脏异常的儿童需要定期评估。评估的原因和寻求的信息类型在很大程度上取决于心脏病的自然病程。例如，VSD 较大的患者中，应找寻肺动脉高压或充血性心力衰竭发展的证据，而在主动脉狭窄中，应寻找压差增加、左心室劳损和（或）主动脉瓣功能不全的证据。因此，回访的频率和在患者回访时进行的诊断研究类型是由缺陷的症状和自然病程决定的。

通常，婴儿比年龄较大的儿童需要更频繁的评估，因为在出生的第 1 年，血液循环的变化更快。

心脏异常的儿童也需要常规的儿科护理。对于有心力衰竭或其他主要症状的婴儿，医生很容易忽视或未能进行常规免疫接种，但这些是儿童保健的重要组成部分。

大多数修复了心脏畸形的患儿和许多患有后天性心脏病的儿童都有晚期并发症的风险，如心律失常、心内膜炎和梗阻性疾病术后的进行性再狭窄。一些患者长期面临突发的危及生命的事件风险。

许多修复后的动脉导管未闭、VSD 或 VSD 的患儿并发症风险不大，接受治疗完全康复后，可能不需要儿科心脏病专家的频繁随访。

许多 CHD 的成人中心都建立了随访项目，其中通常包括儿科心脏病专家的意见。

6. 保险和职业问题

对于患有心脏病的年轻人来说，保险和职业问题仍然是许多患者的难题，尤其是那些有严重身体限制（如充血性心力衰竭、肺血管阻塞性疾病或马方综合征）的患者，这严重限制了他们的就业选择，只能从事久坐或轻度活动的工作（表 12-8），特别是在那些医疗保险与就业密切相关、医疗保健不普及且独立于保险之外的国家。然而，在世界范围内，许多患有 CHD 的儿童由于缺乏足够的当地医疗资源来治疗他们的疾病而无法活到成年。

表 12-8　先天性心脏病成人患者的职业指南

类　别	久坐的工作	轻度工作	中度工作	重度工作	极重度工作
最大提力	≤4.5kg	≤9kg	≤22.7kg		>45kg
频繁搬运	小物件	≤4.5kg	≤11.3kg	≤45kg	≤22.7kg
最大负荷	≤2.5cal/min	2.6～4.9cal/min	5.0～7.5cal/min	≥22.7kg	≥7.6cal/min
疾　病	**久坐的工作**	**轻度工作**	**中度工作**	**重度工作**	**极重度工作**
主动脉关闭不全	—	重度	中度	轻度	—
主动脉狭窄	—	重度[a]	中度	轻度	—
房间隔缺损	—	中重度肺血管阻塞性疾病[a]	轻中度肺血管阻塞性疾病	—	无肺血管阻塞性疾病
心肌病[a]	扩张	肥大	—		
主动脉缩窄	—	—	± 手术；高血压	—	修复后，休息或运动后血压正常
高血压	—	—	中重度	轻度	
二尖瓣反流	重度（心脏增大或房颤）		中度（轻中度心脏增大）	轻度（无心脏增大）	—
二尖瓣狭窄	重度	中度	轻度	—	
二尖瓣脱垂					轻度，无症状
动脉导管未闭	—	中重度肺血管阻塞性疾病[a]	轻中度肺血管阻塞性疾病	—	无肺血管阻塞性疾病
肺动脉狭窄	—	重度	中度	—	轻度
肺动脉高压（原发）[a]	肺动脉压≥0.5倍体循环压力	肺动脉压≤0.5倍体循环压力			
法洛四联症，术后[a]	—	—	右心室压>50mmHg	右心室压<50mmHg	—
室间隔缺损	—	中重度肺血管阻塞性疾病[a]	轻中度肺血管阻塞性疾病	—	无肺血管阻塞性疾病
其他主要缺陷[a]	—	无手术或仅限姑息疗法	术后	—	—
心律失常	—	室性心动过速[a]	先天性心脏病伴室性期前收缩	房室传导阻滞；起搏器[b]；室上性心动过速；室性心动过速（除此之外正常）	房性期前收缩；室性期前收缩（心脏正常）；预激综合征[a]

诊断相似的患者之间存在很大个体差异（Diller 等，2005）；需提供个性化建议。运动试验对许多患者来说可能是有意义的

a. 有些情况可能与猝死有关，即使在休息的患者中也是如此

b. 使用某些设备（如电弧焊）或重复肩部运动可能会损坏起搏系统

引自 Diller, G.-P., Dimopoulos, K., Okonko, D., et al. (2005). Exercise intolerance in adult congenital heart disease: comparative severity, correlates, and prognostic implication. *Circulation*, 112(6): 828–835. Gutgesell, H.P., Gessner, I.H., Vetter, V.L., Yabek, S.M., and Norton, J.B. (1986).Gutgesell, H.P., Gessner, I.H., Vetter, V.L., Yabek, S.M., and Norton, J.B. (1986). Recreational and occupational recommendations for young patients with heart disease. A statement for physicians by the Committee on Congenital Cardiac Defects of the Council on Cardiovascular Disease in the Young, American Heart Association. *Circulation* 74(5): 1195A–1198A.

7. 高海拔和航空旅行

居住在高海拔地区和乘飞机旅行都可能影响患有心脏病的儿童和成人。患有未修复的发绀型先天性心脏畸形或腔静脉肺动脉吻合术后的患者可能面临特别的风险，因为在高海拔地区低氧对肺血管阻力有不利影响。肺动脉高压患者也可能面临风险。

航空旅行的暴露时间显然比居住在相对较高海拔情况短得多。商业飞行中的加压客机无法达到与海平面相等的压力；相反，机舱压力相当于 8000 英尺（约 2400m）高度处的气压。这导致氧分压约为海平面的 75%，正常人的动脉血红蛋白饱和度约为 90%～93%。成人可通过鼻插管补充 2L/min 的氧气，基本上可以将肺静脉氧分压恢复到海平面水平，但存在不方便、成本高和可用性有限的缺点，因为并非所有航空公司都会接受需要吸氧的乘客。对乘坐商业航空公司旅行的 CHD 成年患者的观察研究表明，不吸氧的患者很少发生不良事件。慢性发绀患者的氧合血红蛋白解离曲线可能向右偏移，这可能会出现任何给定的动脉氧分压（PaO_2）下饱和度依然较高，从而减弱缺氧的影响。尽管理论上的风险因患者年龄、心脏病变、病理生理变化而异，也因与缺氧没有直接关系的因素（如脱水）而异，但预防性吸氧通常还应个性化处置。关于在航空旅行中是否需要额外吸氧，目前还没有达成明确的共识。

海拔高度也可能影响某些类型 CHD 的患病率；例如，在海拔较高的地区，动脉导管未闭的发生率更高，而且在没有其他危险因素（如早产）的婴儿中发生率也更高。

8. 感染性心内膜炎的预防

心内膜炎是一种严重的、危及生命的疾病，需要长期治疗，有些患者需要手术治疗。因此，预防是一个有价值的目标。然而，许多发展为心内膜炎的患者在手术前都接受了推荐的抗生素预防，因此抗生素的疗效似乎有限。

这些问题在 2007 年发布的美国心脏协会和美国牙科协会批准的最新指南中得到了解决（图 12-2）。它们类似于 2008 年英国和 2009 年欧洲对心内膜炎风险和抗生素预防效果有限的评估（表 12-9），英国指南不再建议在任何情况下进行抗生素预防（表 12-10）。有趣的是，三个组织的指导方针并不完全相同，尽管它们审查的证据基本相同。指导方针的作者承认，许多建议缺乏科学依据，而且在很大程度上仍然完全依赖于专家意见。目前的建议与前几十年的建议有很大的不同，并大大减少了在牙科或其他手术前建议预防心内膜炎的患者数量和疾病类型。

大多数先天性心脏异常和后天性瓣膜异常的儿童有一定的患感染性心内膜炎的风险，但对于许多病变来说，这种风险很低或与正常人群相似。

心内膜炎在修复和未修复的 ASD、修复的 VSD 和动脉导管未闭（六个月后无残余异常）以及无反流的二尖瓣脱垂中非常罕见。川崎病或风湿热后出现功能性杂音的儿童和心脏正常的儿童也没有风险。

高危儿童包括：①人工瓣膜；②未修复的发绀型病变；③通过手术建立的体-肺动脉分流；④带瓣管道；⑤心内膜炎既往史；⑥术后 6 个月内的患者（手术或经导管）；⑦手术修复材料附近残余分流影响内皮化的术后患者。

心内膜炎不良后果的风险因心脏病变的类型以及手术矫治或姑息手术方式的不同而有所差异。因此，抗生素预防性应用不再基于患者患心内膜炎的风险，而是基于发展为心内膜炎相关危险因素，并且仅在那些心内膜炎风险最高的患者中使用。

预防性抗生素（图 12-2）应在手术前 1h 内给药，而不是更早。在这个时间间隔内给予抗生素可以确保在菌血症最严重时血液中抗生素水平较高。在手术前 1～2 天开始使用抗生素是不明智的，因为这会促使抗生素耐药病的发生。牙科手术是需要进行心内膜炎预防的主要操作。

预防感染性（细菌性）心内膜炎

手　卡

这张手卡是由医生发给患者（或家长）的。医务人员：请参阅卡片背面的完整声明。

姓　　名 ＿＿＿＿＿＿＿＿＿＿＿＿＿＿＿

由于现有的心脏状况，需要预防

感染性（细菌性）心内膜炎

诊　　断：＿＿＿＿＿＿＿＿＿＿＿＿＿

处方医师：＿＿＿＿＿＿＿＿＿＿＿＿＿

日　　期：＿＿＿＿＿＿＿＿＿＿＿＿＿

您收到这张手卡是因为您患感染性心内膜炎（IE）（也称为细菌性心内膜炎，BE）这一不良后果的风险增加。这张卡片中显示的 IE 预防指南与之前发布的指南有很大不同。这张卡片取代了以前基于 1997 年发布的指南的卡片。

美国心脏协会心内膜炎委员会与国内外 IE 专家一起广泛审查了已发表的研究，以确定牙科、胃肠道或泌尿生殖道手术是否可能导致 IE。这些专家认为，没有确凿的证据表明牙科、胃肠道或泌尿生殖道手术与 IE 的发生有关。

目前在牙科手术前给予患者抗生素的做法不再被推荐，除非有最高风险的不良后果可能导致 IE（见下文）。委员会不能排除极少数 IE 病例（如果有的话）可以在牙科手术前通过使用抗生素来预防的可能性。如果这种预防措施有益处，它应该只保留给以下患者。委员会认可良好的口腔和牙齿健康，以及定期去看牙医对有 IE 风险患者的重要性。

委员会不再建议仅为预防接受胃肠道或泌尿生殖道手术的患者发生 IE 而使用抗生素。

这些指南的改变并不能改变这样一个事实，即您的心脏状况会增加您患心内膜炎的风险。如果您出现心内膜炎的症状或体征，比如不明原因的发热，请立即去看医生。如果需要进行血液培养（以确定是否存在心内膜炎），那么在开始使用抗生素之前，医生必须进行血培养和其他相关检测。

只有心内膜炎不良后果风险最高的心脏疾病患者，在牙科手术中使用抗生素预防才是合理的，包括以下几点。

- 人工心脏瓣膜或用于瓣膜修复的人工材料。

- 心内膜炎既往史。

- 仅以下类别的先天性心脏病。

　– 未经治疗的发绀型先天性心脏病，包括那些有姑息性分流和人工或异体管道的先天性心脏病。

　– 术后前 6 个月内，使用人工材料或器材完全修复先天性心脏病，无论是手术还是导管介入干预*。

　– 修复的先天性心脏病，在人造补片或植入物附近有残余分流（抑制内皮化）。

- 有心脏瓣膜病的心脏移植受体患者。

　– 预防是合理的，因为人工材料的内皮化发生在手术后 6 个月内。

对于有上述心脏病的患者，对牙科手术进行抗感染预防是合理的。

所有涉及牙龈组织或根尖周围区域操作或口腔黏膜破损的牙科手术*。

　– 不建议在下列牙科手术或事件中使用抗生素预防：通过非感染组织进行常规麻醉注射；拍摄牙科 X 线片；放置可移除的口腔修复或正畸矫治器；正畸矫治器的调整；放置正畸托槽；乳牙脱落和嘴唇或口腔黏膜外伤出血。

▲ 图 12-2　预防传染性心内膜炎手卡

经许可转载，www.heart.org，©2008 美国心脏协会版权所有

牙科手术的抗生素预防方案			
情　况	药　物	剂量：操作前 **30～60min**，单次用药	
		成人	儿童
口服	阿莫西林	2g	50mg/kg
不能口服药物	氨苄西林或	2g IM 或 IV*	50mg/kg IM 或 IV
	头孢唑啉或头孢曲松	1g IM 或 IV	50mg/kg IM 或 IV
对青霉素或氨苄西林过敏——口服治疗	头孢氨苄 **† 或	2g	50mg/kg
	克林霉素或	600mg	20mg/kg
	阿奇霉素或克拉霉素	500mg	15mg/kg
对青霉素或氨苄西林过敏且不能口服药物	头孢唑啉或头孢曲松 †	1g IM 或 IV	50mg/kg IM 或 IV
	或克林霉素	600mg IM 或 IV	20mg/kg IM 或 IV

*. IM. 肌内注射；IV. 静脉注射。

**. 或其他成人或儿童同等剂量的第一代或第二代口服头孢菌素。

†. 对于有青霉素或氨苄西林过敏、血管性水肿或荨麻疹病史的患者，不应使用头孢菌素。

胃肠道 / 泌尿生殖道手术：对于接受胃肠道或泌尿生殖道手术的患者，包括 IE 不良后果风险最高的患者，不再推荐使用抗生素预防性 IE。

其他操作：涉及呼吸道或受感染皮肤、皮下组织或肌肉骨骼组织的操作，其预防措施是合理的，在更新的文件中进行了讨论（参考下文）。

引自 Prevention of Infective Endocarditis: Guidelines From the American Heart Association, by the Committee on Rheumatic Fever, Endocarditis, and Kawasaki Disease. *Circulation*, 2007; 116: 1736–1754. Accessible at http://circ.ahajournals.org/cgi/reprint/CIRCULATIONAHA.106.183095.

请医务人员参阅这些建议，以获得有关哪些患者和哪些操作需要预防的更完整信息。

The Council on Scientific Affairs of the American Dental Association has approved this statement as it relates to dentistry.

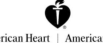

National Center
7272 Greenville Avenue
Dallas, Texas 75231-4596
americanheart.org

50-1605 0805

▲ 图 12-2（续）　预防传染性心内膜炎手卡

经许可转载，www.heart.org，©2008 美国心脏协会版权所有

表 12-9	心内膜炎预防指南修订的原因
流行病学	大多数心内膜炎病例不能与致病的牙科或医疗操作联系起来
医疗操作	菌血症更可能由日常活动（刷牙、使用牙线、咀嚼）引起，而不是由牙科、泌尿生殖系统或胃肠道手术引起
益 处	缺乏科学证据表明术前抗生素可以预防心内膜炎，或者只有极少数病例可以通过抗生素预防
风 险	抗生素的不良反应（非危及生命的事件、过敏反应 [a] 或微生物耐药性增加）可能大于微小的益处（如果有的话）
替代方案	牙齿卫生和定期的牙齿护理对预防很重要

a. 预防性应用抗生素剂量导致致命过敏反应的危险因素尚不清楚，估计值差异很大，但 2007 年美国心脏协会指南指出："50 年来，美国心脏协会一直建议将青霉素作为 IE 牙科预防的首选药物。在这 50 年里，委员会未发现任何向美国心脏协会报告的因应用美国心脏协会 IE 预防指南中推荐的青霉素剂量而导致致命过敏反应的病例。"（AHA, Wilson et al. 2007; NICE 2008; ESC, Habib et al. 2009）

表 12-10　近期发布的 IE 预防指南比较，高危患者术前应用抗生素可能是合理的				
	类 别	AHA,USA 2007[a,b]	NICE,UK 2008[b]	ESC,Europe 2009[b]
高风险患者	人工瓣膜 / 人工瓣膜材料	是	是	是
	既往心内膜炎病史	是	是	是
	发绀型先心病，未修复或姑息治疗	是	是	是
	先心病术后 6 个月	是	是	是
	先心病术后残余畸形	是	是	是
	心脏移植合并瓣膜疾病	是	—	否
	肥厚型心肌病	—	是	—
操作	牙科	部分	否	部分
	呼吸系统	部分		否
	消化系统	否		否
	泌尿生殖系统	否		否
	皮肤 / 肌肉骨骼	部分		否
	文身	否		否
	穿刺	否		否

a. 参见图 12-2
b. 参考文献引用见表 12-9 和 "补充阅读和参考文献"
AHA. 美国心脏协会；ESC. 欧洲心脏学会；IE. 感染性心内膜炎；NICE. 国家健康和临床卓越研究所

在接受持续抗生素治疗以预防无脾、风湿热或尿路感染的患者以及接受抗生素治疗其他急性疾病的患者中，仅在治疗几天后，口咽部和肠道就会出现相对耐药的菌群，因此应使用与目前使用的抗生素不同类别的抗生素来预防心内膜炎。

尽管心内膜炎很罕见，但及时识别到这种可能性（如持续不明原因的发热）很重要，以便在使用任何抗生素之前进行适当的血培养（图 12-2）。

补充阅读

概述

National Heart, Lung, and Blood Institute (2012). *The Expert Panel on Integrated Guidelines for Cardiovascular Health and Risk Reduction in Children and Adolescents. Full Report*. NIH Publication No. 12–7486. National Institutes of Health, Bethesda, MD. www.nhlbi.nih.gov (accessed 12 March 2022).

饮食

Gidding, S.S., Dennison, B.A., Birch, L.L. et al. (2006). Dietary recommendations for children and adolescents a guide for practitioners [erratum appears in *Pediatrics* 118 (3):1323; *Circulation* 113 (23):e857]. *Pediatrics* 117 (2): 544–559.

高脂血症

[1] American Academy of Pediatrics, National Cholesterol Education Program (1992). Report of the expert panel on blood cholesterol levels in children and adolescents. *Pediatrics* 89 (3 Pt 2): 525–584.

[2] Magnussen, C.G., Raitakari, O.T., Thomson, R. et al. (2008). Utility of currently recommended pediatric dyslipidemia classifications in predicting dyslipidemia in adulthood: evidence from the Childhood Determinants of Adult Health (CDAH) study, Cardiovascular Risk in Young Finns Study, and Bogalusa Heart Study. *Circulation* 117 (1): 32–42.

[3] National Cholesterol Education Program (2002). Third report of the National Cholesterol Education Program (NCEP) expert panel on detection, evaluation, and treatment of high blood cholesterol in adults (adult treatment panel III) final report. *Circulation* 106 (25): 3143–3421.

[4] Nordestgaard, B.G., Chapman, M.J., Humphries, S.E. et al. (2013). Familial hypercholesterolaemia is underdiagnosed and undertreated in the general population: guidance for clinicians to prevent coronary heart disease: consensus statement of the European Atherosclerosis Society [published correction appears in *Eur. Heart J.* 2020;41 (47):4517]. *Eur. Heart J.* 34 (45): 3478–3490a. https://doi.org/10.1093/eurheartj/eht273.

[5] US Preventive Services Task Force, Bibbins-Domingo, K., Grossman, D.C. et al. (2016). Screening for lipid disorders in children and adolescents: US Preventive Services task force recommendation statement [published correction appears in *JAMA* 316 (10):1116]. *JAMA* 316 (6): 625–633. http://dx.doi.org/10.1001/jama.2016.9852. www. uspreventiveservicestaskforce. org. (accessed 12 March 2022).

肥胖

[1] Barlow, S.E. and Expert Committee (2007). Expert Committee recommendations regarding the prevention, assessment, and treatment of child and adolescent overweight and obesity: summary report. *Pediatrics* 120 (Suppl. 4): S164–S192.

[2] Centers for Disease Control and Prevention (2022). *Body Mass Index-for-Age* (including CDC and WHO pediatric growth charts). http://www. cdc.gov/growthcharts (accessed 12 March 2022).

[3] Jebeile, H., Kelly, A.S., O'Malley, G., and Baur, L.A. (2022). Obesity in children and adolescents: epidemiology, causes, assessment, and management. *Lancet Diabetes Endocrinol.* 10 (5): 351–365. https://doi.org/10.1016/S2213-8587(22)00047–X.

[4] US Preventive Services Task Force, Grossman, D.C., Bibbins-Domingo, K. et al. (2017). Screening for obesity in children and adolescents: US Preventive Services task force recommendation statement. *JAMA* 317 (23): 2417–2426. http://dx.doi.org/10.1001/jama.2017.6803, www. uspreventiveservicestaskforce.org. (accessed 12 March 2022).

吸烟

[1] Fiore, M.C., Bailey, W.C., Cohen, S.J., et al. (2008). *Treating Tobacco Use and Dependence: 2008 Update. Clinical Practice Guideline*. US Department of Health and Human Services, Public Health Service, Rockville, MD. www.surgeongeneral.gov (accessed 12 March 2022).

[2] US Department of Health and Human Services (2012). *Preventing Tobacco Use Among Youth and Young Adults. A Report of the Surgeon General*. US Department of Health and Human Services, Centers for Disease Control and Prevention, National Center for Chronic Disease Prevention and Health Promotion, Office on Smoking and Health, Atlanta, GA. www.surgeongeneral.gov (accessed 12 March 2022).

[3] US Department of Health and Human Services (2016). *E-Cigarette Use Among Youth and Young Adults. A Report of the Surgeon General*. US Department of Health and Human Services, Centers for Disease Control and Prevention, National Center for Chronic Disease Prevention and Health Promotion, Office on Smoking and Health, Atlanta, GA. www. surgeongeneral.gov (accessed 12 March 2022).

运动

[1] Budts, W., Pieles, G.E., Roos-Hesselink, J.W. et al. (2020). Recommendations for participation in competitive sport in adolescent and adult athletes with congenital heart disease (CHD): position statement of the Sports Cardiology & Exercise Section of the European Association of Preventive Cardiology (EAPC), the European Society of Cardiology (ESC) Working Group on Adult Congenital Heart Disease and the Sports Cardiology, Physical Activity and Prevention Working Group of the Association for European Paediatric and Congenital Cardiology (AEPC). *Eur. Heart J.* 41 (43): 4191–4199. https://doi.org/10.1093/eurheartj/ehaa501.

[2] Maron, B.J., Thompson, P.D., Ackerman, M.J. et al. (2007). Recommendations and considerations related to preparticipation screening for cardiovascular abnormalities in competitive athletes: 2007 update. A scientific statement from the American Heart Association Council on Nutrition, Physical Activity, and Metabolism: endorsed by the American College of Cardiology Foundation. *Circulation* 115 (12): 1643–1655.

[3] Maron, B.J., Udelson, J.E., Bonow, R.O. et al. (2015). Eligibility and disqualification recommendations for competitive athletes with cardiovascular abnormalities: a scientific statement from the American Heart Association and American College of Cardiology. *J. Am. Coll.*

Cardiol. 66 (21): 2343–2450; and *Circulation* 132 (22):e256–e349.

[4] Mont, L., Pelliccia, A., Sharma, S. et al. (2017). Pre-participation cardiovascular evaluation for athletic participants to prevent sudden death: position paper from the EHRA and the EACPR, branches of the ESC. Endorsed by APHRS, HRS, and SOLAECE. *Eur. J. Prev. Cardiol.* 24 (1): 41–69. https://doi.org/10.1177/2047487316676042.

[5] Oswald, D., Dvorak, J., Corrado, D. et al. (2004). *Sudden Cardiovascular Death in Sport. Lausanne Recommendations: Preparticipation Cardiovascular Screening*. Lausanne: International Olympic Committee.

[6] Pelliccia, A., Sharma, S., Gati, S. et al. (2021). 2020 ESC guidelines on sports cardiology and exercise in patients with cardiovascular disease [published correction appears in *Eur Heart J.* 42 (5):548–549]. *Eur. Heart J.* 42 (1): 17–96. https://doi.org/10.1093/eurheartj/ehaa605.

高海拔和航空旅行

[1] Luks, A.M. and Hackett, P.H. (2022). Medical conditions and high-altitude travel. *N. Engl. J. Med.* 386: 364–373. https://doi.org/10.1056/NEJMra2104829.

[2] Smith, D., Toff, W., Joy, M. et al. (2010). Fitness to fly for passengers with cardiovascular disease. *Heart* 96 (Suppl. 2): ii1–ii16.

感染性心内膜炎的预防

[1] Habib, G., Hoen, B., Tornos, P. et al. (2009). Guidelines on the prevention, diagnosis, and treatment of infective endocarditis (new version 2009): the task force on the prevention, diagnosis, and treatment of infective endocarditis of the European Society of Cardiology (ESC). Endorsed by the European Society of Clinical Microbiology and Infectious Diseases (ESCMID) and the International Society of Chemotherapy (ISC) for infection and cancer. *Eur. Heart J.* 30 (19): 2369–2413.

[2] NICE (2008). *Prophylaxis Against Infective Endocarditis*. NICE Clinical Guideline No. 64. National Institute for Health and Clinical Excellence, London. http://www.nice.org.uk/cg064.

[3] Wilson, W., Taubert, K.A., Gewitz, M. et al. (2007). Prevention of infective endocarditis: guidelines from the American Heart Association. A guideline from the American Heart Association Rheumatic Fever, Endocarditis and Kawasaki Disease Committee, Council on Cardiovascular Disease in the Young, and the Council on Clinical Cardiology, Council on Cardiovascular Surgery and Anesthesia, and the Quality of Care and Outcomes Research Interdisciplinary Working Group [published erratum appears in *Circulation* 116 (15):e376–e377]. *Circulation* 116 (15): 1736–1754.

患有先天性心脏病的成人

[1] Baumgartner, H., De Backer, J., Babu-Narayan, S.V. et al. (2021). 2020 ESC guidelines for the management of adult congenital heart disease. *Eur. Heart J.* 42 (6): 563–645. https://doi. org/10.1093/eurheartj/ehaa554. PMID: 32860028.

[2] Gatzoulis, M.A., Swan, L., Therrien, J., and Pantely, G.A. (2005). *Adult Congenital Heart Disease: A Practical Guide*. Oxford: Wiley Blackwell.

[3] John, A.S., Jackson, J.L., Moons, P. et al. (2022). Advances in managing transition to adulthood for adolescents with congenital heart disease: a practical approach to transition program design: a scientific statement from the American Heart Association. *J. Am. Heart Assoc.* 2022: e025278. https://doi.org/10.1161/JAHA.122.025278.

[4] Sable, C., Foster, E., Uzark, K. et al. (2011). Best practices in managing transition to adulthood for adolescents with congenital heart disease: the transition process and medical and psychosocial issues: a scientific statement from the American Heart Association. *Circulation* 123 (13): 1454–1485. https://doi.org/10.1161/CIR.0b013e3182107c56.

[5] Stout, K.K., Daniels, C.J., Aboulhosn, J.A. et al. (2019). AHA/ACC guideline for the management of adults with congenital heart disease: a report of the American College of Cardiology/American Heart Association task force on clinical practice guidelines [published correction appears in *Circulation* 139 (14):e833–e834]. *Circulation* 139 (14): e698–e800. https://doi.org/10.1161/CIR.0000000000000603.